_____ 님의 소중한 미래를 위해

이 책을 드립니다.

당뇨에 대해 가장 알고 싶은 최다질문 TOP 82

'닥터K' 김지은과 함께라면 당뇨를 이길 수 있다

당뇨에 대해
가장 알고 싶은
최다질문
TOP82

김지은 지음

초록북스

초록북스

우리는 책이 독자를 위한 것임을 잊지 않는다.
우리는 독자의 꿈을 사랑하고,
그 꿈이 실현될 수 있는 도구를 세상에 내놓는다.

당뇨에 대해 가장 알고 싶은 최다질문 TOP 82

초판 1쇄 발행 2025년 2월 1일 | **초판 2쇄 발행** 2025년 2월 10일 | **지은이** 김지은
펴낸곳 (주)원앤원콘텐츠그룹 | **펴낸이** 강현규·정영훈
등록번호 제301-2006-001호 | **등록일자** 2013년 5월 24일
주소 04607 서울시 중구 다산로 139 랜더스빌딩 5층 | **전화** (02)2234-7117
팩스 (02)2234-1086 | **홈페이지** matebooks.co.kr | **이메일** khg0109@hanmail.net
값 19,500원 | **ISBN** 979-11-6002-923-9 03510

잘못 만들어진 책은 구입하신 서점에서 교환해 드립니다.
이 책을 무단 복사·복제·전재하는 것은 저작권법에 저촉됩니다.

건강한 삶은 습관에서 시작된다.

· 아리스토텔레스 ·

당뇨병은 더 이상 환자 한 사람만의 문제가 아닙니다!

"안녕하세요, 내과전문의 닥터K 김지은입니다"라는 인사말로 유튜브를 시작한 것이 벌써 햇수로 6년이 되었습니다. 요즘은 진료실에서도 저를 유튜브에서 많이 봤다면서 알아봐주는 분들이 많아져 쑥스럽기도 하지만, 전국에서 많은 분들이 보고 있다는 생각에 더욱 열심히 해야겠다는 책임감이 커집니다.

처음 유튜브를 시작하게 된 건 진료실에서 느꼈던 답답함 때문이었습니다. 저는 서울 성모병원에서 인턴과 레지던트를 마친 뒤 여러 대형병원들에서 내과과장을 맡아 일했었고, 진료과목 특성상 온몸에 나타난 다양한 건강 문제를 호소하는 환자분들을 자주 만나왔습니다. 그러다 병원을 개원하게 되었는데, 개원 장소가 도심지역이 아니다 보니 연세가 많고 만성질환을 갖고 있는 분들이 많았습니다.

특히 당뇨와 여러 합병증으로 오랜 시간 고생하는 환자분들을 볼 때마다 마음이 무거웠습니다. 환자 한 분 한 분께 필요한 모든 정보를 충분히 설명드리고 싶었지만, 현실적으로 시간과 공간의 제약으로 인해 한계를 느낄 때가 많았습니다. 그래서 꼭 말씀드리고 싶었던 이야기들을 하나씩 영상으로 만들기 시작했고, 여기까지 오게 되었습니다.

　제가 진료를 막 시작했을 당시, 당뇨는 주로 50대나 60대 이후에 나타나는 질병으로 여겨졌습니다. 하지만 요즘 진료실에서 만나는 환자분들이나 유튜브 시청자들의 다양한 연령층을 보면서 점점 그 패턴이 달라지고 있음을 느낍니다. 이제 당뇨병은 더 이상 노년층만의 문제가 아닙니다. 성인이라면 누구나 조심해야 할 질병이 되었습니다. 바쁜 현대인의 생활에서 잘못된 식습관과 운동 부족, 만성적인 스트레스 등이 당뇨병의 위험을 크게 높이고 있기 때문입니다. 저는 이제 막 당뇨병 진단을 받은 분들에게 당뇨에 대한 정확한 지식과 생활 전반에 걸친 관리의 중요성을 강조하고자 이 책을 쓰게 되었습니다.

　요즘 주식 초보자를 '주식+어린이'라는 두 단어의 합성어로 '주린이'라고 부르듯이, 저는 당뇨에 대해 아직 잘 모르는 분들을 '당린이'라고 부르고 싶습니다. 이 책은 바로 당린이인 여러분들을 위해 쓰여졌습니다. 진료실에서 가장 많이 듣는 질문들을 중심으로, 당뇨병이란 무엇인지부터 시작해 예방, 합병증 관리, 약물 복용, 그리고 식사와 운동에 이르기까지 당뇨병과 관련된 모든 핵심적인 내용을 담았습니다. 단순히 정보만 전달하는 것이 아니라, 환자분들 입장에서 당뇨병을 제대로 이해하고 생활 속에서 실천할 수 있는 방법을 찾도록 돕고자 했습니다. 특히 각 질문의 마지막에 쓰인 요약글은 책을 다 읽기엔 너무 바쁜 분들에게는 요점을 간단히 정리해주고, 다 읽은 분들에게는 꼭 기억해야 할 핵심 내용을 다시 한 번 되짚어 주는 역할을 합니다.

이 책을 쓰면서 가장 고민했던 부분은 어떻게 하면 당뇨라는 주제를 쉽지만 정확하게 전달할 수 있을까 하는 점이었습니다. 전문적인 의학 용어는 최대한 풀어서 설명했고, 누구나 이해할 수 있도록 쉽게 구성하려 노력했습니다. 또한 실생활에서 바로 적용할 수 있는 실질적인 정보와 조언을 담아, 막연한 두려움을 줄이고 '이것부터 하나씩 해보면 되겠다'는 자신감을 심어드리고 싶었습니다.

평생 짊어지고 가야 할 무거운 짐 같은 당뇨에 대한 부담감을 덜고, 작은 변화를 꾸준히 이어가는 것이 중요하다는 점도 강조하고 싶었습니다. 건강은 완벽함이 아니라 여러 관리요소들이 균형을 이루고 꾸준히 지속될 때 비로소 만들어집니다. 오늘 하루 조금 더 신경 쓰고 실천해서 작은 변화가 쌓이면, 내일 더 나은 결과로 이어질 것입니다.

매일 진료실에서 만나는 환자분들의 질문과 고민이 저에게는 책을 쓰는 데 큰 밑거름이 되었습니다. "선생님, 이런 것도 궁금해요"

라는 환자분들의 질문 하나하나가 저에게는 큰 깨달음이었고, 책을 채워가는 소중한 소재가 되었습니다. 이제 더 이상 당뇨병은 환자 한 사람만의 문제가 아니라고 생각합니다. 가족, 의료진, 그리고 올바른 정보가 함께할 때 그 관리는 훨씬 수월해집니다. 저는 이 책이 그런 동반자 중 하나가 되기를 바랍니다. 당뇨병을 진단받는 것은 건강의 끝이 아니라, 당뇨라는 다소 밉지만 함께해야만 하는 질병과의 새로운 시작입니다. 그 시작이 부담스럽고 막막하게 느껴질 수도 있지만, 이 책과 함께 한 걸음씩 나아가다 보면 어느새 당뇨병을 더 잘 이해하게 되고, 자신만의 관리법을 찾게 될 것입니다.

당뇨병을 단지 무섭고 어려운 병으로만 생각하지 않았으면 좋겠습니다. 올바른 관리와 실천을 통해 충분히 함께 살아갈 수 있는 병이라는 인식이 자리 잡기를 바랍니다. 이 책이 여러분에게 그런 길을 밝혀주는 작은 등불이 되었으면 합니다. 이 책을 읽고 있는 지금 이 순간부터, 여러분께서는 당린이가 아닌 당뇨 마스터가 되어서 혈당이나 당뇨 합병증 걱정에서 벗어나 건강하고 자신감 넘치는 삶을 만들어가길 진심으로 응원합니다.

내과전문의 닥터K, 김지은 드림

차례

CHAPTER 1

당뇨환자가 가장 궁금해하는
당뇨의 정의와 발병 이유

CHAPTER 4

당뇨환자가 가장 궁금해하는
생활방식에 변화 주기

CHAPTER 5

당뇨환자가 가장 궁금해하는
당뇨 식사의 원칙과 방법

CHAPTER 6

당뇨환자가 가장 궁금해하는
운동법과 주의사항

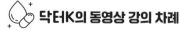 **닥터K의 동영상 강의 차례**

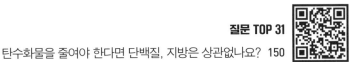

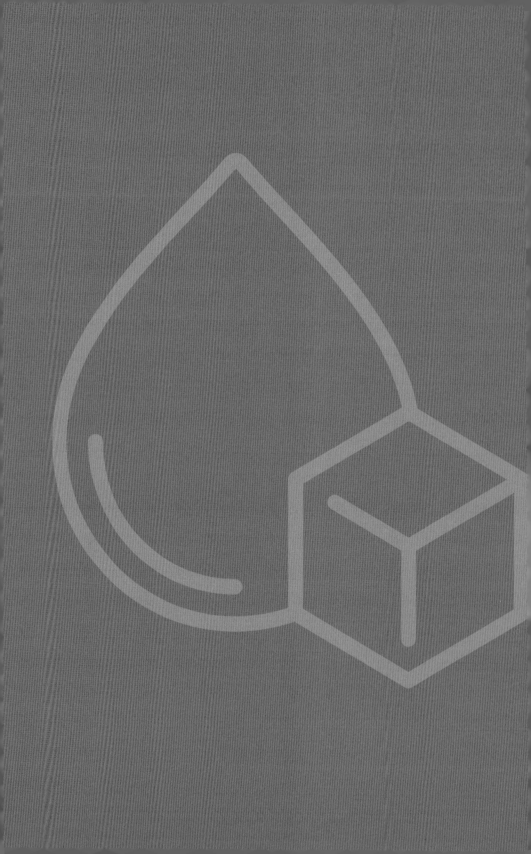

CHAPTER 1

당뇨환자가 가장 궁금해하는
당뇨의 정의와 발병 이유

당뇨병은 혈당이 높아지는 질환으로, 췌장에 문제가 생겨 인슐린이 부족해지거나
인슐린 저항성이 생기면서 발생합니다. 제1형과 제2형으로 나뉘며, 가족력이 위험
요인이지만 생활습관이 더 큰 영향을 미칩니다. 주요 증상으로 발병을 예측할 순
있지만, 정확한 진단을 위해서는 혈당 검사와 당화혈색소 검사가 필요합니다. 고위
험군은 조기 선별검사를 통해 당뇨병을 예방하거나 관리할 수 있습니다.

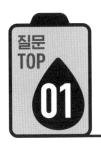

한국인이 당뇨에 잘 걸리는 특별한 이유가 있나요?

▶ **저자 직강 동영상 강의로 이해 쑥쑥**
QR코드를 스캔하셔서 동영상 강의를 보시고
이 칼럼을 읽으시면 훨씬 이해가 잘됩니다!

　당뇨병은 어떤 질환일까요? 간단히 정의하자면, 당뇨병이란 인슐린 분비의 감소나 인슐린 효과의 감소로 발생한 고혈당 상태와 이로 인한 몸속 장기들의 대사장애가 오랜 시간 지속되는 상태를 의미합니다. 특징적으로는 혈관장애가 일어나 여러 장기의 합병증이 동반되는 질환입니다.

　당뇨병은 전 세계적으로 증가하는 추세인데, 우리나라의 유병률은 14~20%이고, 미국의 유병률은 11~15%이며, 최근 특히 젊은 환자가 빠르게 증가하고 있습니다. 또한 여자보다 남자의 유병률이 높습니다. 특히 2022년 대한당뇨병학회에서 발표한 자료에 의하면 30세 이상 성인 중 16%가 당뇨병을 앓는다고 하니, 우리나라 성인 6명 중 한 명이 당뇨병환자인 셈입니다.

'당뇨병에는 1형 당뇨와 2형 당뇨가 있다'는 것을 한 번쯤 들어보셨을 겁니다. 그런데 우리 주위에 당뇨병환자가 있다고 했을 때, 그 환자는 거의 다 2형 당뇨병을 앓고 있을 겁니다. 그 이유는 유병률을 보면 알 수 있습니다.

미국의 2형 당뇨 유병률은 90~95%이고 1형 당뇨 유병률은 5~10%인데, 우리나라는 2형 당뇨의 유병률이 미국보다 훨씬 더 높은 99%에 달합니다. 게다가 최근 고령인구의 증가, 비만 인구율의 증가, 사람들의 활동량 저하로 우리나라에서 2형 당뇨의 유병률은 점점 더 증가하고 있습니다. 결국 우리나라의 1형 당뇨 유병률은 1% 이하로, 눈 씻고 찾아보기가 힘들 정도입니다. 그러므로 '내가 병원에서 당뇨병을 진단받았는데 의사가 몇 형인지 얘기해주지 않더라' 하는 분들은 고민할 것 없이 2형 당뇨라고 생각하면 됩니다.

이렇게 한국인의 당뇨병에는 몇 가지 특성이 있습니다. 2형 당뇨가 서양인보다 훨씬 많고, 상대적으로 서양인보다 평균 BMI(몸무게를 키의 제곱으로 나눈 값인 체질량 지수)가 낮습니다. 또한 서양인보다 젊은 연령대에서 발생한다는 특징이 있습니다.

또한 최근에는 소아, 청소년의 2형 당뇨병 발병률이 크게 증가하는 추세입니다. 이는 한국인의 인슐린 분비능이 서양인보다 선천적으로 매우 제한되어 있기 때문이라고 보고 있습니다. 췌장의 인슐린 분비능이 선천적으로 제한되어 있는 상태이다 보니 경미한 비만 상태에서도 손쉽게 인슐린 저항성이 발생하기 때문에 빠르게 당뇨병이 생긴다고 추정하고 있습니다.

또한 인슐린 분비능이 부족하다 보니, 당뇨 발생 시에 체중 감소 등 초기 증상이 극심하고, 조기에 인슐린 치료까지 해야 하는 환자들도 늘고 있는 상태입니다. 결국 한국인들은 서양인보다 더 비만에 각별히 조심하면서 적절한 식습관을 들이고 운동을 더 열심히 해야 당뇨를 피할 수 있습니다.

당뇨는 '그 병 자체가 얼마나 흔한가' 하는 것보다 더 중요한 것이 '합병증의 유병률'입니다. 성인 중에서 만성 콩팥 질환 혹은 말기 신장병으로 투석하는 환자의 가장 흔한 원인이 바로 당뇨입니다. 성인의 상하지 절단 수술의 가장 흔한 비외상적 원인도 당뇨이며, 외부 사고가 아닌 질병에 의한 실명의 주된 원인 중 하나도 당뇨입니다. 또한 뇌경색 같은 뇌혈관 질환이나 협심증, 심근경색 같은 심장혈관 질환의 가장 흔한 원인도 당뇨입니다.

이러한 합병증을 피하기 위해서 가장 중요한 것은 '당뇨병의 조절'입니다. 특히 서양인보다 더 인슐린 분비능이 떨어지는 우리나라 사람들은 합병증을 피하기 위해 당뇨병 조절에 더욱더 주의를 기울여야 합니다.

닥터K의 꿀팁

고령화, 비만의 증가, 활동량 감소로 우리나라에서 2형 당뇨의 유병률이 점점 증가하고 있으며, 소아와 청소년에서도 2형 당뇨 유병률이 늘고 있습니다. 인슐린 분비능이 떨어지는 우리나라 당뇨인들은 합병증의 발생에 더 각별히 조심해야 합니다.

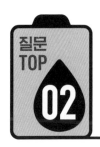

당뇨가 생기는 이유는
도대체 무엇인가요?

▶ **저자 직강 동영상 강의로 이해 쑥쑥**

QR코드를 스캔하셔서 동영상 강의를 보시고
이 칼럼을 읽으시면 훨씬 이해가 잘됩니다!

　당뇨병은 발생 원인에 따라서 크게 1형 당뇨병, 2형 당뇨병, 2차
성 당뇨병, 이렇게 3가지로 나눌 수 있습니다.

　우선 1형 당뇨병은 인슐린의 분비능 저하로 인해 발생합니다. 인
슐린 분비능 저하가 일어나는 이유는 주로 자가 면역요소 때문입니
다. 자가 면역이란 혈액 속 항체가 내 몸의 장기를 적으로 잘못 인식
하고 공격하는 것입니다. 당뇨병에서는 내 혈액 속의 항체들(islet cell
antibodies)이 췌장의 베타세포*(beta cell)를 적으
로 인식해 공격함으로써 파괴시킵니다.

　베타세포는 인슐린 분비를 조절하는 세포
로, 보통 베타세포의 80% 이상이 파괴되면
인슐린 분비 장애가 발생하기 시작합니다. 자

> **베타세포**
>
> 췌장의 베타세포는 인슐
> 린을 분비하는 세포로,
> 혈당 조절에 핵심적인
> 역할을 함

가면역 기전 이외에도, 엔테로, 루벨라, 콕사키 바이러스 같은 다양한 바이러스들이 직접 베타세포를 파괴해 1형 당뇨가 생기는 경우도 있습니다.

다음으로 2형 당뇨병은 '인슐린 저항성'에 따라오는 인슐린 분비 기능 저하가 발병 원인입니다. 인슐린 저항성이란, 간단하게 우리 몸의 장기들이 인슐린의 명령을 잘 안 듣고 저항하는 상태라고 생각하면 됩니다.

본래 인슐린은 저장 호르몬으로서, 우리가 섭취한 당(glucose)을 간·근육·지방조직에서 저장하도록 하는 역할을 합니다. 또한 간에 이미 저장되어 있는 당을 분해해 내보내지 못하도록 하는 역할도 합니다. 그런데 몸속 장기들이 인슐린의 말을 듣지 않으니 섭취한 당을 저장하지도 못하게 하고, 또 이미 간에 저장되어 있던 당을 계속 혈액으로 내보내게 되는 것입니다. 그로 인한 고혈당 상태가 지속되면, 결국 이러한 '당 독성' 상태가 췌장의 베타세포 기능에 장애를 일으키다가 사멸까지 시킵니다. 사멸되거나 기능 이상이 있는 베타세포가 많아지면 인슐린 분비가 제대로 안 될 수밖에 없습니다.

이해하기 쉽게 '당'을 돈, '인슐린'을 관리인이라 생각하고, '간, 근육, 지방조직들'을 '은행 A, B, C'라고 생각해봅시다. 내가 돈을 벌면, 관리인이 은행 A, B, C에 나눠서 열심히 적금을 넣어줍니다. 우리가 아는 적금 방식처럼 한번 넣은 돈은 다시 빼지 못하도록 관리인이 열심히 관리를 하고 있습니다. 그런데 은행 A, B, C가 갑자기 모종의 이유로 문을 걸어 잠근 겁니다. 즉 더 이상 적금을 받지 않고, 지금까지 들어온 돈을 시중에 다 풀어버리는 겁니다. 그래서 관리인(인슐린) 여럿을 출동시켜 설득을 했는데도, 은행들은 말을 듣지 않고 계속 돈을 시중에 풀어버리는 겁니다. 이 결과 인플레이션(당 독성)이 발생하게 됩니다. 인플레이션이 발생하면 결국 시중에 돈은 많아지고, 관리인들(인슐린)은 무용지물이 되고, 관리인을 파견시켰던 업체(췌장) 또한 망하게 됩니다.

결국 이 모든 문제의 시작은 '인슐린 저항성'인데, 그렇다면 이 인슐린 저항성은 왜 생기는 것일까요? 인슐린 저항성의 원인은 바로 비만세포입니다. 비만세포는 지방세포가 과다하게 불균형 분포된 상태로, 여기에서 각종 화학물질, 호르몬, 염증물질 등이 분비됩니다. 그 예로는 유리지방산*(free fatty acid), 렙틴(leptin), TNF-a, IL-6 같은 물질들이 있습니다.

> **유리지방산**
>
> 중성지방이 분해되어 생성된 지방산으로 에너지원으로 사용될 수 있지만, 과도하게 증가 시 인슐린 저항성이나 대사질환을 유발함

비만세포에서 분비된 물질들은 전신으로 퍼져서 깡패처럼 지키고 있다가, 인슐린이 분비되어 세포 내로 들어와 작용하기 시작할 때 들러붙어 작용하지 못하게 괴롭힙니다. 지방세포가 많아지면 분비되는 물질도 늘어나고, 깡패도 늘어날 수밖에 없습니다. 결국 2형 당뇨의 원인은 인슐린 저항성이고, 인슐린 저항성의 원인은 비만세포라고 결론지을 수 있습니다.

겉보기에 심각한 비만 상태가 아니더라도 운동 부족으로 인한 내장지방과 심한 지방간이 있다면, 불필요한 지방세포가 과다한 상태이기 때문에 인슐린 저항성이 심할 수 있습니다. 우리가 흔히 생각

하는 마른 비만 당뇨병환자들이 이에 해당될 것입니다. 결국 내가 비만이 아니라 마른 편이어도 운동 부족이라면 지방세포들의 불균형한 축적으로 당뇨가 발생할 수 있습니다. 결국 비만세포를 없애야 당뇨병을 해결할 수 있습니다.

다시 당뇨병의 종류로 돌아오면, 당뇨병의 원인에 따라 마지막으로 2차성 당뇨병이라는 것이 있습니다. 아마 2형 당뇨병은 들어보았어도 2차성 당뇨병은 생소한 분들이 많을 겁니다. 2차성 당뇨병이란 여러 다른 질병이나 약물, 감염 등의 1차적 요소로 인해서 2차적으로 당뇨병이 발생하는 것을 의미합니다.

쿠싱증후군, 크롬친화세포종, 갑상선 항진증, 말단비대증 등 내분비 질환에서 호르몬 대사 이상이 생기면 2차적으로 당뇨병이 발생할 수 있습니다. 또한 췌장 자체에 이상이 생겨 당뇨병이 발생하는 경우도 있는데, 1차적으로 발생한 만성 췌장염, 췌장암 등으로 인해 췌장이 파괴되면서 2차적으로 당뇨병이 발생할 수 있습니다. 만성 간염, 간경화에서도 2차적으로 당뇨병이 발생하는 경우가 20~30% 정도로 흔합니다.

그리고 풍진, 거대세포바이러스(CMV virus), 아데노 바이러스 등의 감염 이후 일정 시간이 경과한 후에 2차적으로 당뇨병이 발생하는 경우도 있습니다. 약물 또는 화학물질로 인해 당뇨가 발생하는 경우도 있는데, 항정신병 약제(클로자핀), 면역억제재(사이클로스포린, 타크로리무스), 페니토인, 이뇨제 등등 여러 가지 약으로 인해 발생할 수 있습니다.

이러한 2차성 당뇨병의 경우는 위와 같은 상황에서 무조건 발생하는 것이 아니고, 사람과 경우에 따라 매우 다르기 때문에 처음부터 너무 걱정할 필요는 없습니다. 다만 상기 질환이 있거나 상기 약을 복용해야 하는 경우라면, 당뇨에 대해 미리 예방하고 조심하는 것이 좋겠습니다.

> **닥터K의 꿀팁**
>
> 당뇨병은 1형 당뇨병, 2형 당뇨병, 2차성 당뇨병으로 나뉘며, 각각 발생기전이 다릅니다. 특히 2형 당뇨병은 지방세포의 과다한 불균형으로 발생하는 비만세포를 각별히 조심해야 합니다.

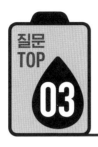

질문 TOP 03

당뇨는 후천성이 아닌
유전성 질환인가요?

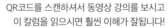

▶ **저자 직강 동영상 강의로 이해 쑥쑥**
QR코드를 스캔하셔서 동영상 강의를 보시고
이 칼럼을 읽으시면 훨씬 이해가 잘됩니다!

　'2형 당뇨는 비만이 원인이지만 1형 당뇨는 자가면역과 관련 있으니 당연히 유전이 아니겠는가'라고 흔히들 생각하는데, 실상 유전적 경향이 더 높은 것은 2형 당뇨입니다. 2형 당뇨에서 부모 둘 다 당뇨병일 때 자녀에게 당뇨병이 생길 확률은 40%이고, 부모 중 한 명만 당뇨병일 때 자녀에게 당뇨병이 생길 확률은 20% 정도입니다. 부모가 1형 당뇨병일 때 자녀에게 당뇨병이 생길 확률이 3~4%인 것을 생각하면 2형 당뇨의 유전적 경향이 훨씬 강하다는 것을 알 수 있습니다. 또한 일란성 쌍생아에서 한 명이 2형 당뇨병일 때 다른 한 명에게 당뇨병이 발생할 확률은 70~90%입니다. 1형 당뇨병에서는 발생 일치율이 40~60%인 것과 비교하면 확실히 더 높다는 것을 알 수 있습니다.

그렇다면 부모에게 2형 당뇨병이 있을 때 나에게 당뇨병이 생길 확률은 모든 사람에서 일괄적으로 40%일까요? 그건 아닙니다.

기본적으로 당뇨병은 선천적 요소와 후천적 요소가 결합해 발생합니다. 선천적 요소는 유전적 요인이고, 후천적 요소는 환경과 개인의 생활습관이 요인입니다.

선천적 요소인 유전은 타고난 것이기 때문에 우리가 변화시킬 수 없습니다. 앞서 말한 것처럼 부모 중 한 명이라도 당뇨병이라면 자녀의 당뇨병 발생 확률이 20%이지만, 부모 모두 당뇨병이 없을 때의 확률은 10% 이하입니다. 이 부분은 어쩔 수 없이 우리가 받아들여야 합니다. 우리 부모님에게 당뇨병이 있다면, 없는 다른 사람들보다는 훨씬 더 당뇨가 잘 생길 수밖에 없습니다.

그러나 여기서 간과해선 안 될 것은, 그 확률이 10%밖에 차이가 나지 않는다는 점입니다. 나머지 80~90%는 후천적 요소입니다. 후천적 요소의 대부분은 개인의 생활습관, 운동습관, 식사습관으로 인한 것입니다. 그리고 이런 것들은 개인의 노력으로 충분히 변화시킬 수 있습니다.

그러므로 부모님이 당뇨가 있어서 나에게도 당뇨병이 생길 가능성이 높다고 해서 슬퍼하거나 포기하는 것이 아니라, 오히려 그럴수록 내가 변화시킬 수 있는 부분에 집중해야 합니다. 비만이 되지 않도록 과식, 폭식, 편식, 불규칙한 식사를 피하고, 규칙적인 운동으로 당뇨병을 예방해야 합니다. 이러한 운동습관, 식사습관 이외에도 술, 담배 등으로 몸에 스트레스를 주는 것, 정신적인 스트레스를 받는 것 등도 당뇨병 발병을 앞당길 수 있으므로 피해야 합니다. 20%의 선천적 요인보다 80%의 후천적 요인이 더 크게 작용하기 때문에 내 생활방식을 올바르게 변화시키는 것이 더 중요하다는 것을 꼭 기억해야 합니다.

닥터K의 꿀팁

당뇨병의 원인은 선척적 요인인 유전이 20%이고, 후천적 요인인 식사, 운동, 생활습관이 80%를 차지합니다. 그러므로 부모님에게 당뇨가 있다고 해서 슬퍼하지 말고, 내가 변화시킬 수 있는 후천적 요소에 집중해야 합니다.

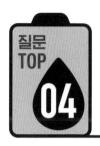

이유 없이 체중이 크게 줄면 당뇨일 가능성이 높나요?

▶ 저자 직강 동영상 강의로 이해 쏙쏙
QR코드를 스캔하셔서 동영상 강의를 보시고
이 칼럼을 읽으시면 훨씬 이해가 잘됩니다!

당뇨병의 가장 무서운 점은 '초기에는 증상이 없다'는 것입니다. 특히 우리나라 당뇨병환자의 99% 이상을 차지하는 2형 당뇨는 1형 당뇨보다 더 증상이 천천히 발생하기 때문에, 증상이 발생해서 병원에 방문한 시점에는 이미 5~10년 전부터 당뇨병이 시작된 경우가 대부분입니다.

통계적으로 2형 당뇨병환자의 50%는 본인에게 당뇨병이 있는지를 모르고 있다는 결과가 있습니다. 그리고 이렇게 당뇨병의 증상이 늦게 시작되기 때문에, 처음 진단 시에 25~50%의 환자에서 이미 당뇨 합병증까지 존재하는 경우가 많습니다.

이렇게 우리도 모르게 진행되어온 당뇨병이 발현될 때는 여러 가지 임상 양상으로 나타나게 됩니다. 당뇨병은 서서히 진행하는 만성 질환의 형태이므로 당뇨병이 발현될 때는 환자의 몸이 점점 약해질 수밖에 없습니다.

'당뇨'라는 명칭은 혈액 내 당이 넘쳐나서 소변으로도 나오는 것을 의미하는데, 넘치는 당이 세균의 먹이가 되어 세균 증식이 쉬운 환경이 됩니다. 그래서 만성적인 염증이 잘 생기며, 2차 감염까지도 발생하고, 빠르게 낫지도 않는 특징이 있습니다. 결국 만성적인 피부 염증, 질 소양증, 만성 질염, 방광염 등으로 내원해 검사하던 중 우연히 당뇨를 진단받는 경우가 많습니다.

또한 전형적인 고혈당 증상으로 '다음, 다뇨, 다갈과 동반된 체중 감소'에 대해 한 번쯤은 들어보셨을 겁니다. 생각보다 이러한 전형적 증상으로 내원하는 경우는 흔하지 않습니다. 그리고 환자가 심한 체중 감소로 내원한 경우에 꼭 감별해야 하는 질환들이 몇 가지 있습니다.

여기서 '심한 체중 감소'란 특별히 아무런 노력도 하지 않았는데 최근 6개월 사이 체중이 5% 혹은 5kg 이상 감소한 경우를 말합니다. 만약 3개월 이내에 체중이 5kg 이상 빠졌다면 이는 매우 심한 체중 감소입니다.

이렇게 체중 감소가 있을 때 그 원인으로 당뇨만 생각해서는 안 됩니다. 결핵 등의 감염 질환으로도 체중이 감소할 수 있으며, 내분비 장기 중 갑상선을 침범한 갑상선 항진증, 아급성 갑상선염*, 무통성 갑상선염 등도 체중 감

> **아급성 갑상선염**
>
> 아급성 갑상선염은 바이러스 감염으로 인해 갑상선에 염증이 생기는 질환으로, 갑상선 통증, 발열, 일시적 갑상선 기능 이상이 나타날 수 있음

소가 있을 수 있다는 것을 기억해야 합니다. 또한 최악의 경우 암이 발생한 경우에도 이렇듯 체중 감소가 있을 수 있습니다.

얼마 전 40대 후반 남성 환자는 6개월간 10kg 정도의 체중 감소가 있어 내원했고, 위내시경, 대장내시경, 혈액검사를 시행한 결과 공복혈당 379mg/dl, 당화혈색소 11.5%가 나와 당뇨병을 진단받았습니다. 어쩌면 이 환자는 '당뇨병으로 인한 체중 감소'라고 결론지었을 수도 있습니다. 그렇지만 당뇨의 가족력이 없었으며 비만도 아니었던 환자에게 발생한 당뇨병 자체가 의문이었습니다. 심한 체중 감소의 확실한 감별을 위해 복부조영CT를 찍었고, 결국 3기 췌장암이라는 진단을 받았습니다.

50대 후반인 또 다른 남성 환자의 경우엔 3개월간 10kg의 체중 감소가 있었고, 검사 결과 공복혈당 388mg/dl, 당화혈색소 12.5%가 나와 당뇨병으로 진단되었습니다. 지금까지 건강검진을 한 번도 받아본 적이 없던 분이었기에 체중 감소의 원인 감별을 위해 내시경 등의 검사를 권유했습니다. 그러나 '당뇨병 때문에 체중이 감소했다'고 스스로 결론지은 환자는 다른 검사를 거부했습니다. 이후 외래때 환자를 설득해 기본 국가 암검진이라도 받기를 권유했고, 위내시경 검사 결과 진행성 위암이 발견되었습니다.

사실 이런 경우는 흔하진 않으므로 너무 걱정할 필요는 없습니다. 그러나 이유 없는 체중 감소가 있다면 감별을 확실히 할 필요는 있습니다. 그러니 전형적인 당뇨 증상인 '다음, 다뇨, 다갈에 동반된 체중 감소 증상'이 있다고 해서 바로 당뇨라고 단정 짓지 말고, 전체 혈액검사로 갑상선, 당뇨를 감별해야 하며, 위내시경, 대장내시경, 초음파, CT 등의 검사를 시행해서 암에 대한 감별을 꼭 해야 할 것입니다.

닥터K의 꿀팁

당뇨병의 초기 증상은 없으며, 다음, 다뇨, 다갈, 체중 감소로 오는 경우보다 만성염증이 더 흔합니다. 이유 없는 체중 감소 시에는 갑상선, 암 등의 감별이 필수입니다.

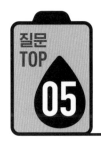

당뇨는 어떻게 진단되고, 당화혈색소는 정확히 뭔가요?

▶ **저자 직강 동영상 강의로 이해 쑥쑥**

QR코드를 스캔하셔서 동영상 강의를 보시고
이 칼럼을 읽으시면 훨씬 이해가 잘됩니다!

당뇨병의 정확한 진단기준은 다음과 같습니다.

■ 당뇨병의 정확한 진단기준

1. 공복혈당 126mg/dl 이상

2. 당화혈색소 6.5% 이상

3. 경구 당부하검사 2시간 후에 혈당 200mg/dl 이상

4. 전형적인 증상이 있으면서(다음, 다뇨, 다갈, 설명되지 않는 체중 감소) 무작
   위 혈당 200mg/dl 이상

1, 2, 3이 다른 날에 한 번 더 검사를 해서 만족되거나, 한번에 1, 2, 3 중 2가지 이상이 충족되는 경우 당뇨로 진단이 가능하며, 4는

즉시 당뇨로 진단이 가능합니다.

그렇다면 여기서 '공복혈당'이란 정확히 무엇일까요? 공복혈당이란 8시간 이상 금식한 이후 혈액채취로 측정한 혈당을 의미하며, 정상 공복혈당은 100mg/dl 미만입니다. 그리고 100mg/dl 이상 125mg/dl 이하를 공복혈당장애(impaired fasting glucose)라고 하며, 126mg/dl 이상을 당뇨로 진단할 수 있습니다.

이때 이 공복혈당장애 상태를 주의해야 합니다. 공복혈당 정도에 따라서 2가지로 나누어서 조치해야 합니다. 만약 공복혈당이 100~109mg/dl라면 당화혈색소를 추가로 측정해보는 것이 좋고, 당화혈색소 또한 5.7~6.0% 사이라면 매년 당화혈색소와 공복혈당을 추적 관찰하는 것이 권유됩니다. 만약 공복혈당이 110~125mg/dl라면 당화혈색소를 추가로 측정하고, 당화혈색소 또한 6.1~6.4%라면 다른 날 내원해 공복혈당과 당화혈색소를 재측정해보거나 경구 당부하검사를 시행해보는 것을 권유합니다.

물론 교과서적으로는 이렇게 공복혈당장애 상태를 100~109, 110~125mg/dl의 두 단계로 나누어서 경구 당부하검사까지 고려하는 것을 권유하고 있습니다. 그러나 실제로 경구 당부하검사*는 임신성 당뇨 외에는 이제 임상에서 잘 시행하지 않고 있습니다.

또한 최근 연구 결과에 따르면 공복혈당장애를 진단받고 방치할 시에 당뇨로의 진행 위험이 25~40%로 높아

경구 당부하검사

75g의 포도당을 먹은 후 30분 간격(30분 후, 60분 후, 90분 후, 120분 후)으로 2시간 동안 혈당 변화를 측정해 당뇨병을 평가하는 검사

지고 사망률 및 심혈관 질환의 발생률이 증가하는 것으로 나타나, 당뇨로의 진행을 예방하기 위해 철저한 생활습관 개선(lifestyle modification) 및 메포민* 투약이 적극적으로 권장되고 있습니다. 특히 60세 미만이면서 비만, 당화혈색소 6~6.4%, 고혈압, 고지혈증 등이 동반된 환자는 당뇨 전단계에서도 꼭 메포민을 시작해야 합니다.

> **메포민**
>
> 가장 기본적인 당뇨병 치료제로, 간에서 포도당 생산을 억제하고 인슐린 감수성을 높여 혈당을 낮춤. 체중 증가나 저혈당의 위험이 낮아 주로 선호되는 치료제

그렇다면 '당화혈색소'란 무엇일까요? 우리 혈액 속에는 적혈구라는 세포들이 산소를 운반하며 돌아다니고 있습니다. 그리고 이 적혈구 속의 헤모글로빈(혈색소)이라는 것이 혈중 포도당과 결합하게 됩니다. 이 비율이 당화혈색소인데, 공식으로 표현하면 다음과 같습니다.

$$\frac{\text{당과 결합한 헤모글로빈}}{\text{전체 헤모글로빈}} \times 100 (\%)$$

당화혈색소는 5.6% 이하가 정상수치입니다. 그런데 혈액 속에 포도당이 많으면 당이 들러붙는 혈색소가 늘어나게 되면서 '당화'가 된 혈색소가 증가하게 됩니다. 간단히 말해 혈액 속 당이 많아지면(혈당이 올라가면) 혈액 속 세포들이 당에 절여지게 되는 것입니다. 이렇게 절여진 당의 비율이 올라가면 당화혈색소가 올라가게 되는 것입니다.

당화혈색소는 최근 2~3개월간의 혈당 상태를 반영합니다. 왜냐하면 혈색소가 들어 있는 적혈구의 수명이 평균 90~120일 정도이기 때문입니다. 2~3개월이 지나면서 몸속 적혈구가 서서히 새로운 적혈구로 바뀌기 때문에 최근 2~3개월간 내가 어떻게 생활했는지가 고스란히 당화혈색소로 반영되게 됩니다.

당화혈색소는 5.6% 이하가 정상, 5.7~6.4%는 당뇨 전단계, 6.5% 이상은 당뇨로 진단받게 됩니다. 잘 조절되지 않는 당뇨병환자들은 이 수치가 10~20%까지도 올라가게 됩니다. 검사 시에 공복이 아니어도 측정할 수 있고, 최근 2~3개월 동안 천천히 변화하면서 쌓여진 수치이기 때문에 며칠 단기간 운동하거나 굶는다고 해서 변하는 수치는 아닙니다. 최근 나의 생활 전체를 나타내기 때문에 이 당화혈색소는 당뇨병환자들의 생활에 대한 성적표처럼 쓰이고 있습니다.

당화혈색소의 조절 여부가 전체적인 당뇨 조절 상태를 나타내기 때문에 다른 그 어떤 수치보다도 당뇨 합병증과 밀접한 관계가 있습니다. 그러므로 우리는 이 당화혈색소를 꼭 기억하고, 주기적으로 검사 받으면서 목표치에 들기 위해 노력해야 할 것입니다.

닥터K의 꿀팁

'공복혈당 126mg/dl 이상 + 당화혈색소 6.5% 이상'이거나, 공복혈당 126mg/dl 이상이 2회 나오면 당뇨로 진단할 수 있습니다. 당화혈색소는 최근 3개월간의 평균적인 당 수치를 반영합니다.

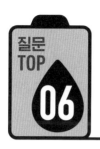

질문
TOP
06

혈당 조절의 목적은 무엇이고, 혈당 조절의 목표치는 얼마죠?

당뇨병 관리의 핵심은 '혈당 조절'입니다. 혈당을 목표치로 빠르게 잘 떨어뜨려야 하는데, 이렇게 혈당을 잘 조절해야 하는 이유는 무엇일까요?

당이 높을수록 '당 독성'이라는 것이 발생해 우리의 췌장과 전신 장기를 괴롭히게 됩니다. 반대로 혈당 조절이 빠르게 잘 될수록 췌장세포에 대한 당 독성이 감소되는 효과가 있어서, 췌장세포를 더 오래 잘 보존할 수 있습니다. 췌장세포가 잘 보존될수록 췌장에서 생성되는 인슐린 분비능이 향상되며, 이렇게 인슐린이 잘 분비되면서 인슐린의 반응성이 좋아지면 경구 혈당 강화제의 효과도 증가하게 됩니다.

이런 이유들 때문에 당을 빠르게 잘 조절해 유지하는 것이 가장

■ 혈당 조절 목표치

당화혈색소 (Hba1c) < 6.5%	엄격한 혈당 조절 권장	당뇨 초기(이환기간이 짧고, 남은 수명이 긴 경우)
		심각한 심혈관 질환이 없는 환자(심혈관 질환의 예방에 도움이 됨)
		임산부
당화혈색소 (Hba1c) < 6.5~8.5%	덜 엄격한 혈당 조절 권장	**환자에 따라 개별화
		당뇨 유병 기간이 긴 경우(10년 이상)
		진행된 당뇨 합병증이 있는 경우
		심각한 저혈당 병력, 저혈당 위험, 약·인슐린을 사용하는 경우
		동반된 다른 질환이 많거나 심한 경우
		75세 이상 고령, 기대수명이 짧은 경우

중요합니다. 그렇다면 혈당 조절의 목표치는 얼마일까요?

혈당 조절을 가장 잘 알 수 있는 수치는 당화혈색소입니다. 일반적인 당화혈색소의 조절 목표 수치는 7% 미만입니다. 그리고 대한당뇨병학회에서 권유한 우리나라 사람에게 적절한 당화혈색소의 조절 목표 수치는 6.5% 미만입니다.

남은 수명이 긴 젊은 분들과 당뇨가 생긴 기간이 짧은 분들에게는 매우 엄격하게 혈당 조절을 권장하고 있습니다. 또한 심각한 심혈관 질환이 없는 환자에게는 혈당 조절이 심혈관 질환의 예방에 도움을 주기 때문에 당화혈색소 6.5% 미만을 엄격하게 지키도록 권유하고 있습니다. 그러나 75세 이상의 고령이거나, 당뇨의 유병 기간이 매우 긴 경우, 혹은 심각한 저혈당 병력이 있거나 당뇨의 합병증이 진행된 상태인 경우, 혹은 동반된 다른 질환이 많거나 심한 경우라면 당뇨의 조절을 환자에 따라 개별화하도록 권유하고 있습니다. 예를 들어 과거에 심각한 저혈당의 병력이 있거나 인슐린을 쓰고 있는 환자라면, 당화혈색소의 목표치를 7.0~7.5% 정도로 덜 엄격하게 설정해 저혈당의 위험을 줄이도록 하는 것입니다.

혈당 조절의 목표치를 어떻게 정할 것인지에 대해서는 여러 가지 연구 결과들이 있습니다. UKPDS(United Kingdom Prospective Diabetes Study) 연구에서는 2형 당뇨를 갓 진단받은 초기 당뇨병환자를 대상으로, 당화혈색소를 지속적으로 7.0% 이하를 유지하도록 철저하게 조절했을 때 당뇨 안병증, 당뇨 신장병증, 당뇨 말초혈관 질환 등 미세 당뇨 합병증의 발생률이 감소했다는 결과가 있었습니다. 또한 장기간 추적관찰 결과 심근경색 등의 심혈관 질환 발생률 및 전체 사망률도 감소했습니다.

그렇다면 당화혈색소를 6.5%보다 더 낮춰서 조절하면 어떨까요? ACCORD, ADVANCE, VADT 연구에서 당뇨 유병 기간이 8~11년인, 상대적으로 심혈관 질환 발병 위험이 더 높은 환자군의 당화혈색소를 6~6.5% 미만으로 철저하게 혈당 조절을 해보았습니다. 그 결과 추가적인 심혈관 질환의 예방효과는 없거나 적었고, 일부는 오히려 사망률이 증가했습니다. 그리고 유병 기간이 짧았던 환자들에 비해서 미세혈관 합병증 예방 효과가 적었습니다. 또한 거의 정상에 가깝게 당화혈색소를 5.6% 이하로 조절했더니 심혈관 질환 발생률,

심각한 저혈당의 증가 위험으로 오히려 사망률이 증가했습니다.

결론적으로 당뇨 유병 기간이 10년 정도로 긴 환자들의 당화혈색소는 5.6% 이하로 조절해서는 안 되며, 심지어 5.7~6.5% 이하로 조절하는 것도 추천되지 않습니다. 환자마다 저혈당 여부에 따라 6.5~8.5% 사이에서 개별화한 수치를 목표로 두어야 합니다.

당화혈색소는 최근 2~3개월간 나의 전체적인 생활을 한 가지 수치로써 파악할 수 있다는 장점이 있습니다. 하루하루 혈당을 잘 조절해야 2~3개월이 지난 후 이 당화혈색소가 좋아질 수 있을 텐데, 그렇다면 매일매일의 혈당은 얼마로 조절해야 할까요?

우리의 혈당 조절 목표치로 식전혈당은 80~130mg/dl 범위, 식후혈당은 180mg/dl 미만입니다. 이때 식전혈당은 공복혈당도 해당되며, 식후혈당은 식사가 끝난 후 2시간이 아니라 식사 시작 후 2시간이 지난 혈당을 의미합니다. 또한 취침 전에 혈당을 추가로 체크한다면 취침 직전 혈당은 110~150mg/dl가 목표치이며, 가끔 새벽 3시경 허기로 깨는 등으로 인해 새벽혈당이 걱정되는 분이라면 새벽 3시 혈당은 65mg/dl 이상이 되어야 합니다.

이렇게 자가혈당을 체크할 때 당뇨약을 먹는 사람이라면 하루에 1~2회 정도는 당 체크를 해야 하며, 인슐린을 맞는 당뇨병환자라면 하루에 3회 이상은 당 체크를 해야 합니다. 매일 체크를 통해 혈당을 확인한다면 당화혈색소 목표치(6.5% 미만)에도 도달할 수 있습니다.

꾸준한 혈당 관리는 단순히 현재의 건강 상태를 유지하는 것을 넘어, 당뇨병의 합병증을 예방하고 장기적인 삶의 질을 향상시키는 데 중요한 역할을 합니다. 따라서 자신의 목표 혈당과 당화혈색소 수치를 정확히 이해하고 이 책에서 제시하는 방법으로 꾸준히 관리하고 노력한다면, 당뇨병으로 인한 여러 위험을 크게 줄이고 건강한 생활을 이어갈 수 있을 것입니다.

닥터K의 꿀팁

당뇨병 초기에는 '당화혈색소 6.5% 미만'을 목표치로 유지해야 합니다. 당뇨병에 걸린 지 10년 이상 되었다면 당화혈색소 6.5~8.5% 범위에서 환자에 따라 개별화된 목표치를 유지해야 합니다.

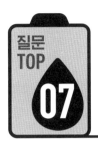

당뇨 선별검사를 꼭 해야 하는 사람들이 따로 있나요?

　당뇨병은 보통 이미 5~10년은 지난 상태로 진단을 받게 됩니다. 그 말인즉 현재 본인이 당뇨병인데도 당뇨병인 줄 모르고 있는 환자들이 많다는 것입니다.

　통계상 당뇨병환자의 약 30%는 당뇨병을 인지하지 못하고 있고, 심지어 당뇨병을 처음 진단받은 환자의 10~30%는 이미 당뇨병 관련 합병증을 가지고 있습니다. 당뇨병이 조절되지 않는 시간이 오래될수록 합병증의 발생 확률이 높아지기 때문에 본인이 당뇨병임을 빠르게 인지하면 할수록 합병증의 발생 위험도 감소하게 됩니다. 결국 당뇨병을 조기에 발견하는 것이 가장 중요합니다.

　이렇게 당뇨병의 조기 발견을 위해 시행하는 것이 바로 당뇨 선별검사입니다. 당뇨 선별검사는 당뇨병을 진단할 때와 동일하게 주로 공복혈당, 당화혈색소의 수치로 판단됩니다.

그렇다면 이러한 당뇨 선별검사는 어떤 사람들에게 시행되어야 할까요? 모든 사람에게 시행하는 것이 아니라, 당뇨가 발생할 만한 고위험군에게만 시행하게 됩니다.

우리나라에서는 40세 이상의 성인이라면 모두 고위험군에 해당합니다. 그리고 30세 이상에서도 몇 가지 위험인자들이 있으면 고위험군에 해당됩니다. 그 위험인자는 비만, 과체중(BMI 지수 23 이상), 1차 친족(부모, 형제, 자매) 중에 당뇨가 있는 경우, 공복혈당장애의 과거력, 임신성 당뇨병의 과거력, 고혈압(약을 먹고 있는 경우도 포함), 이상지질혈증, 심혈관 질환의 병력 등이 해당됩니다. 또한 동양인이라는 것 자체만으로 서양인보다 당뇨 발병 위험이 높고, 주로 앉아 있는 생활습관을 가진 사람도 당뇨병 발생의 고위험군에 해당됩니다.

여기서 환자분들은 흡연과 음주는 항상 모든 병의 위험인자에 들어가는데 왜 언급하지 않는지 궁금해할 수 있습니다. 흡연과 음주는 당뇨병 발생 위험인자로는 좀 특이한 부분들이 있습니다.

흡연은 그 자체만으로는 당뇨의 발생과 심혈관 위험을 올리는 위험인자입니다. 그러나 금연 시 체중 증가로 인해 당뇨병 발생 확률이 반대로 또 상승하기 때문에, 금연은 너무나 중요하지만 체중 증가가 따라오지 않도록 노력해야 합니다.

술에 관해서는, 적절한 음주는 오히려 당뇨 발생의 위험을 낮추어주고, 적절한 음주를 하는 노인 당뇨병환자 중에 심혈관 질환에 의한 사망 위험률은 오히려 감소한다는 결과도 있습니다. 물론 여기서

'적절한 음주'는 하루에 와인 반 잔 정도로 매우 적은 양이지만, 어쨌든 특이하게 이런 부분도 있습니다.

그렇지만 제가 외래에서 환자분들에게 이런 이야기를 하면 대부분 이 '적절한 음주'를 본인 기준으로 생각하기 때문에 꽤 많이 마시는 상황들이 발생해버립니다. 그렇게 '적절한' 수준을 벗어난 음주는 당연히 우리의 간 기능과 췌장 기능을 악화시키고, 결국 당뇨병 악화의 위험인자가 될 수밖에 없습니다.

사실 이 책을 구매해 읽을 정도라면, 어느 정도 나이도 있고 건강에 관심이 많은 분일 겁니다. 30세 이상의 동양인, 주로 앉아 있는 생활습관, 약간의 과체중 등 꼭 거울을 보는 것같이 흔한 우리나라 현대인들의 모습입니다. 이렇게 흔한 상황들이 모두 다 당뇨병의 위험인자라는 것을 잊지 말고, 1년에 한 번씩은 꼭 당뇨 선별검사를 받는 것이 좋습니다.

닥터K의 꿀팁

당뇨 선별검사는 남의 일이 아닙니다. 40세 이상에서는 필수입니다. 이 외에도 30세 이상의 과체중, 당뇨 가족력, 고혈압, 앉아 있는 생활습관, 동양인 등 이 중에서 하나라도 해당된다면 당뇨 선별검사는 선택이 아니라 필수입니다.

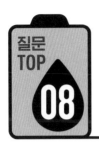

당뇨와 매우 밀접한 췌장은 몸에서 어떤 작용을 하나요?

췌장은 명치보다 살짝 아래 위치한 위의 뒤쪽 후복막에 위치한 장기입니다. 크기는 15cm이고 무게는 100g 정도로, 얇고 긴 나뭇잎 같은 모양새를 가지고 있습니다. 췌장을 구성하는 세포들은 외분비 기능을 하는 선방세포*와, 내분비 기능을 하는 랑게르한스섬*으로 나눌 수 있습니다.

첫 번째로 췌장의 외분비 기능부터 살펴보겠습니다. 이는 췌장의 선방세포에서 소화효소가 나와서 음식물을 소화시키는 역할을 합니다. 췌장에서 나오는 소화효소들은 아밀라

선방세포

췌장의 세포로, 아밀라아제, 리파아제, 트립신 등 여러 소화효소를 분비해 소화에 중요한 역할을 함

랑게르한스섬

글루카곤을 분비해 혈당을 올리고, 인슐린을 분비해 혈당을 낮추며, 소마토스타틴을 분비해 호르몬 분비를 조절해 혈당 및 대사 균형 유지에 중요한 역할을 함

■ 소화기관 및 췌장의 구조

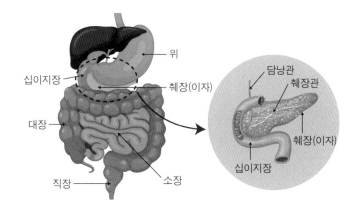

아제, 리파아제, 트립신 같은 것들이 있으며, 이 효소들은 각각 탄수
화물, 지방, 단백질을 소화시키는 작용을 합니다. 또한 위에서 산성
인 위액과 음식물이 섞여서 십이지장으로 내려오는데, 산성이 그대
로 있으면 십이지장 이하의 장기들이 손상될 수 있으므로 췌장에서
알칼리성액을 분비해 위산을 중화시켜줍니다. 이렇게 췌장의 선방
세포에서 분비되는 소화효소들은 음식물의 소화과정에서 필수적인
역할을 합니다.

　선방세포는 당뇨와의 연관성은 없으나 췌장염 등의 원인이 됩니
다. 췌장염은 선방세포에 문제가 생기거나, 선방세포에서 만들어진
소화효소들이 빠져나가는 길(췌장관)에 문제가 생겨 소화효소들이 소
장이 아닌 췌장 내에서 활성화되어버리면서, 결국 췌장에서 소화작
용을 일으켜 심한 염증 작용이 일어나는 것입니다.

　이러한 췌장염이 반복되는 만성 췌장염은 췌장의 외분비 기능뿐 아니라 내분비 기능까지 상하게 만들어서 결국 당뇨병이 발생하게 됩니다.

두 번째로 췌장의 내분비 기능에 대해 살펴보겠습니다. 췌장의 구성 세포인 랑게르한스섬 세포에는 알파세포와 베타세포가 존재합니다. 알파세포에서는 혈당을 올리는 글루카곤이 분비되고, 베타세포에서는 혈당을 낮추는 인슐린이 분비됩니다. 이 베타세포에서는 인슐린과 함께 씨펩타이드(C-peptide)라는 것이 분비됩니다.

이 씨펩타이드에 대해서는 아마 들어본 분도 있을 것이고 생소한 분도 있을 텐데, 병원에서 당뇨 관련 혈액검사를 하면 꼭 포함되어 있는 항목이기도 합니다. 당뇨병환자의 췌장의 내분비 기능이 얼마나 온전한지 판단할 수 있는 중요한 혈액검사입니다. 당뇨병은 시간의 경과와 함께 점점 나빠지고 합병증이 발병할 수밖에 없는 병이기 때문에 췌장의 내분비 기능이 온전할수록 당뇨병의 악화 속도가 느려지고 경과를 예측할 수 있게 됩니다. 그래서 당뇨병환자는 주기적으로 씨펩타이드를 측정해 적절한 농도가 유지되는지 확인하는 것이 정말 중요합니다.

그런데 그냥 인슐린 농도만 측정하면 될 텐데 왜 굳이 인슐린과 같이 분비되는 씨펩타이드라는 것을 따로 측정하느냐고 물을 수 있습니다. 인슐린은 분비된 후 간에서 분해되는 속도가 빠르기 때문에 혈액 속 인슐린 농도를 정확히 측정할 수 있는 방법이 없기 때문입니다. 반면에 씨펩타이드는 간에서의 분해가 느리기 때문에 이 수치의 측정이 인슐린의 적절한 분비를 나타내주는 지표로 활용될 수 있는 것입니다. 이제 의미를 알았으니, 병원에서 혈액검사 후에 나의 씨펩타이드 값이 정상 범위인지, 정상보다 저하되어 있는지를 보면서 당뇨병의 경과 상태를 확인해볼 수 있을 겁니다.

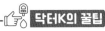

닥터K의 꿀팁

췌장에는 소화를 시키는 외분비 기능과 당 조절을 하는 내분비 기능이 있습니다. 베타세포에서 인슐린과 함께 분비되는 씨펩타이드로 우리의 췌장 기능을 판단할 수 있습니다.

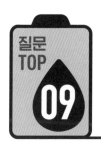

인슐린과 당은
대체 어떻게 작용하는 건가요?

인슐린은 췌장의 랑게르한스섬 중 베타세포에서 합성되는 것으로, 'preproinsulin'이라는 형태로 합성되어 'proinsulin'이라는 형태로 분해되고, 이것이 또 인슐린과 씨펩타이드로 분해됩니다. 그렇게 만들어진 인슐린은 췌장관을 통해 간문맥(portal vein)으로 분비되어 기능을 하게 됩니다.

이 인슐린은 마냥 계속 분비되는 것일까요? '음식물의 자극'에 의해서 췌장의 선방세포에서 소화효소가 분비되듯이, 어떠한 자극요소가 적절히 있어야 인슐린이 분비되게 됩니다. 바로 이 자극요소가 혈중 당의 농도입니다.

'인슐린이 당을 떨어뜨리는 역할을 하니까, 당이 많이 높아야 인슐린이 분비될 것'이라고 흔히 생각할 수 있지만, 그렇지 않습니다.

혈중 당의 농도가 70mg/dl만 넘겨도 인슐린은 합성 및 분비되게 됩니다. 그리고 우리의 혈중 당 농도는 70mg/dl 아래로 내려가는 일이 거의 없습니다. 결국 저혈당이 올 때 외에는 계속 인슐린이 분비되고, 이 인슐린의 분비 정도와 분비 사이클에 따라 우리의 당이 조절되는 것입니다.

평상시에는 인슐린이 매 10분마다 소량씩 분비되고, 간헐적으로 (80~150분) 적당량 분비됩니다. 이렇게 분비되며 평상시 혈당을 잘 유지하다가, 음식물 섭취로 인해 혈당이 급등하게 되면 더 빠르고 크게 반응해 다량의 인슐린이 분비되는 것입니다. 이때 정상적으로는 평소 인슐린 분비량의 4~5배 정도의 양이 분비되고, 작용한 후 2~3시간이 지나면 다시 평소처럼 회복하게 됩니다.

이렇게 분비된 인슐린은 혈관을 통해 온몸으로 퍼져서 간, 지방조직, 근육 등에 작용하게 됩니다. 즉 인슐린은 섭취된 영양소의 저장을 촉진시키는 '저장 호르몬'입니다.

인슐린은 간에서 혈액 속에 떠돌아다니는 당(glucose)을 간으로 흡수시켜서 저장할 수 있는 당 합성물인 글리코겐(glycogen)이라는 형태로 만들어 저장시킵니다. 또한 글리코겐이 다시 당으로 분해되는 것을 막아서 계속 당 합성물 형태로 간에 저장되어 있도록 합니다. 흡수한 당을 재료로 지방질의 합성을 촉진시켜 이것도 저장하게 합니다. 그리고 인슐린은 혈액 속에 떠도는 아미노산을 간으로 흡수시켜서 단백질로 합성하도록 촉진시키고, 이렇게 만든 단백질을 분해하지 못하도록 억제하는 역할도 합니다.

인슐린은 이렇게 간뿐만 아니라 말초의 근육과 지방조직에서도 당의 흡수를 증가시켜서 근육에서는 당을 에너지원으로 사용하기 위해 저장해놓을 수 있도록 하고, 지방조직에서는 큰 지방세포가 작은 단위의 지방산으로 분해되는 것을 막습니다. 지방세포가 분해되어 작은 단위의 지방산이 되면, 이 지방산들이 간으로 들어가서 중성지방을 형성하게 됩니다. 인슐린은 이를 막아주므로, 중성지방이 과다하게 생기는 것 또한 막을 수 있습니다.

이렇게 인슐린은 우리 몸속의 당뿐만 아니라 단백질, 지방의 합성 및 분해에도 어느 정도 관여해 섭취한 영양분들을 '저장'할 수 있게 하는 역할을 합니다. 이렇게 평상시에는 인슐린의 분비정도에 따라 영양분의 저장과 분해가 조절되어서 혈당이 유지됩니다.

그렇다면 공복 시에는 어떨까요? 공복이거나 저혈당일 때는 혈당이 70mg/dl 근방의 수치이므로 인슐린은 평상시보다 덜 분비되게 됩니다. 그리고 이때부터 인슐린의 반대 역할을 하는 호르몬들이 분비되기 시작합니다. 이 종류에는 췌장의 알파세포에서 분비되는 글루카곤, 카테콜라민, 성장 호르몬, 코티솔 등 여러 가지가 있습니다.

저혈당이라고 몸이 인지하기 시작하면, 이 호르몬들은 정해진 순서대로 분비되기 시작합니다. 우선 카테콜라민*이 분비되어 인슐린과 반대 작용을 해 혈중 당의 농도를 높여줄 뿐 아니라 인슐린의 분비를 억제시키고, 글루카곤의 분비를 증가시킵니다. 이로 인해 글루카곤이 연속적

카테콜라민

스트레스 반응, 심박수 증가, 혈압 조절 등 신체의 즉각적인 대응을 돕는 신경전달물질

으로 분비되면서 카테콜라민의 작용을 돕게 되고, 이어 성장 호르몬, 코티솔도 차례대로 분비되어 저혈당 상태를 해결하기 위해 작용하게 됩니다. 이렇게 인슐린과 그 상대 호르몬들이 작용함으로써 공복 시에도 혈당이 심하게 떨어지지 않고 유지될 수 있습니다.

닥터K의 꿀팁

혈중 당의 농도 70mg/dl를 기준으로 인슐린과 상대 호르몬들의 분비가 조절되어 적절한 상호작용을 함으로써 우리 몸속 혈당이 너무 떨어지지도, 너무 상승되지도 않게 잘 유지됩니다.

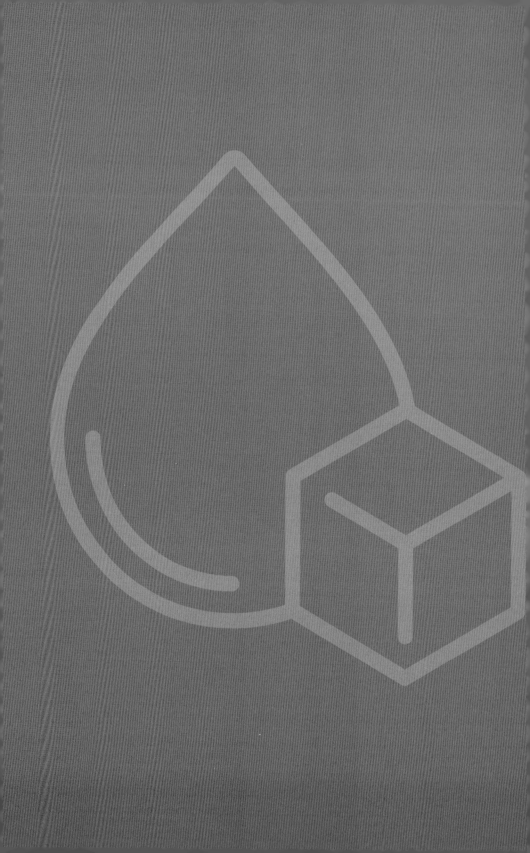

CHAPTER 2

당뇨환자가 가장 궁금해하는
당뇨 전단계와 당뇨의 예방법

당뇨 전단계는 혈당 수치가 당뇨병에 가까운 상태로, 방치하면 당뇨로 진행될 위험성이 높다는 경고 신호입니다. 하지만 생활습관을 개선하면 예방할 수 있는 단계입니다. 규칙적인 운동, 균형 잡힌 식단, 체중 관리 등 건강한 습관을 실천하면 당뇨병으로의 진행을 막을 수 있습니다. 정기적인 혈당 검사와 전문가의 도움을 통해 악화되는 것을 막아야 합니다. 당뇨 전단계는 경고인 동시에 기회라는 사실을 기억하며, 지금 바로 건강 관리를 시작해보세요!

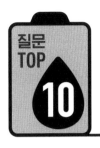

당뇨 전단계란 무엇이고, 당뇨전조증상은 무엇인가요?

▶ 저자 직강 동영상 강의로 이해 쏙쏙
QR코드를 스캔하셔서 동영상 강의를 보시고
이 칼럼을 읽으시면 훨씬 이해가 잘됩니다!

　　당뇨 전단계는 혈당 수치가 정상 범위보다는 높지만 아직 당뇨병 수치까지는 이르지 못한 상태입니다. 다른 말로는 공복혈당장애, 내당능장애라고 부르기도 하는데, 수치상 공복혈당이 100~125mg/dl 사이거나, 당화혈색소가 5.6~6.4% 사이일 때 이렇게 진단할 수 있습니다.

　　우리가 공복혈당장애, 즉 당뇨 전단계를 진단받을 때는 보통 검진 등으로 우연히 진단받는 경우가 많습니다. 왜냐하면 당뇨 전단계는 증상이 거의 없으며, 심지어 당뇨병도 증상이 별로 없는 경우가 대부분이기 때문입니다. 물론 당뇨병은 전형적인 증상인 다음, 다뇨, 다갈이 발생해 진단받게 되는 경우도 있으나, 보통은 별다른 증상을 느끼지 못하고 있던 중에 진단받은 시점에는 이미 발병한 지 5~10

년 정도 지난 경우가 많습니다. 이렇게 본인도 모르게 방치되었던 탓에 합병증까지 진행되어 함께 진단받는 경우들이 꽤 있습니다. 그러므로 당뇨병이나 당뇨 전단계에서는 병에 대한 인지를 하는 것이 빠르면 빠를수록 좋습니다.

당뇨병, 당뇨 전단계일 때 내 몸에서는 큰 증상들은 아니지만 이미 조금씩 신호를 보내고 있습니다. 지금부터 나오는 증상들이 복합적으로 나타난다면 당뇨병을 한 번쯤은 의심해볼 수 있습니다.

첫 번째로, 식욕과 체중의 변화가 있을 수 있습니다. 당뇨병 초기에 자주 보이는 증상 중 하나는 '체중 증가'인데, 이게 바로 인슐린 때문입니다.

인슐린은 섭취한 음식을 에너지로 변환하는 일에 큰 도움을 주는 호르몬입니다. 우리가 음식을 먹으면, 그 음식은 우리 몸속에서 소화가 되고 포도당으로 바뀌게 됩니다. 이때 인슐린이 당을 우리 몸속 세포들에 저장하게 합니다. 그런데 만약 세포들이 인슐린에 덜 반응한다면, 즉 인슐린 저항성이 생기면, 세포는 에너지로 쓸 당을 덜 받아들이게 됩니다. 그럼 당이 흡수되지 못해 혈액 속을 계속 떠돌게 되고, 높아져 있는 혈당으로 인해 계속해서 인슐린이 더 많이 분비되게 됩니다.

이렇게 인슐린이 너무 많이 분비되면 우리는 가짜 배고픔을 느끼게 되어서 더 많은 음식을 먹게 됩니다. 그 결과 체중이 늘어나게 됩니다. 그리고 인슐린은 세포가 에너지를 사용하도록 돕는 일 외에도 지방세포에 에너지를 저장하는 일을 하기 때문에, 인슐린이 많이 생산되면 지방세포에 에너지가 집중되어서 체지방이 늘어나는 형태로 살이 찌게 됩니다.

두 번째로, 만성피로를 잘 느낍니다. 인슐린 저항성 때문에 음식을 섭취해도 영양분이 세포에 제때 흡수되지 못하고, 그래서 우리 몸에 에너지가 부족해 힘이 안 나고 피로감을 많이 느끼게 됩니다. 우리 몸에는 심장이나 눈, 신경, 신장같이 항상 움직이고 있는 장기들이 있는데, 에너지가 부족하면 이런 장기들이 제대로 작동하는 데 부담이 생기게 되고, 특별한 일을 하지 않고 일상생활만 하는데도 더 피로해질 수 있습니다. 그러다 보면 당연히 만성적으로 피로가 쌓이게 되는 것입니다.

세 번째로, 눈이 침침해지거나 사물이 흐릿하게 보이기 시작합니다. 혈액 내의 과도한 포도당이 우리의 눈, 특히 수정체에 영향을 미치기 때문입니다.

우리 눈 속에 '수정체'라는 부분이 있는데, 눈의 중앙에 위치해 있으며 젤리처럼 투명하고, 우리가 물체를 선명하게 볼 수 있게 해주는 역할을 합니다. 그런데 혈액 속의 포도당 수치가 너무 높아지면 수정체는 이 포도당을 과도하게 흡수하게 됩니다. 수정체에 이런 일이 반복되다 보면 수정체의 크기와 모양이 바뀌게 되고, 빛이 제대로 굴절되지 않게 되어 우리 눈은 결국 사물을 흐릿하게 볼 수밖에 없게 됩니다.

처음에는 이런 증상을 그다지 신경 쓰지 않을 수 있습니다. '내 눈이 나빠졌나' '시력이 나빠졌나' 하는 정도로 가볍게 생각할 수 있습니다. 하지만 만약 이 상태가 지속된다면 눈에 영구적인 손상을 줄 수 있으니 주의해야 합니다.

네 번째로, 혈액순환이 잘 되지 않아 손발이 저릴 수 있습니다. 혈중 포도당 농도가 높아지면 혈전이 생길 수 있습니다. 혈전(찌꺼기 덩어리)이란 혈관 내부의 응고된 혈액 덩어리인데, 이런 혈전들이 우리 몸을 돌아다니면서 작은 혈관이나 큰 혈관에 미세한 손상을 주게 됩니다. 그러면 혈관 벽이 약해지고, 혈관이 상처를 입게 되면서 혈액이 몸 전체로 제대로 흐르지 못하게 됩니다. 이럴 때 '혈액 순환이 잘 이루어지지 않는다'고 느낄 수 있습니다.

보통은 몸에서 가장 먼 곳인 손가락이나 발가락부터 이런 증상을 느끼게 됩니다. 손이나 발이 저리거나 아프다면, 이는 혈당 수준이 상승하고 있음을 알려주는 중요한 신호일 수 있습니다.

다섯 번째로, 상처 회복능력이 떨어집니다. 상처가 났을 때 상처를 치유하기 위해서는, 상처 부위로 산소와 영양소를 보내주고 불필요한 물질과 폐기물을 걷어내는 과정이 필요합니다. 이때 혈류가 중요합니다. 그런데 혈당 수치가 높아지면 끈적한 당 때문에 혈액이 걸쭉해지고, 혈전도 형성되게 됩니다. 그러면 당연히 혈류가 느려져서 상처가 낫는 데 필요한 시간이 훨씬 더 길어지게 됩니다.

혈류가 느려지면 피부 속에서 상처 부위를 채우는 데 중요한 역할을 하는 '콜라겐'이라는 단백질 생성에 문제가 생길 수 있습니다. 상처 부위에 새 피부를 만드는 것은 콜라겐 없이는 이루어질 수 없는데, 혈류가 느려져서 콜라겐이 충분히 생성되지 못하면 그 상처 부위가 제대로 치유되지 못합니다. 결국 혈당 수치가 높아짐으로써 몸의 자연적인 치유 과정이 방해를 받게 되므로 상처가 잘 낫지 않게 되는 것입니다.

이렇게 당뇨의 5가지 전조 증상에 대해서 알아보았습니다. 이 중 어느 하나에 해당되거나 여러 가지에 해당된다면, 당뇨나 당뇨 전단계를 의심해볼 수 있으므로 앞으로의 당뇨병을 예방하기 위해 노력해야 하겠습니다.

닥터K의 꿀팁

당뇨 전단계에서 당뇨의 전조증상 5가지를 기억해야 합니다. 식욕이 오르고 체중이 늘어나거나, 만성피로에 시달리거나, 눈이 침침하거나, 혈액순환이 잘 안 되어 손발이 저리거나, 상처가 잘 낫지 않는지 각별히 자가 체크를 해야 합니다.

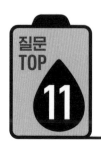

당뇨 전단계로 진단받으면
당뇨가 생길 수밖에 없나요?

대부분의 환자분들은 병원에서 당뇨 전단계 진단을 받게 되면 굉장히 놀랍니다. 그리고 '곧 당뇨병이 생기는 것 아니냐'며 크게 걱정하고, 각종 당뇨와 관련된 건강 보조 식품들을 구입해서 복용하곤 합니다.

그렇지만 당뇨 전단계 진단을 받았다고 해서 무조건 당뇨병으로 진행하는 것은 아닙니다. 당뇨 전단계는 말 그대로 당뇨로 진행하는 과정에서 당뇨 '직전'의 단계입니다. 그러므로 당뇨와 마찬가지로 당뇨 전단계가 발생하는 데도 여러 가지 인자들이 관여합니다. 선천적 요소인 유전, 인종, 성별뿐 아니라 후천적 요소인 환경, 생활, 식이, 운동, 비만 여부 등 모든 것들이 복합적으로 작용해 발생하게 되는 것입니다.

그리고 앞서 여러 번 설명했듯이, 당뇨병은 하루아침에 발병하는 것이 아니라 5~10년 이상 상당한 기간 동안 당뇨 전단계를 거쳐서 당뇨병으로 진행됩니다. 그래서 당뇨병 전단계를 진단받으면, 이 '전단계' 상태에서 열심히 치료해서 당뇨병으로의 진행을 막고 정상으로 돌아가기 위해 노력해야 합니다. 당뇨 전단계에서는 정상 상태로 돌아갈 수 있지만, 이미 당뇨병을 진단받고 나면 정상 상태로 돌아가기가 힘듭니다.

그런데 어떤 환자들은 당뇨 전단계라는 진단을 받으면 크게 놀라면서 열심히 노력해서 전단계를 벗어나려고 하는 데 반해, 일부 환자들은 오히려 "매번 당 좀 높다고 들었어요"라고 하면서 심각성을 깨닫지 못하는 경우가 있습니다. 개선을 위한 아무 노력도 하지 않고 방심한 상태로 생활하게 됩니다. 이런 환자들의 경우 매우 심한 당뇨병으로 진행할 수 있습니다.

당뇨 전단계인 경우는 당뇨병을 진단받은 환자들의 대략 2배 정도로 추정되고 있습니다. 현재 우리나라의 당뇨병 인구는 500만 명을 넘어서는데, 당뇨 전단계는 1천만 명 이상으로 거의 우리나라 성인 5명 중 한 명이 당뇨 전단계인 것입니다.

누구든 당뇨 전단계 상태에서 운동과 식이조절로 체중 감량을 해서 비만하지 않고 적정체중과 적절한 지방량을 유지한다면 당뇨병을 피할 수 있습니다. 그러나 당뇨 전단계에서 제대로 관리를 하지 않으면 누구든 당뇨병환자가 될 수 있습니다.

그리고 당뇨 전단계와 당뇨병 모두 '완치'라는 개념은 없습니다.

완치할 수 없고, 그렇기에 평생 긴장을 늦추지 말고 관리해야 하는 것이 바로 당뇨입니다.

항상 늦었다고 생각한 순간이 가장 빠른 순간입니다. 지금이라도 읽던 책을 잠시 접고, 일어나서 산책하러 나가보세요. 이것이야말로 당뇨병에서 한걸음 멀어질 수 있는 방법입니다.

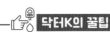 **닥터K의 꿀팁**

당뇨 전단계라고 해서 무조건 당뇨가 되지는 않으나, 관리 정도에 따라 누구나 당뇨병으로 진행할 수 있습니다. 당뇨는 완치되는 병이 아니라 평생 관리해야 하는 병이니, 지금이라도 일어나 걸어보세요.

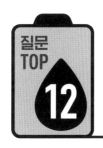

당뇨 전단계에서 당뇨를 예방할 방법이 있나요?

▶ 저자 직강 동영상 강의로 이해 쑥쑥
QR코드를 스캔하셔서 동영상 강의를 보시고
이 칼럼을 읽으시면 훨씬 이해가 잘됩니다!

　당뇨병과 마찬가지로 당뇨 전단계도 생활에서 오는 질환이기 때문에 습관을 바꾸고 잘 실천한다면 질환 예방에 도움이 될 수 있습니다. 결국 당뇨병이든 당뇨 전단계든 좋은 습관의 실천만이 해답인 것인데, 당뇨 전단계를 벗어나서 당뇨병으로 발전될 위험으로부터 멀어지기 위한 실천 방법은 어떤 것들이 있을까요? 우리 생활 속에서 간단하게 실천할 수 있는 4가지 방법을 살펴보겠습니다.

　첫 번째는, '하루 세 번 식사를 정해진 시간에 20분 이상 천천히 먹기'입니다. 당뇨병은 많은 요인에 영향을 받지만, 그중에서도 가장 중요한 것은 '내가 무엇을 어떻게 먹느냐'입니다.

　우리가 음식을 섭취하고 소화시키는 과정에서 췌장은 인슐린을 분비합니다. 인슐린은 우리 몸의 세포에 포도당을 전달해서 에너지를 생성하도록 돕는 역할을 하는데, 이 과정에서 문제가 생겨 발생하는 것이 당뇨병입니다. 그런데 식사를 세끼 다 먹는 것과 당뇨병은 무슨 관련성이 있을까요?

아침식사 한 끼를 거르게 되면 공복시간이 길어지다 보니 허기가 져서 점심이나 저녁 때 빠르고 급하게 많이 먹게 됩니다. 이렇게 불규칙한 식사 패턴은 인슐린 분비의 급격한 증가와 감소를 초래할 수 있습니다. 당뇨 예방의 기본 원칙은 '혈당 수치를 완만하게 조절해서 체내 인슐린 농도의 변동성을 줄여주는 것'입니다. 그런데 위장에 음식이 들어오지 않다가 한번에 너무 빠르게 많이 밀려오면 위장과 췌장에 갑자기 막대한 부담을 주고, 혈당과 인슐린 수치도 급격하게 올라갈 수밖에 없습니다.

그래서 '세 번 제때 식사한다'는 것은 아침, 점심, 저녁 모두 일정 시간에 일정량의 음식을 섭취하는 것을 의미합니다. 이렇게 되면 식사량이 적절히 조절되고, 췌장이 급격히 과도하게 인슐린을 분비하는 것도 막아줄 수 있습니다.

식사를 20분 이상 길게 해야 하는 이유도 같은 맥락으로 생각해 보시면 됩니다. 빠른 시간 동안 음식을 섭취하면 혈당이 급격하게 올라가고, 인슐린 분비도 급격하게 증가하게 됩니다. 식사 시간이 5분 내외로 짧은 경우엔 당뇨는 물론 비만, 이상지질혈증 발생 위험이 높아진다는 연구 결과들이 많습니다. 그래서 꼭 식사시간은 20분 이상이 되게 지켜야 합니다.

빨리 먹는 습관을 고치기 힘든 분들은 스마트폰의 타이머를 켜놓고 그에 맞춰 천천히 식사해보기를 추천합니다. 그러면 내가 생각보다도 더 빨리, 더 많이 먹고 있다는 것을 시각적으로 느끼고 조절할 수 있을 것입니다.

두 번째는, '밥 두 숟가락 덜기'입니다. 매끼 식사 시에 두 숟가락만 딱 덜어놓고 먹어보면, 한결 가벼워진 느낌을 경험할 수 있을 것입니다.

우리는 매일 밥을 먹습니다. 그런데 삼시 세끼 모두 밥을 먹었을 경우에는 탄수화물 과다 상태가 될 수 있습니다. 예전에는 탄수화물 : 단백질 : 지방의 섭취 비율을 6 : 3 : 1 정도로 권장했지만 최근에는 탄수화물을 줄인 5 : 2 : 3 혹은 5 : 3 : 2 정도를 이상적인 비율로 보고 있습니다. 성인 하루 필요 칼로리 2000kcal를 기본으로 했을 때 위 비율에 따르면 탄수화물을 하루에 1000kcal 섭취하면 됩니다. 그런데 밥 한 공기에 300kcal이라 따져보면 '세 번 다 밥을 먹어도 900kcal 정도니까 괜찮겠구나' 생각할 수 있습니다.

그러나 탄수화물은 밥 이외에도 다양한 음식에 많이 포함되어 있습니다. 반찬에 자주 쓰이는 당면, 볶음이나 탕 요리의 라면 사리와 떡 사리 그리고 감자, 고구마 같은 채소에도 들어 있습니다. 또한 건강을 위해 먹는 과일에 과당, 하다못해 우유에도 유당이 들어 있습니다. 이렇게 탄수화물은 이름만 달리해 곳곳에 숨겨져 있습니다. 그래서 의식적으로 식사에서 탄수화물을 줄이려는 노력이 필요하고, 지금 바로 간단히 실천해볼 수 있는 방법이 '두 숟가락 덜기'입니다.

세 번째는, '디저트 줄이기'입니다. 특히나 우리나라 식단은 나트류 함량이 높아 단맛을 더욱 찾게 되는 경향이 있는데, 우리가 별 생각 없이 먹는 탄산음료, 떡, 빵, 과자 등에는 엄청난 양의 설탕과 액상과당이 함유되어 있습니다. 이미 우리나라 음식의 수많은 반찬, 찌개 등에는 설탕이 많이 들어 있는데, 여기에다 간식까지 먹어버리면 하루 설탕 권장량이 초과될 수밖에 없습니다.

WHO에서 권고한 하루 설탕 권장량은 하루 섭취 열량의 10% 이하이며, 성인 기준 약 25g으로 알려져 있습니다. 아이스크림 하나에는 15g, 오렌지주스 한 병에는 20g, 케이크 한 조각에는 40g의 설탕이 들어 있습니다. 이런 단순당을 많이 섭취하면 혈당 수치가 급상승하게 되고, 췌장이 무리할 수밖에 없는 환경에 자주 노출됩니다. 그로 인해 체중이 늘고 복부비만이 발생한다면, 결국 당뇨병 발병 위험이 더욱 크게 증가할 수밖에 없습니다. 그러므로 디저트는 줄이고, 견과류나 과일 같은 건강한 간식거리를 섭취하길 권장합니다.

네 번째는, '식후 산책하기'입니다. 혈당이 가장 많이 오르는 시간은 바로 식사 직후에서 2시간까지입니다. 보통 사람들은 식사 후에 배부르고 노곤해서 앉아서 핸드폰이나 텔레비전을 보거나, 누워서 쉬거나, 한숨 잠을 청하기도 합니다. 그런데 우리가 식사한 후 어떻게 움직이느냐에 따라서 혈당 관리에 큰 도움이 될 수 있습니다.

야외로 나가서 산책을 하면 좋겠지만, 날씨가 너무 덥거나 춥고 상황이 여의치 않은 경우라면 집에서 설거지를 하거나 이를 닦고 집안을 정리하는 간단한 활동으로도 충분히 대체할 수 있습니다. 식사 후 몸을 움직이면 우리의 근육들이 포도당을 에너지로 활용하기 시작하고, 식후혈당 수치 상승을 완화시킬 수 있습니다. 그리고 인슐린은 혈액 속의 포도당을 근육과 다른 세포로 이동시켜 에너지로 사용하는 역할을 하기 때문에 꾸준한 신체 활동은 인슐린의 효율성도 증가시킵니다.

'산책이나 집안일이 운동도 아닌데, 얼마나 효과가 있겠어?'라고 생각할 수 있지만, 이러한 작은 행동들이 습관으로 자리 잡게 되면 그 영향력은 상당합니다. 최근 국제당뇨병연맹에서 2020~2021년 코로나19 팬데믹 이후 전 세계 당뇨병환자 수가 16%나 증가했다는 통계가 나왔습니다. 코로나19가 유행하기 전인 2019년에 집계된 전 세계 당뇨병환자 수는 4억 6,300만 명 정도였는데, 2022년에는 이보다 16%나 증가해 5억 3,700만 명이었습니다. 코로나 팬데믹을 기점으로 당뇨병환자가 폭증한 가장 큰 이유로, 활동하는 시간이 줄고 집에서 '앉아 있는 시간'이 늘어난 것이 꼽혔습니다. 그러므로 평소에도 너무 오래 앉아 있지 말고, 특히 식후에는 몸을 움직여 손쉽게 실천할 수 있는 혈당 관리를 해보는 것이 좋겠습니다.

닥터K의 꿀팁

생활 속 당뇨병 예방수칙은 4가지입니다. '하루 세끼 식사를 하고 20분 이상씩 천천히 먹기, 매끼 밥 두 숟가락 덜기, 디저트는 건강한 견과류와 과일 한 주먹, 식후 30분 지나 꼭 산책하기'를 실천합시다.

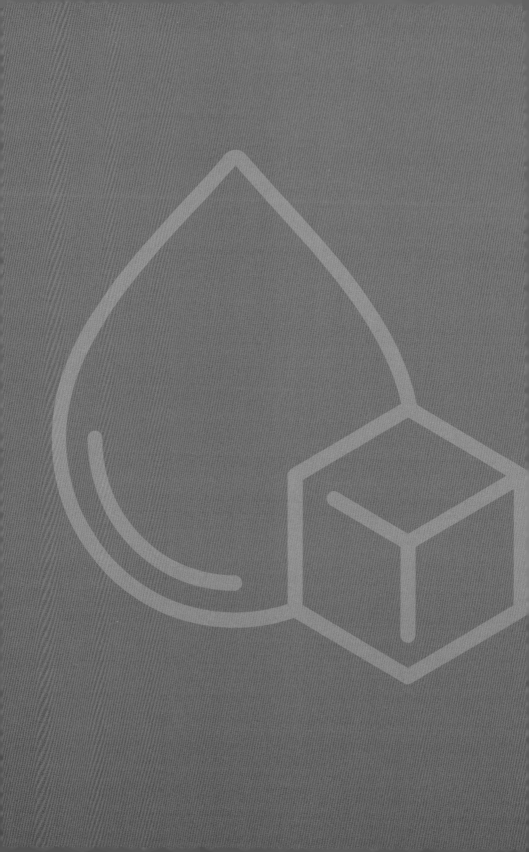

CHAPTER 3

당뇨환자가 가장 궁금해하는
당뇨와 타질환과의 연관성

당뇨는 지방간, 고지혈증, 고혈압, 대사증후군 등과 깊이 연관되어 있습니다. 혈당 조절이 잘 안 되면 혈관 건강을 해칠 수 있고, 고혈압이나 심혈관 질환 위험도 높아집니다. 불면증 역시 혈당 조절에 영향을 미치며, 대사증후군처럼 여러 위험 요소가 겹칠 경우 당뇨병 발병 위험이 크게 증가합니다. 당뇨라면 정기적 검진과 생활 습관 관리가 필수입니다. 혈당 관리는 당뇨뿐 아니라 전반적인 건강을 지키는 열쇠입니다.

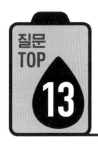

질문 TOP 13

당뇨가 생겼기 때문에
지방간, 고지혈증이 생긴 건가요?

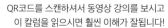

▶ **저자 직강 동영상 강의로 이해 쑥쑥**
QR코드를 스캔하셔서 동영상 강의를 보시고
이 칼럼을 읽으시면 훨씬 이해가 잘됩니다!

당뇨병환자에겐 결국 고지혈증과 지방간이 생깁니다. 이것을 이
해하려면, 앞서 나온 당뇨의 발생 원인인 '인슐린 저항성'에 대해 잘
알아야 합니다.

간단히 다시 보면, 인슐린은 저장 호르몬으로써 몸의 각 부위(근육,
간, 지방세포)에 몸속에 들어온 영양성분 중 쓰고 남는 당들을 저장하
라고 신호를 보내는 역할을 합니다. 또한 세포에 저장되어 있는 당
을 빼내지 못하게 막는 신호도 보냅니다. 이렇게 '저장되어 있는 상
태'를 유지하도록 신호를 보내는 저장 호르몬의 기능을 합니다. 그
런데 인슐린이 인체의 세포에 신호를 보냈을 때, 세포에서 이 신호
에 저항을 하고 말을 듣지 않아서 당이 세포에 저장되지 못하고 혈
액에 남아 혈당이 높아지는 상태가 됩니다. 이렇게 인슐린이 제 기

능을 못하는 것이 바로 인슐린 저항성입니다.

당뇨병환자는 이렇게 온몸의 세포들이 인슐린에 저항을 하고 있는데, 그중에는 지방세포도 있습니다. 인슐린이 지방세포에 '저장되어 있는 상태를 유지하라'고 명령했으나, 그 말을 듣지 않고 지방세포들이 작은 지방 조각(free fatty acid)으로 분해해버리는 것입니다. 이렇게 분해된 작은 지방 조각들이 핏속을 돌아다니다가 간으로 가게 됩니다.

간은 모든 영양소들을 합성하고 대사하는 큰 공장 같은 곳이라고 생각하면 되는데, 작은 지방 조각들이 이 공장으로 가면 이것을 합쳐서 좀 더 쓸 만한 큰 지방 조각으로 만듭니다. 그것이 중성지방(TG, triglyceride) 같은 유의 조금 더 크고 쓸 만한 지방 조각들입니다. 이렇게 형성된 '쓸 만한 지방 조각'들은 어느 정도는 다시 저장되고, 어느 정도는 피로 흘러 나가도록 적절히 분배가 되어야 합니다. 그런데 인슐린 저항성 때문에 인슐린의 말을 듣지 않는 지방세포가 계속 조각조각 쪼개져서 끊임없이 간으로 흘러가는 것입니다.

그렇게 간에서 생성된 지방 조각들은 흘러 나가지 못해 다른 곳에 새롭게 저장되지 못하고 계속 간에 정체되어 쌓이게 됩니다. 그것이 바로 지방간 중 비알코올성 지방간(NAFL, non alcocholic fatty liver)이 당뇨에서 생기는 과정입니다.

또한 이렇게 계속 간에 저장을 하다가 포화되어 넘쳐 흘러 혈액 속으로 퍼져서 돌아다니게 되고, 몸속 세포들은 인슐린 저항성으로 이 잉여 '지방 조각'들을 저장하지 못하다 보니, 이 잉여들은 계속 혈액 속을 떠돌아다니게 됩니다. 이것이 바로 혈액 속 지방 조각이 과다한 상태인 '고지혈증'이 생기는 기전입니다.

요약하자면, 당뇨병이라는 것은 우리 몸의 전체 세포들이 인슐린의 말을 안 듣고 저항해서 생기는 병입니다. 그중 지방세포도 말을 안 듣고 분해되어 작은 지방 조각들로 돌아다니다가 간에서 큰 중성지방 조각들로 만들어집니다. 이게 너무 많이 만들어지다 보니 간에도 잔뜩 쌓이면 그게 비알콜성 지방간이 되는 것이며, 혈액에서도 넘쳐흐르는 것은 고지혈증입니다.

그러면 결국 당뇨병환자는 지방세포의 인슐린 저항성 때문에 지방간과 고지혈증이 생길 수밖에 없다는 것인데, 어떻게 해야 이 과정을 늦출 수 있을까요? 지방세포가 인슐린 말을 듣지 않고 분해되어 생기는 것이라면, 원료인 지방세포를 줄이면 됩니다. 원료인 지방세포의 양을 줄이면 당연히 작은 지방 조각들도 덜 나올 것입니다.

여기서 또 한 가지 중요한 점이 있습니다. 지방세포가 분해될 때 작은 지방 조각들만 나오는 것이 아니고 여러 화학물질(Leptin, TNFa, resistin, IL-6 등)이 같이 나오는데, 이것들은 인슐린이 세포에 신호를 보내는 과정을 방해합니다. 그래서 말초세포들의 인슐린 저항성을 더욱 악화시킵니다. 결국 지방세포 자체가 지방 조각들의 원료일 뿐 아니라 인슐린 저항성까지 악화시키는 원인이 되는 것입니다.

이렇듯 지방세포가 인슐린 저항성까지 악화시키는 주범이므로, 당뇨병환자들은 반드시 지방세포를 줄여야 합니다. 그렇지 않으면 고지혈증약을 먹고 있는 상황에서, 지방간 악화로 간장약까지 추가로 먹게 되는 상황이 발생하게 됩니다.

게다가 당뇨가 아직 발생하지 않은, 비만 환자에 있어서도 많은 지방세포 때문에 인슐린 저항성이라는 것이 생기게 되어 있습니다. 그럼 결국 당뇨가 생길 수밖에 없고, 이후 지방간과 고지혈증이 따라오게 될 것입니다.

결국 결론은 간단합니다. 당뇨병환자든 당뇨병환자가 아니든, 주된 원료이자 과정까지 악화시키는 주범인 지방세포를 줄여야 고지혈증과 지방간을 막을 수 있다는 것입니다.

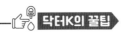 닥터K의 꿀팁

당뇨병환자는 지방세포의 인슐린 저항성 때문에 지방간, 고지혈증이 생길 수밖에 없습니다. 지방세포의 양을 줄여야 지방간, 고지혈증을 예방할 수 있습니다.

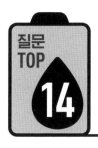

질문
TOP
14

이상지질혈증과 고지혈증은 다른 건가요?

우리가 흔히 말하는 고지혈증은 이상지질혈증의 일종으로, 혈액 속의 4가지 수치를 측정해 판단할 수 있습니다. 이 수치는 총콜레스테롤, LDL콜레스테롤, HDL콜레스테롤, 중성지방입니다.

총콜레스테롤은 혈액 속의 전체 콜레스테롤 농도입니다. 그리고 LDL콜레스테롤과 중성지방은 흔히 알고 있는 '나쁜 콜레스테롤'이며, 이 2가지 수치가 높을 때 우리는 "고지혈증이 있다"라고 이야기합니다.

이 중에서도 LDL콜레스테롤은 우리가 기름진 것을 많이 먹거나, 내장지방이 많이 쌓였을 때 올라갈 수 있는 수치입니다. LDL콜레스테롤은 몸속 콜레스테롤의 전체적 운반에 관여하며, 존재 자체가 동맥경화 및 심혈관 질환의 위험인자로 작용합니다. 이 수치가 높으면 높을수록 심혈관 질환에 의한 사망 위험률도 상승하며, 이를 낮출수록 심혈관 질환의 위험성을 감소시킬 수 있습니다. 심지어 급성심근경색이 발생한 직후에는 LDL콜레스테롤 수치가 높지 않아도, 무조건 수치를 낮추는 약[스타틴(statin)계열]의 복용을 시작하도록 권고하고 있습니다. 이를 낮은 수치로 유지하는 것이 심근경색의 재발을 예방하기 위해 매우 중요하기 때문입니다.

중성지방은 술과 탄수화물을 많이 먹거나 과체중, 당뇨, 갑상선 저하증 등의 질환이 있을 때 올라갈 수 있는 수치로, 평상시에 간에서 합성해 저장됩니다. 그러다 양이 너무 많아져서 간에서 수용하기 힘들어지면 혈액 속으로 방출되어 돌아다니게 됩니다. 이 수치도 심혈관 질환의 독립적인 위험인자이고, 이 수치가 많이 높으면 급성 췌장염이 발생할 수 있습니다.

그리고 HDL콜레스테롤이라는 성분은 견과류, 콩류, 올리브 오일 등을 적절히 먹으면 잘 유지될 수 있는 '좋은 콜레스테롤'입니다. 우리 몸속 지질이 모두 나쁜 것은 아닙니다. 사람이 살아가는 데 필수적인 3대 영양소에 탄수화물, 단백질, 지방이 포함되듯이, 우리 몸속에는 꼭 필요한 지질 성분도 존재합니다. 그래서 HDL콜레스테롤의 경우는 오히려 낮으면 문제가 됩니다. '낮은 수치의 HDL콜레스테롤'이라면, 특히 40mg/dl 미만으로 떨어지면 심혈관 질환의 발생위험이 60% 이상으로 상승할 수 있습니다.

총콜레스테롤, LDL콜레스테롤, 중성지방, HDL콜레스테롤은 어느 하나만 높거나 낮은 경우는 흔하지 않으며, 모두 연관되어 있습니다. 대부분의 이상지질혈증 환자에서 수치 이상은 환자의 생활습관과 관계가 있습니다. 주로 기름진 것과 탄수화물을 많이 먹는 환자가 견과류와 콩류 같은 좋은 음식은 적게 먹게 되어 복부 비만이 발생하게 되고, 그러다 보니 총콜레스테롤, LDL콜레스테롤, 중성지방은 상승하고 HDL콜레스테롤은 떨어지는 상태가 됩니다.

결국 이상지질혈증과 고지혈증은 완전히 같은 말은 아니지만, 대부분의 이상지질혈증 환자에서 어느 하나의 지질만 이상수치로 변하는 것이 아니라 전체 수치가 다 변화하는 경향이 있으므로 거의 비슷하다고 받아들여도 될 것입니다. 결국 '고지혈증'을 진단받은 환자는 '이상지질혈증'에 준해 생각해서, 나쁜 콜레스테롤 수치를 낮추고 좋은 콜레스테롤 수치를 높이기 위해 노력해야 합니다.

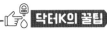

닥터K의 꿀팁

이상지질혈증과 고지혈증은 비슷한 개념입니다. 대부분의 이상지질혈증에서 LDL콜레스테롤·중성지방(나쁜 콜레스테롤)은 증가하고, HDL콜레스테롤(좋은 콜레스테롤)은 떨어집니다. LDL콜레스테롤과 중성지방은 독립적인 심혈관 질환 위험인자이기 때문에 무조건 조절해야 합니다.

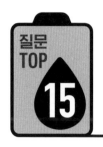

LDL콜레스테롤 수치가 얼마면 고지혈증으로 진단받나요?

▶ 저자 직강 동영상 강의로 이해 쏙쏙
QR코드를 스캔하셔서 동영상 강의를 보시고
이 칼럼을 읽으시면 훨씬 이해가 잘됩니다!

　고지혈증을 진단할 때는 앞서 말한 것처럼 LDL콜레스테롤, 중성
지방, 이렇게 2가지 수치를 확인해야 합니다. 그리고 이 중에서 우리
가 가장 신경 쓰고 의사들이 흔히 이야기하는 고지혈증은 LDL콜레
스테롤이 높은 경우입니다.

　그렇다면 LDL콜레스테롤의 수치가 얼마일 때 고지혈증으로 진
단할 수 있을까요? 특이하게도 고지혈증은 위험인자에 따라서 진단
기준이 달라집니다.

　고지혈증의 위험인자에는 다음과 같은 총 5가지 항목이 들어갑니
다. 이 5가지 항목 중에서 0~1가지에 해당되면 저위험군이고, 2가
지 이상이면 중등도위험군에 해당합니다.

　'이러한 위험인자에 나는 해당이 안 될 것'이라는 막연한 생각을

■ 고지혈증의 5가지 위험인자

항목	위험인자
1	연령(남성 45세 이상, 여성 55세 이상)
2	고혈압(항고혈압제 복용중 혹은 혈압 140/90mmHg 이상)
3	흡연 여부
4	관상동맥질환 조기 발병 가족력 (부모·형제·자매 중 남자 55세, 여자 65세 미만에서 심혈관 질환이 발생한 경우)
5	낮은(40mg/dl 미만) HDL콜레스테롤 수치

가진 분들이 많을 겁니다. 그렇지만 이 5가지 위험인자에 생각보다 쉽게 해당될 수 있습니다.

건강검진을 받으러 오는 많은 환자분들 중 대략 48세의 남성들 가운데 혈압이 평상시 145/95mg/dl 정도인데도 혈압약을 먹기 싫다는 이유로 복용하지 않고, 담배까지 피우는 분들이 생각보다 정말 많습니다. 이미 여기까지만 해도 5가지 인자 중에서 3가지나 해당됩니다.

이렇게 위험인자 2가지 이상인 '중등도위험군'에서는 LDL콜레스테롤이 130mg/dl 이상이면 고지혈증으로 진단할 수 있습니다. '저위험군'에서는 160mg/dl인 것에 비하면 훨씬 더 엄격한 수치임을 알 수 있습니다. 생각보다 위험인자에 해당되는 분들이 많기 때문에 내가 여기에 해당되지 않는지 꼭 한 번씩 확인해봐야 합니다.

그리고 주의해야 할 점은 이 '중등도위험군'을 뛰어넘는 위험인자가 존재한다는 것입니다. 바로 이것이 당뇨병으로, 이 경우는 '고위험군'에 해당됩니다. '고위험군'에서는 LDL콜레스테롤이 100mg/dl 이상일 때 고지혈증으로 진단을 받습니다.

우리가 기름진 것을 며칠 동안 연속으로 먹기만 해도 올라갈 수 있는 것이 LDL콜레스테롤입니다. 올리기는 쉽고, 떨어뜨리기는 어렵습니다. 정말 식이조절과 운동을 열심히 하는 정상 체질량 지수 이하의 당뇨병환자를 제외한 대부분의 당뇨병환자에서 LDL콜레스테롤은 100mg/dl를 넘을 것입니다.

게다가 당뇨병환자의 고지혈증 관련 문제점 중 또 하나는 중성지방입니다. 바로 앞의 칼럼에서 이미 설명했듯이 당뇨병환자에서 지방간은 발생할 수밖에 없고, 따라서 고중성지방혈증이 생길 수밖에 없습니다. 중성지방은 위험군에 따라서 기준이 나뉘진 않습니다. 보통 150mg/dl 이하가 정상, 200mg/dl를 넘으면 높은 것으로 진단하고, 500mg/dl가 넘으면 매우 높은 것으로 진단합니다. 그리고 당뇨병환자는 대부분 지방간과 동반된 고중성지방혈증으로 인해 200mg/dl를 넘는 경우가 많습니다. 특히 잊지 않아야 할 점은, 이 LDL콜레스테롤, 중성지방 둘 다 심혈관 질환의 독립적 위험요소이기 때문에 무조건 낮춰줘야만 하는 수치라는 것입니다.

결국 당뇨병환자는 LDL콜레스테롤, 중성지방까지 다 높아서 당뇨약뿐 아니라 LDL콜레스테롤을 낮추는 약과 중성지방을 낮추는 약까지 먹게 되다 보니 "약을 한주먹 처방받았다"라는 말이 나오게 되는 것입니다. 운동과 식이조절을 통해 수치를 아주 낮게 만들어야만 약을 조금씩 줄일 수 있습니다.

그렇다면 높은 LDL콜레스테롤, 중성지방을 과연 얼마까지 떨어뜨려야 할까요? 이에 대해서는 다음 질문에서 자세히 설명하도록 하겠습니다.

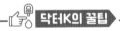

닥터K의 꿀팁

고지혈증의 위험인자 5가지 항목에 '나는 해당이 안 될 거야'라고 막연하게 생각하면 안 됩니다. 당뇨병에서 LDL콜레스테롤이 100mg/dl만 넘어도 고지혈증이고, 위험인자가 2가지 이상인 경우 130mg/dl 이상이면 고지혈증입니다.

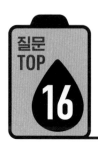

당뇨환자는 혈중 지질을
어떻게 관리해야 하나요?

당뇨병환자의 지질 관리는 지병이 없는 다른 사람들보다 훨씬 더 중요합니다. 그 이유는 바로 혈관 건강 때문입니다.

우리가 당뇨약이니 고지혈증약이니 하는 약들을 먹는 이유 역시 혈관 건강을 챙기기 위해서입니다. 혈관 건강을 챙기지 않음으로 인해 발생할 수 있는 당뇨, 고지혈증, 고혈압 등과 같은 무시무시한 합병증들을 예방하기 위함입니다. 왜냐하면 이 합병증은 뇌경색, 심근경색, 협심증 등으로 나타나 생명에 치명적일 수 있기 때문입니다.

실제로 당뇨병 같은 만성 질환의 궁극적인 관리 목적이 '생존률의 향상'이고, 생존률이 향상되려면 심뇌혈관 질환의 발생을 막아야만 합니다. 그리고 이 심뇌혈관 질환이 발생하는 원인이 바로 '혈관 상태의 악화'입니다. 혈관 속에 당뇨병으로 인해 생긴 끈적끈적한 당이 돌아다니다가 혈관벽 곳곳에 쌓이게 됩니다. 그렇게 찌꺼기가 지저분하게 들러붙어 있는 혈관벽에 미끈거리는 지방까지 들러붙으면 혈관이 막혀버릴 수밖에 없습니다. 이렇게 뇌의 혈관이 막히는 것이 뇌경색이고, 심장의 혈관이 막히는 것이 심근경색입니다.

이해하기 쉽게 하수구를 예로 들어보겠습니다. 처음에는 깨끗한 상태로, 배출물의 통과에 전혀 이상이 없습니다. 그러나 끈적끈적한 음식, 기름기 있는 음식 등을 먹은 그릇을 많이 씻어 보내면, 기름때가 겹겹이 쌓여서 어느 순간 막히게 됩니다. 이때 하수구를 뚫는 약을 중간중간 써주면 하수구가 막히지 않고 유지가 됩니다. 이 '뚫는 약'의 역할을 하는 것이 당뇨약, 고지혈증약입니다.

그렇다면 우리는 고지혈증약을 써서 혈액 속 LDL, 중성지방 수치를 얼마까지 낮춰야 할까요? 일반적인 저위험군에서 LDL콜레스테롤이 160mg/dl 이상일 때 진단받고, 중등도위험군에서는 130mg/dl 이상일 때 진단을 받습니다. 그리고 중성지방이 200mg/dl일 때 고중성지방혈증 진단을 받습니다. 이렇게 진단을 받으면, 즉시 약을 쓰든 생활습관을 개선하든 최대한의 방법을 동원해서 수치를 떨어뜨려야만 합니다.

그런데 당뇨병환자는 LDL콜레스테롤이 100mg/dl 이상일 때 고지혈증 진단을 받는데, 이때 그저 진단받은 수치 아래로 떨어뜨리는 정도로는 부족합니다. 보통의 당뇨병환자라면 LDL콜레스테롤을 100mg/dl 아래로 떨어뜨리는 것은 당연하며, 70mg/dl 미만으로 떨어뜨리도록 엄격한 콜레스테롤 조절을 권장하고 있습니다. 또한 중성지방은 150mg/dl 미만으로 유지하면서 HDL콜레스테롤은 40mg/dl 이상으로 올리도록 해서 다른 수치에 대해서도 일반적인 이상지혈증환자보다 훨씬 더 엄격한 기준을 제시하고 있습니다.

만약 젊은 당뇨병환자에게 다른 위험인자가 동반되지 않았다면 LDL콜레스테롤이 100mg/dl 미만으로만 유지되어도 됩니다. 그러나 대부분의 당뇨병환자의 경우 고지혈증까지 있다면 고혈압 등의 위험인자는 거의 동반되기 마련입니다. 그렇기에 대부분의 당뇨병환자의 고지혈증 조절 목표치는 'LDL콜레스테롤 70mg/dl 미만'을 유지해야 하는 것입니다. 결국 내가 당뇨병환자라면 다른 사람들보다 더 엄격하게 고지혈증을 조절해야 한다는 것을 알고, 약을 열심히 먹을 뿐 아니라 교정된 생활습관도 잘 실천하면서 주기적인 검사를 통해 나의 혈관 건강이 잘 조절되고 있는지 확인해봐야 합니다.

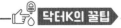 **닥터K의 꿀팁**

당뇨병환자에게 정말 중요한 것이 고지혈증 관리입니다. LDL콜레스테롤은 100mg/dl 미만이 필수이고, 70mg/dl까지 줄여야 합니다. 그래야 나의 혈관건강을 지키고, 심혈관 질환의 발생을 막을 수 있습니다.

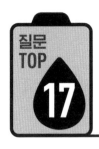

대사증후군이 뭔데
당뇨와 관련 있다는 거죠?

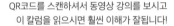
▶ 저자 직강 동영상 강의로 이해 쑥쑥

QR코드를 스캔하셔서 동영상 강의를 보시고
이 칼럼을 읽으시면 훨씬 이해가 잘됩니다!

당뇨에 관심이 있으신 분들이라면 대사증후군에 대해 한 번쯤은 들어보았을 겁니다. 대사증후군이란 여러 가지 대사와 관련된 위험 요소들이 동반된 상태 자체를 질환으로 개념화한 것입니다. 그 위험 요소들은 당뇨 및 심혈관 질환의 위험인자들과 거의 같으며, 다음과 같은 5가지 항목으로 나눌 수 있습니다.

첫 번째 인자는 복부비만도를 나타내는 허리둘레입니다. 남성은 90cm 이상, 여성은 85cm 이상이 기준입니다. 두 번째 인자는 고중성지방혈증으로, 수치가 150mg/dl 이상일 때 해당됩니다. 세 번째 인자는 HDL콜레스테롤의 감소로, 남성은 40mg/dl 이하, 여성은 50mg/dl 이하일 때 해당됩니다. 네 번째 인자는 혈압이 130/85mmHg 이상일 때, 다섯 번째 인자는 공복혈당이 100mg/dl 이상일 때 해당됩니다.

이 5가지 위험인자 중 3가지 이상일 때 대사증후군으로 진단할 수 있습니다. 그리고 대부분의 대사증후군 환자의 경우 이 5가지 항목들은 개별 진단을 받게 되는 경우가 드물고, 진단받을 때 이미 3~5가지 모두 다 해당되게 됩니다. 왜냐하면 이 5가지 항목들은 모두 다 연결되어 있는 대사작용들이기 때문입니다.

대사증후군은 복부비만에서 시작됩니다. 복부비만 중에서도 피하지방보다 내장지방이 훨씬 더 심각합니다. 내장지방이 점점 차오르면서 복부둘레가 늘어나기 시작하면 증가된 지방조직에서 여러 가지 염증물질들이 발생합니다. 지방조직에서 유래된 작은 지방입자들이 계속 혈액 속을 떠돌면서 고중성지방혈증이 발생하고, 이것이 간에도 쌓이면서 지방간이 발생하게 됩니다. 그리고 이렇게 지방세포가 증가하고 지방간이 발생하면 점점 더 우리의 간, 근육, 지방세포들이 인슐린의 말을 듣지 않게 되는 '인슐린 저항성' 상태로 변하게 됩니다. 악화되는 말초조직의 인슐린 저항성 때문에 혈당이 상승될 때 제때 반응하지 못하고 고혈당 상태가 길어지게 됩니다.

또한 인슐린은 원래 혈관 확장의 작용을 하는데, 인슐린 저항성이 생기면 이 기능을 상실하게 됩니다. 이렇게 혈관이 확장되지 않고 수축되면 당연히 혈압이 올라가게 됩니다. 결국 복부비만에서 시작되어 지방간, 고중성지방혈증에 이어 당뇨, 고혈압까지 쭉 이어지는 것을 알 수 있습니다.

그렇다면 대사증후군은 예방할 수 있을까요? 대사증후군은 기본적으로 전혀 증상이 없습니다. 그러나 대사증후군에 해당하면 심혈관 질환의 위험성이 1.5~2배 상승하게 됩니다. 당뇨병의 발생확률은 3~5배로 올라가게 됩니다. 증상이 없어서 미리 대사증후군을 알거나 예방하기는 힘들 것입니다. 그렇지만 일단 진단받게 된다면, 다른 심각한 만성 질환의 발병 위험성이 매우 높아지기 때문에 꼭 해결해야 합니다.

대사증후군의 항목들은 사실 각 질병이 진행되기 전단계이기 때문에 약을 먹기에는 애매합니다. 그래서 대부분의 사람들이 이에 해당됨에도 불구하고 심각성을 잘 모르는 경우가 많습니다.

그렇지만 대사증후군은 모든 성인병의 시작점입니다. 당뇨, 고혈압, 고지혈증 모두가 이 대사증후군에서 시작되며, 결국에는 심뇌혈관 질환까지 발생하는 것입니다. 그래서 꼭 개선을 시켜줘야 하며, 그 개선 방법은 대사증후군의 원인이었던 '비만 상태의 해결'입니다. 대부분 장기간 비만 상태였던 경우에 대사증후군이 발생하므로, 급하게 체중 감량을 시도하는 것보다는 서서히 꾸준하게 실천하는 것이 좋습니다.

대사증후군 환자의 식이 원칙은 과일, 채소, 통곡물, 살코기, 생선 등 건강한 식사를 유지하는 것입니다. 그리고 특징적으로 저탄수화물 식이를 하게 되면 초기 체중 감량 및 중성지방 감량의 효과가 큽니다. 그러나 1년 이상 하게 되면 별 차이가 없어지기 때문에 너무 힘들게 저탄수화물을 유지하기보다는 총 칼로리 섭취를 줄이는 것만이라도 꾸준히 실천하는 것이 좋습니다.

대사증후군 환자의 운동 원칙은 하루에 최소 30분 이상 빠르게 걷기를 하고, 탁구·자전거 등의 중강도 이상의 운동을 하는 것이고, 점점 익숙해지면 60~90분 이상 하는 것이 좋습니다. 꼭 운동을 하지 못하더라도, 일상생활에서 에너지 소비를 위해 걷기와 청소 등이라도 열심히 해주는 것이 좋습니다. 이러한 식이조절과 운동습관으로 우리의 생활습관 자체를 변화시킨다면, 서서히 우리 몸의 변화를 느낄 수 있을 겁니다.

 닥터K의 꿀팁

대사증후군이란 '복부비만, 고중성지방혈증, 낮은 HDL콜레스테롤, 높은 혈압, 높은 당'으로 정의됩니다. 하나라도 해당된다면 당뇨 발생위험은 3~5배 커지고, 심혈관 질환 발생위험은 1.5~2배 커집니다. 나에게 해당되는 건 없는지 잘 살펴보세요.

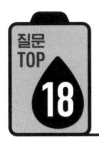

당뇨환자는 혈관 건강을
어떻게 유지해야 하나요?

당뇨병환자에게 혈관문제는 떼려야 뗄 수가 없는 부분입니다. 당뇨는 한마디로 '끊임없이 혈관에 염증이 생기는 병'이라고 정의할 수 있으며, 이 염증이 쌓여서 심뇌혈관 질환까지 이어지는 것입니다. 그래서 장기간 지속된 당뇨의 합병증은 모두 다 혈관염증으로 인해 생깁니다. 눈, 콩팥, 심장, 뇌에 문제가 생기는 이유가 각 장기의 혈관들에 염증이 생기고 그로 인해서 해당 장기에 문제가 발생하기 때문입니다.

그렇다면 왜 당뇨병이 있을 때 혈관에 염증이 발생하게 될까요? 당뇨병이 생기면 혈액 내 당이 증가하고, 세포 내 당도 증가하게 됩니다. 만성적으로 세포 속 당의 농도가 증가하게 되면, 이 당들이 모여서 생긴 찌꺼기인 '최종당화산물'이 발생하게 됩니다. 당뇨가 악

화되어 당의 농도가 계속 올라가게 되면, 이
최종당화산물*도 많아지게 됩니다. 이것이 계
속 조직에 축적되어서 비가역적인(다시 원래 상
태로 돌아갈 수 없는) 손상을 일으키게 되고, 결국
해당 장기의 이상까지 초래하게 됩니다.

최종당화산물

당과 단백질 또는 지방
이 결합해 생긴 물질로,
고혈당 상태에서 특히
많이 생성되며 노화와
질병을 촉진함

그리고 혈액 속 다량 쌓인 당이 효소에 의
해 솔비톨(sorbitol)이라는 물질로 변화하게 되고, 이것은 세포 내부에
독성으로 작용해 세포를 팽창시키고 기능에 이상을 일으켜서 결국
사멸시킵니다.

또한 이렇게 높아진 당 농도로 인해 각종 당 대사 부산물들의 농
도도 상승하게 되고, 이것은 세포 내의 이상 신호 전달 체계를 활성
화시킵니다. 이로 인해 세포에서 각종 부산물, 산화물, 염증 물질 등
이 발생하며, 이 염증 물질 중 대표적인 것이 '사이토카인'이라는 것
입니다. 이 사이토카인은 VEGF, TGF-beta 등 여러 가지 종류가 있
는데, 이것들이 모두 다 혈관에 작용하는 물질들입니다. 일부는 혈
관의 투과성을 증가시키거나 이상혈관을 형성시키며, 일부는 혈관
을 폐쇄시키기도 합니다. 그렇게 혈관에 여러 가지 이상변화를 발생
시킵니다.

요약하자면, 결국 혈액 속에 넘치는 당으로 인해 각종 당산화물질
들이 발생해 이상신호를 보내서 염증물질들을 발생시키고, 이 염증
물질들이 혈관에 직접적으로 작용해 이상형성을 일으키며 망가뜨리
는 것입니다.

게다가 당뇨와 함께 발생하는 친구인 고지혈증도 생기는데, 혈액 속의 과도한 지방 조각들이 혈관벽 내부에 쌓이게 되면서 혈관 내 혈전을 형성시키고 혈관을 딱딱하게 만들었기 때문입니다. 결국 당뇨에 고지혈증까지 있다면 동맥 경화도 검사, 경동맥 초음파 등의 검사를 주기적으로 받아서 혈관 건강을 꼭 확인해봐야 합니다.

닥터K의 꿀팁

당뇨는 혈관에 이상을 일으키는 병입니다. 고지혈증도 혈관 내에 혈전을 만듭니다. 당뇨에 고지혈증까지 있다면? 동맥 경화도 검사, 경동맥 초음파 검사를 통해 나의 혈관 건강을 확인해봐야 합니다.

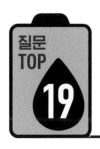

질문
TOP
19

당뇨환자는
무조건 고혈압이 생기나요?

당뇨병환자는 언젠가 고혈압이 발생할 수밖에 없습니다. 당뇨병환자에게 고혈압이 생기는 이유는 인슐린과 연관성이 큽니다.

혈액 속 당의 농도가 높으면, 인슐린의 분비량이 증가하게 됩니다. 정상적으로는 이렇게 분비된 인슐린이 혈액 속 당들을 간, 근육, 지방세포 등 몸속 여러 세포들로 나누어 저장하게 합니다. 그러나 당뇨병환자는 '인슐린 저항성' 때문에 인슐린에 대한 반응이 좋지 않고, 혈당이 높은 상태가 길어지게 됩니다. 그러면 높은 혈당 때문에 계속 인슐린이 분비되어 혈액 속 인슐린 농도가 매우 높아지게 됩니다. 이것을 '고인슐린혈증'이라고 부릅니다.

인슐린은 저장 호르몬으로서 당을 저장하는 역할을 할 뿐 아니라 신장에서 염분(Na+, 소디움, 나트륨)을 재흡수하는 역할도 합니다. 이렇게 염분이 재흡수되면 삼투작용으로 수분의 재흡수까지 촉진시킵니다. 그렇게 늘어난 혈액의 양으로 혈관 속 압력, 즉 혈압이 올라가게 됩니다.

또한 인슐린은 교감신경의 활성을 증가시키는데, 교감신경은 흔히 활동량이 많거나 운동을 할 때, 스트레스를 받을 때 등의 상황에서 활성화되는 신경입니다. 이러한 교감신경이 고인슐린혈증에 의해 과도하게 활성화됩니다. 교감신경이 활성화되면 전신혈관이 수축 작용을 일으키며, 혈압도 상승하게 됩니다.

그리고 우리가 익히 알듯이, 당뇨의 주된 발생 기전은 내장지방에 의해 인슐린 저항성이 발생해 시작됩니다. 그런데 내장지방은 이뿐만 아니라 여러 가지 염증물질을 계속 만들어내는 작용을 합니다. 그 예로 활성산소, TNF-alpha* 등의 각종 이상 염증물질들을 생성하고 분비하는데, 이 물질들로 인해 전신 혈관에 염증이 발생하고, 혈관이 망가지거나 수축하게 됩니다. 결국 당뇨 병환자는 '인슐린 저항성'과 '과다 인슐린혈증'으로 인해 언젠가는 고혈압이 발생할 수밖에 없는 것입니다.

> **TNF-alpha**
>
> 염증과 면역 반응을 조절하는 신호물질로, 과도하면 만성염증과 자가 면역질환을 악화시킬 수 있음

그렇다면 당뇨병환자에게 고혈압은 과연 어떤 영향을 끼칠까요? 고혈압은 당뇨병환자의 합병증 발생을 증가시킵니다. 특히 심혈관 질환과 콩팥병증의 발생을 앞당깁니다. 이와 관련된 여러 가지 연구들이 있습니다. UKPDS(United Kingdom Prospective Diabetes Study) 연구

에서는 당뇨병환자가 혈압을 엄격하게 조절
한 경우 사망률이 32%가 감소했다는 보고가
있었으며, 심혈관 질환 발생은 44%가 감소했
다는 결과가 있었습니다. 그리고 망막병증*,
신장병증 등의 합병증 발생률도 37%가 감소
했습니다.

망막병증

시각 정보를 받아들이는 조직인 망막에 손상이 생기는 질환으로, 심하면 시력 저하나 실명으로 이어질 수 있음

그래서 이러한 여러 연구들을 바탕으로 당뇨병환자의 경우 120/80mmHg 이상으로 혈압이 오르면 치료를 시작해야 한다고 결론지었습니다. 혈압이 125/80mmHg 정도만 되어도 당뇨병환자는 혈압을 낮추기 위해 바로 생활습관을 개선해야 하는 것입니다. 즉 운동과 식사조절은 기본이며, 절주를 해야 하고, 염분 섭취도 줄여야 합니다. 또한 혈압이 140/90mmHg가 넘을 경우에는 지체 없이 복약을 시작해야 합니다.

당뇨병환자의 목표 혈압은 140/85mmHg 미만입니다. 비당뇨인의 혈압 목표 기준이 140/90mmHg인 것에 비해서 좀 더 엄격한 기준인 것을 알 수 있습니다. 당뇨뿐만 아니라 고지혈증 등이 동반된 고위험군에서는 130/80mmHg 미만으로 혈압을 낮추도록 권고하고 있습니다. 당뇨병환자는 이렇게 열심히 혈압 조절을 해야만 심혈관 질환 발생 위험을 방지할 수가 있습니다.

결론적으로, 당뇨병환자는 언젠가 고혈압이 발생할 가능성이 높다는 사실을 인지해야 합니다. 그러나 걱정만 하기보다는 고혈압 발병을 최대한 늦출 수 있도록 하루라도 빨리 생활습관을 개선하려는

노력이 필요합니다. 규칙적인 운동, 염분 섭취 감소, 올바른 식단 관리 등을 통해 혈압을 조절해야 하며, 이미 혈압이 높아진 경우에는 적절한 시점에 약물 치료를 시작하는 것도 중요합니다. 이러한 노력들이 이루어진다면 당뇨와 함께 필연적으로 다가올 수 있는 여러 만성 질환들을 막을 수 있을 것입니다.

닥터K의 꿀팁

고혈압은 당뇨병환자에게 무조건 발생하게 되어 있습니다. 당뇨병환자의 목표 혈압은 140/85mmHg 미만이고, 고위험군에서는 130/80mmHg 미만입니다. 혈압의 발생을 하루라도 늦추기 위해 조금 덜 짜게 먹고, 운동하고, 식이조절로 내장지방을 줄여야 합니다.

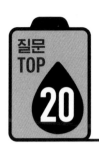

불면증이 있는데, 수면과 혈당도 관계가 있나요?

외래에 오시는 당뇨병환자들 중 많은 분들이 수면장애를 호소하곤 합니다. 통계에 따르면 당뇨병환자의 1/3은 한 번쯤 수면장애를 겪어본 적이 있다는 결과가 있습니다. 그리고 잠을 제대로 못 잔 상태로 다음날 아침 공복혈당을 재본 경험이 아마 한 번쯤은 다들 있을 겁니다. 이때 혈당은 평상시보다 훨씬 높은 값으로 측정되는 경우가 많습니다.

수면장애가 지속되면 수면중에 분비되어야 하는 성장 호르몬과 같은 정상적인 호르몬 분비의 교란으로 혈당이 잘 조절되지 않으면서 혈당 변화의 폭도 커집니다. 그래서 수면의 질이 좋지 않거나, 수면 자체가 부족하면 혈당 조절이 잘 되지 않고, 결국 당뇨병은 악화될 수밖에 없습니다. 그러므로 당뇨병환자들은 하루 7~8시간 정도의 일정한 수면시간을 꼭 지켜주는 것이 좋습니다.

반대로 당뇨병 자체가 수면장애를 유발하기도 합니다. 당뇨병이 수면장애를 발생시키는 원인은 여러 가지가 있습니다.

첫 번째로 '야간뇨'입니다. 야간뇨는 한밤중에 2회 이상 일어나 소변을 보는 것을 의미합니다. 당뇨병환자는 소변으로 당을 내보낼 때 삼투성 이뇨작용으로 나트륨과 수분이 함께 빠져나옵니다. 그래서 당뇨병 첫 진단 시에 다음, 다갈, '다뇨'로 진단받는 경우가 있는 것입니다.

다뇨는 24시간 동안 소변량이 2800ml 이상일 때를 의미하는데, 하루 종일 소변이 매우 많이 배출되다 보니 야간뇨까지 발생하는 경우가 꽤 있습니다. 또한 당뇨병환자는 비만인 경우가 많고, 비만인 사람에서 폐쇄성 수면 무호흡증이 잘 발생합니다. 폐쇄성 수면 무호흡증에서는 심방 나트륨이뇨 펩타이드(ANP)라는 호르몬이 방출되는데, 이것으로 인해 과도한 나트륨과 수분 배설이 유발됩니다. 그래서 당뇨병환자에서 비만인데 코골이가 있다면, 이로 인한 야간뇨 때문에 수면장애가 유발될 수 있습니다.

야간뇨의 호전을 위해서는 평상시 당뇨병의 조절이 잘 되어야 하고, 비만으로 인한 수면 무호흡증의 호전을 위해 체중 감량이 되도록 노력해야 합니다.

두 번째로 '야간 저혈당'입니다. 야간 저혈당은 저녁에 먹는 당뇨약의 용량이 너무 과하거나, 인슐린 용량이 과했거나, 혹은 저녁 식사를 불규칙하게 거의 하지 않는 경우에 발생할 수 있습니다. 새벽에 발생하는 저혈당은 식은땀, 갑작스러운 허기, 안절부절못하는 증상 등 여러 가지 증상이 발생해서 갑자기 환자를 잠에서 깨울 수 있습니다. 이는 저녁에 투여하는 당뇨약이나 인슐린의 용량을 줄이거나, 인슐린의 종류를 속효성에서 중간형이나 지속형으로 바꾸어서 해결해볼 수 있습니다.

세 번째로 '하지불안 증후군'입니다. 하지불안 증후군은 다리를 움직이고 싶은 충동을 동반한 불쾌한 감각이 존재하는 것으로, 다리를 움직이면 완화되고, 휴식을 취할 때, 저녁이나 밤에 증상이 악화되는 특징이 있습니다. 당뇨의 합병증인 말초신경병증 때문에 이러한 하지불안 증후군이 발생할 수 있는데, 말초신경병증은 하지나 상지의 말단 부위를 지배하는 신경이 당에 찌들어 병드는 것을 말합니다. 감각신경을 침범하면 감각이 떨어지거나 통증이나 이상한 감각을 느낄 수도 있고, 운동신경을 침범하면 반응이 느리고 둔해지는 등의 증상이 발생할 수 있습니다.

이 하지불안 증후군은 밤중에 계속 환자를 깨게 해 수면의 질을 떨어뜨립니다. 결국 말초신경병증약을 복약함으로써 저리거나 통증 등 이상감각을 줄여볼 수 있고, 수면 중 허벅지와 다리에 착용하는 압박 장치를 사용한다거나, 다리 마사지를 주기적으로 받거나, 따뜻한 족욕으로 다리를 좀 풀어준 후에 취침해볼 수 있습니다.

이렇게 당뇨병환자는 야간뇨, 야간 저혈당, 하지불안 증후군의 발생으로 수면의 질이 떨어질 수가 있으므로, 규칙적인 신체활동과 카페인이 함유된 모든 음식과 음료의 제한을 실천해 조금이라도 수면의 질을 개선시켜주려고 노력해야 합니다. 또한 당이 제대로 조절되어야 야간뇨, 야간저혈당, 말초신경병증으로 인한 하지불안 증후군이 근본적으로 개선되므로, 엄격한 혈당 조절 관리는 수면장애의 해결을 위해 필수입니다.

닥터K의 꿀팁

수면장애가 당뇨병을 악화시키기도 하지만, 당뇨 자체가 수면장애를 발생시키기도 합니다. 당뇨병환자가 수면장애를 해결하기 위한 방법은 오직 '혈당 조절'뿐입니다.

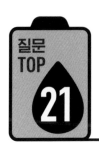

질문
TOP
21

당뇨 때문에
암이 발생할 수도 있나요?

당뇨병과 암은 뗄 수 없는 관계입니다. 당뇨병 자체가 췌장암, 간암, 대장암, 유방암, 자궁내막암 등의 위험 요소이며, 반대로 암 치료인 표적 화합물, 면역 요법, 호르몬 요법, 스테로이드 치료 등을 하다가 당뇨병이 발병하는 경우도 많습니다. 중요한 점은 당뇨병과 암은 둘 다 전 세계적인 발병률과 유병률이 증가하고 있는 대표적인 질환이라는 것입니다.

우선 당뇨병과 암은 비만, 흡연, 노화, 신체 활동 부족, 해로운 식단 등의 공통적인 위험 요소를 공유하고 있습니다. 그리고 당뇨병에서 고혈당증, 인슐린 저항성, 인슐린 및 인슐린 유사 성장인자-1(IGF-1) 수치 증가, 이상지질혈증, 아디포카인*, 염증성 사이토카인 증가, 활성산화물질 증가 등이 당뇨병환자의 암 위험 증가에 기여합니다. 최근 6개 유럽 코호트(cohort, 특정한 행동양식 등을 공유하는 집단) 연구 조사 결과상, 혈당이 증가함에 따라 남성과 여성 모두에서 상대적 암 발병 위험도가 증가하고, 특히 당뇨병과 고혈당증은 췌장암, 간암, 대장암, 유방암, 방광암, 자궁내막암의 발병 위험 증가를 유발

> **아디포카인**
>
> 지방세포에서 분비되는 신호물질로, 염증 조절, 에너지 대사, 인슐린 감수성 등 신체의 대사 균형을 조절함

한다는 보고가 있었습니다. 특히 간암, 췌장암, 자궁내막암의 발병률과 췌장암 사망률에는 큰 연관성이 있으며, 간암의 독립적인 위험요인으로 작용합니다.

물론 암의 발생에는 유전적, 환경적, 생활습관 등 여러 가지 요소들이 작용하기 때문에 단순히 당뇨병이 있다고 무조건 암이 발생하는 것은 아닙니다. 그렇지만 확률이 증가한다는 것이 중요합니다. 특히 고혈당과 체내 인슐린 농도 상승에 지속적으로 노출되면 암의 성장과 진행이 자극되어서 암으로 인한 사망률과 재발률이 상승한다는 결과가 있었습니다. 그래서 암 환자 중 당뇨병이 동반된 환자에서 사망률이 더 높았습니다.

그러므로 우선 당뇨병환자라면 고혈당 조절을 통해 적절한 혈당·인슐린 수치를 유지하고, 염증성 분비물로 인한 이상 반응을 줄여야 합니다. 그래야 암의 발생을 줄일 수 있습니다. 또한 암이 있는 상태에서 당뇨병을 진단받았다면, 혈당 관리를 철저히 해서 암의 성장과 진행이 자극되지 않도록 해야 합니다.

결론적으로 당뇨병은 암이 없는 사람보다 암 환자에게 더 유병률

이 높습니다. 그리고 당뇨병이 있는 암 환자는 당뇨병이 없는 암 환자보다 합병증 발생률과 사망률이 더 높습니다. 당뇨병으로 인해 콩팥, 심혈관, 뇌혈관, 혈관이 비당뇨인보다 좋지 않은 상태에서, 암 치료를 위한 화학·내분비·면역 치료를 했을 때 콩팥병증, 심장병, 뇌혈관질환이 발생할 확률이 더 높아지기 때문입니다. 그래서 당뇨병이 있는 암 환자는 치료할 때도 각별히 조심해야 하고, 혈관 합병증에 대한 지속적인 감시와 선별검사가 꼭 필요합니다.

닥터K의 꿀팁

당뇨병과 암은 뗄 수 없는 관계입니다. 고혈당, 고인슐린혈증, 염증물질, 활성산화물질이 생산되기 때문입니다. 췌장암, 간암, 대장암, 유방암, 방광암, 자궁내막암의 발병 위험이 증가하므로 이를 예방하기 위해 '혈당 조절'이 매우 중요합니다.

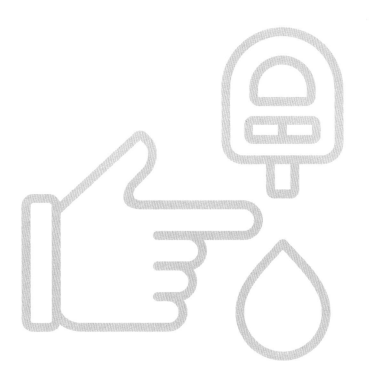

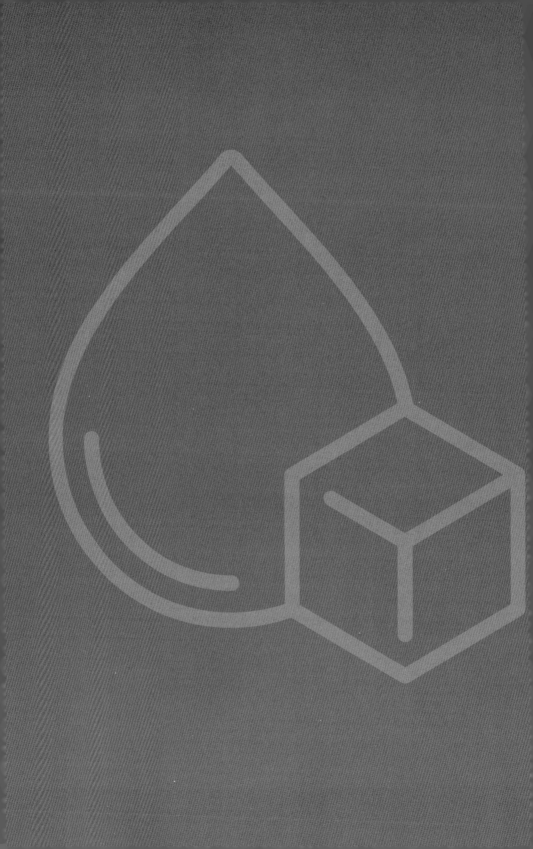

CHAPTER 4

당뇨환자가 가장 궁금해하는
생활방식에 변화 주기

당뇨병 진단 후에는 음식, 운동, 약물 관리를 통해 생활방식을 바꾸는 것이 중요합니다. 저혈당은 위험할 수 있으니 예방과 대처법을 잘 알아두고, 내장비만 해결을 통한 적절한 체중 감량 목표를 세워 꾸준히 진행해야 합니다. 간헐적 단식보다는 균형 잡힌 식단을 권장합니다. 담배와 과도한 음주는 반드시 피해야 하며, 수면 부족과 스트레스도 혈당에 영향을 미치므로 신경 써야 합니다. 생활습관의 변화가 당뇨 관리의 시작입니다!

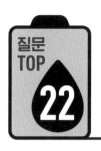

저혈당이 위험하다는데, 평소 어떻게 예방해야 하나요?

▶ **저자 직강 동영상 강의로 이해 쑥쑥**
QR코드를 스캔하셔서 동영상 강의를 보시고
이 칼럼을 읽으시면 훨씬 이해가 잘됩니다!

당뇨 첫 진단 시　　저혈당이　　혈당 올바르게
해야 할 일　　　위험한 이유　　재는 방법

　당뇨를 처음 진단받는 경우, 보통 우연히 검진을 받고난 후에 발견되는 경우도 있고, 다음·다뇨·다갈 등의 심한 당뇨 증상으로 인해 진단받는 경우도 있습니다. 이렇게 첫 당뇨 진단을 받게 되면 환자는 매우 당황하게 됩니다. 주변에서 당뇨에 대해 이런저런 이야기를 많이 들어보긴 했지만, 막상 나에게 닥칠 일이라고는 생각해보지 않았기 때문입니다.

　보통 당뇨 진단을 받으면 당뇨약을 처방받게 되는데, 이때 대부분의 환자들이 쉽게 생각하는 것이 '그냥 예전과 똑같이 생활하면서 처방받은 약만 먹으면 된다'는 것입니다. 그러나 이런 생각은 매우 위험할 수 있습니다.

　왜 이런 생각이 위험할까요? 그것은 바로 '저혈당' 때문입니다. 복약을 시작한 환자는 언제든 저혈당 증상이 발생할 수 있으며, 이는 겪어보지 않은 사람은 생각지도 못할 정도로 심한 증상으로 나타나므로, 환자가 저혈당의 발생 가능성에 대해 충분히 미리 인지하고 있지 못하다면 정말 위험할 수 있습니다. 이 증상은 보통 식은땀, 손떨림, 공복감, 창백, 흥분, 불안감, 두근거림, 두통, 심하면 경련, 발작으로까지 나타나며, 방치하면 실신할 수도 있습니다. 그래서 준비되지 않은 상태에서 이 증상을 겪은 환자는, 오히려 당뇨약을 먹기 전에는 아무런 증상이 없다가 약 복용을 시작한 후 갑자기 발생한 심한 쇼크 증상에 너무 놀라서 복약을 멈춰버리는 일도 발생합니다.

그러므로 우리가 당뇨병을 처음 진단받은 후 복약을 시작하는 환자들은 이러한 일을 방지하기 위해서 다음의 3가지를 반드시 기억해야 합니다.

첫 번째는 '혈당계 구매하기'입니다. 혈당계는 보통 인터넷이나 약국에서 쉽게 구매할 수 있습니다. 금액은 3만 원에서 7만 원 사이이고, 평균적이고 무난한 것으로 구매하면 됩니다. 이렇게 혈당계를 사면 보통 침과 혈당 검사지도 함께 오므로 도착하자마자 바로 혈당을 재볼 수 있습니다.

혈당을 잴 때의 교과서적인 원칙은 '공복혈당을 재고, 이후 식사 시마다 2시간 후 혈당을 재는 것'입니다. 공복혈당은 아침 기상 후 5~10분 이내로 재는 것이 좋고, 식후 2시간 혈당은 식사를 마치고 나서가 아니라 식사 시작한 순간부터 2시간이 될 때의 혈당을 재면 됩니다.

그러나 혈당을 처음 재기 시작하면 생각보다 많이 따끔하고 아픈데다가 일일이 시간에 맞춰 챙겨 재기가 쉽지 않습니다. 이로 인해 혈당을 잰다는 것에 심한 스트레스를 받는 분들도 있습니다. 그래서 처음 당뇨를 진단받으셨다면 너무 부담을 갖지 말고 '혈당을 하루 한 번이라도 재자'라고 생각하는 것이 좋습니다.

우리가 혈당을 잴 때 가장 기본이 되면서 중요한 혈당을 한 가지 뽑자면, 그것은 바로 '공복혈당'입니다. 공복혈당은 환자의 현재 몸 상태를 나타내주는 지표이자, 내장지방의 쌓인 정도를 나타내주는 수치입니다. 또한 당뇨약과 식사가 들어가기 전 기본 시작이 되는 수치이므로 이후 나의 혈당 변화를 예측할 수 있습니다.

이해하기 쉽게 간단히 예를 들어보죠. 공복혈당이 80 이하로 나오는 횟수가 잦다면 '나는 저혈당의 위험에 좀 더 노출되어 있다'는 것이고, 그렇다면 당뇨약을 줄여야 하는 상태입니다. 그런데 공복혈당이 130 이상으로 지속된다면, 아직 당뇨 조절의 목표치에 다다르지 못했으므로 당뇨약을 늘려야 합니다. 결국 이렇게 열심히 잰 혈당 수치들을 통해 우리는 저혈당도 예방할 수 있고, 당뇨약도 조절할 수 있는 것입니다.

두 번째는 '상대적 저혈당 상태'입니다. 이는 반드시 조심해야 할 사항입니다. 저혈당의 증상은 다양하게 나타나는데, 갑자기 발생하는 극심한 허기, 손이 떨리기 시작해서 몸 전체가 떨리기도 하고, 어지러움과 구역, 구토, 현기증, 두근거림, 식은땀, 두통과 불안, 초조한 증상 등으로 나타납니다.

의학적으로 정의하는 저혈당은 70mg/dl 이하일 때를 의미하는데, 처음 당뇨약을 복용하기 시작하는 환자들은 꼭 70mg/dl 이하에서만 저혈당 증상이 나타나지는 않습니다. 예를 들어 혈당이 200~400mg/dl로 높던 환자가 약 복용을 시작한 후 혈당이 70~150mg/dl가 되었다면, 이 상태가 '의학적 의미'의 저혈당은 아닙니다.

그러나 환자의 약 먹기 전 혈당이 너무 높았기 때문에 상대적으로 약 먹은 후 정상범위인 혈당을 '상대적 저혈당' 상태로 인지할 수 있습니다. 몸이 정상화되어 가는 과정이지만, 익숙하지 않은 상태이므로 적응하는 데 시간이 걸릴 수밖에 없습니다. 그러므로 약을 복용하기 시작할 때 나의 현재 혈당 수치를 확인해 정상범위라고 해서 안심하면 안 됩니다. '상대적 저혈당'이 발생할 수 있음을 기억하고 조심해야 합니다.

저혈당이라는 응급 상황은 '미리 알고 있었느냐, 모르느냐'에 따라 차이가 너무나 큽니다. 그러므로 발생할 수 있는 저혈당 증상들에 대해서 항상 기억을 하고 있어야 하고, 대처방안에 대한 준비가 미리 되어 있어야 합니다. 휴대용으로 파는 납작한 포도당 캔디, 초콜릿, 작은 주스 같은 액체류 등을 항상 챙기는 것이 그 방안이 될 수 있겠습니다.

세 번째는 '삼시 세끼 식사 횟수 지키기'입니다. 저혈당은 당뇨약을 먹는다고 해서 무조건 발생하는 건 아닙니다. 당뇨약 복용을 시작하는 환자에게 저혈당이 발생하는 가장 큰 원인은 '센 당뇨약'이 아니라 '바르지 않은 식사 습관'입니다. 그러므로 당뇨약을 먹기 시작하면 무조건 삼시 세끼를 다 먹어야 합니다.

비만 때문에 당뇨가 생기신 분들은 진단 직후 급작스럽게 식이조절을 시작하는 경우가 많습니다. 하루 두 끼 먹던 분이 하루 한 끼로 줄이거나, 식사량을 갑자기 50% 이하로 줄이거나 하는 경우들이 있습니다. 이렇게 급작스럽게 식사의 양이나 횟수를 줄이면 안 됩니다. "살을 빼라고 말해놓고 오히려 식사 횟수를 늘리라고 하면 어떡하나?"라고 질문할 수도 있는데, 해답은 "조금씩 자주 드십시오"입니다. 이전에 두 끼만 먹지만 과식하던 분이라면, 한 끼 반 정도 되는 양을 세 번으로 나눠서 섭취하는 겁니다. 즉 한 끼 식사하던 양의 50% 정도를 아침, 점심, 저녁의 3회로 나눠서 섭취하면 됩니다.

그리고 식사 사이에 공복이 4~8시간 이상이 되면 안 됩니다. '당뇨병은 높은 혈당을 떨어뜨리지 못하는 것'이라고 생각하는 분들이 많은데, 사실 당뇨병은 혈당이 높든 낮든 '조절'이 안 되는 병입니다. 즉 낮은 혈당도 제때제때 올려주질 못하고 더 떨어지게 하는 것입니다. 그래서 저혈당이 더 위험합니다.

높은 혈당은 바로 증상이 나타나진 않으며, 인슐린 주사를 맞든 약을 먹든 몸을 많이 움직이든 간에 어찌되었든 떨어뜨릴 수가 있지만, 낮은 혈당은 바로 대처하지 못하면 즉시 저혈당 쇼크가 오고 쓰러지게 됩니다. 그래서 당뇨약 시작 이후에는 최대한 삼시 세끼를 잘 챙겨 먹어야 하고, 만약 직업의 특성상 8시간 공복인 때가 올 수밖에 없다면, 중간에 작은 간식이라도 하나 먹어야 합니다. 단백질 바(bar)라든가 바나나, 계란 같은 간단한 음식으로도 충분합니다.

결론적으로, 우리는 당뇨 첫 진단 후 투약을 시작했을 때 발생할 수 있는 가장 무서운 증상인 '저혈당'을 피하기 위해 혈당계를 꼭 구매해야 하고, 상대적 저혈당에 대해 인지하고 조심해야 하며, 적당량의 식사를 자주 해줘야 합니다. 이 3가지 사실을 잊지 않고 꼭 지켜서 저혈당을 예방하기 바랍니다.

 닥터K의 꿀팁

당뇨 첫 진단 후에 가장 조심해야 할 것이 '저혈당'입니다. 저혈당을 예방하기 위해 혈당기를 사서 부지런히 재고, '상대적 저혈당'을 잊지 말고, 삼시 세끼를 꼭 챙겨야 합니다.

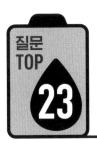

음식, 운동, 약물 중에서
무엇이 가장 중요한가요?

당뇨병환자에게 있어서 음식, 운동, 약, 이 3가지는 어느 하나를 뺄 수 없는 정말 중요한 요소들입니다. 이 3가지는 궁극적인 공통 목표를 두고 있습니다. 그것은 바로 '체중 감량(혹은 내장지방 감소)'을 통한 혈당의 조절입니다. 이 목표를 위해 3가지는 모두 동원되어야 하는 수단입니다.

경중을 따질 수 없이 중요한 3가지이지만, 당뇨의 중증도에 따라 환자마다 처방이 다를 수 있습니다. 환자에 따라 약이나 인슐린을 처방받는 경우도 있고, 환자의 순응도·협조도·개선의지 등에 따라 처음에는 약을 처방받지 않는 경우도 있을 수 있습니다. 어찌되었든 '약' 부분은 담당 의사가 환자와의 충분한 상담을 통해 맞추어 처방되므로, 받은 약은 기본적으로 열심히 복용해야 합니다. 더구나 최근의 당뇨약들은 체중 감량에 도움을 주는 약들이 많기 때문에 큰 도움이 되는 경우도 많습니다.

그렇다면 수동적으로 처방받는 약 이외에 당뇨병의 조절을 위해 우리가 능동적으로 실천할 수 있는 것은 무엇일까요? 우리가 당뇨병을 처음 진단받았을 때 가장 먼저 해야 할 것은 '생활습관 개선(lifestyle modification)'입니다.

특히 비만인 2형 당뇨병환자의 가장 중요한 목표는 '생활습관 개선'을 통해 체중을 6개월간 적어도 5~10% 감량하는 것입니다. 당뇨에 관한 여러 연구를 종합 분석한 결과, 2형 당뇨병환자군에서는 평균적으로 체중 5% 이상을 감량해야 혈당, 지질, 혈압 개선 효과 및 심혈관 질환의 위험까지 개선되는 효과가 있었습니다. 5% 미만의 감량은 눈에 띄는 효과가 없었기 때문에 적어도 5% 이상은 감량해야 효과를 볼 수 있습니다.

그리고 2형 당뇨병환자들은 1형 당뇨병과 다르게 약(인슐린)을 시작하지 않고 '생활습관 개선'만 열심히 해도 당화혈색소를 1~1.5%는 감소시킬 수 있다는 연구 결과가 있었습니다. 칼로리 제한과 운동을 통해 체중을 감량하면, 말초조직 전체의 인슐린 저항성이 호전되어 혈당이 감소되는 효과가 있는 것입니다. 그러므로 비만이거나 체중은 정상범위 내에 있더라도 내장지방이 많은 경우에, 이를 해결하면 약을 먹지 않아도 충분히 혈당이 호전될 수 있습니다.

이미 당뇨뿐 아니라 당뇨의 주된 원인이 되는 비만 또한 질병의 범주에 들어온 지 오래되었습니다. 비만인 당뇨병환자는 당뇨병 하나만이 아니라 비만까지 2가지의 질병을 가지고 있는 것입니다. 더구나 비만으로 인한 과다한 지방세포가 당뇨병을 악화시키기 때문에 당뇨병의 호전을 위해서는 비만을 꼭 개선해야 합니다.

그러나 처음부터 너무 무리한 목표를 세우면 안 됩니다. 당뇨는 평생 지니고 살아야 하는 질병이기 때문에 너무 스트레스를 심하게 받으며 탄수화물을 아예 끊어버린다거나, 운동을 전혀 안 하던 사람이 하루에 3~4시간 이상씩 운동을 급작스럽게 시작한다거나 하는 식으로 너무 몸에 무리를 주는 방식으로 생활 방식을 바꾸면 안 됩니다. 이런 방법들은 잠시 동안은 할 수 있어도 꾸준히 할 수가 없는 방식이며, 과도한 다이어트는 일상생활을 유지하기 힘들게 만듭니다.

그러므로 당뇨병을 진단받은 분들에게 '생활습관 변화'는 필수적이되, 개개인에 맞추어서 시행되어야 할 것입니다. 당뇨는 평생 관리하면서 함께 살아가야 하는 질병임을 기억하고, 나의 일상생활 속에서 '음식조절, 운동습관, 약물복용'이 균형을 맞출 수 있도록 끊임없이 노력을 기울여야 합니다.

닥터K의 꿀팁

당뇨병환자라면 음식, 운동, 약물, 이 3가지는 모두 해야 하고, 궁극적 목표는 비만 해결과 내장지방 감소입니다. 적어도 6개월간 5~10%의 체중 감량을 하도록 '생활습관 교정'에 집중해야 합니다.

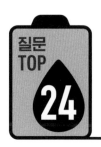

질문
TOP
24

체중 감량의 목표치는
어느 정도로 잡아야 하나요?

▶ **저자 직강 동영상 강의로 이해 쑥쑥**
QR코드를 스캔하셔서 동영상 강의를 보시고
이 칼럼을 읽으시면 훨씬 이해가 잘됩니다!

당뇨병환자가 체중 감량을 하는 1차 목표는 6개월간 체중의
5~10%를 감량하는 것입니다. 이를 위해 처음에 에너지 섭취량은
하루 필요 권장 칼로리에서 500~750kcal를 줄여야 합니다. 그렇게
줄인다면 1주일에 총 3500~7500kcal 정도를 줄이는 것이므로 총
0.5~1.0kg을 감량할 수 있습니다.

여기서 중요한 점은 '기존에 내가 먹던 총
칼로리'에서 500~750kcal를 줄이는 것이 아
니라 나의 체중과 키에 따라 필요한 '하루 권
장 칼로리'에서 줄여야 한다는 것입니다. 간
단히 계산했을 때, 일반적인 성인의 기초대
사량*은 1700kcal 정도로 추정되는데(여성

기초대사량
우리 몸이 최소한으로 필요로 하는 에너지양으로 혈액순환이나 호흡, 신진대사 등의 기본적인 생체활동에 소비되는 에너지의 양

은 더 낮고, 남성은 더 높을 수 있음), 앉아 있는 사무직에서 하루 동안 추가로 소모하는 칼로리는 약 300kcal입니다. '기초대사량 + 소모 칼로리'를 더하면 하루 총 에너지 소비량이 약 2000kcal가 되고, 여기서 500~750kcal를 줄이려면 하루 총 섭취량은 1250~1500kcal로 제한해야 한다는 계산이 나옵니다.

하루에 1250~1500kcal 섭취하는 것이 쉬울 것 같지만, 우리가 습관적으로 먹는 음료수, 믹스커피 한 잔에 100~200kcal, 살이 안 찔 것이라고 생각했던 비빔밥 한 그릇에 700kcal, 삼계탕 한 그릇에 거의 1000kcal입니다. 그러므로 음식 조절만으로 체중 감량을 한다는 것은 칼로리 계산적 측면으로 볼 때 결코 쉽지 않고, 건강적인 측면으로도 해서는 안 될 일입니다. 음식 섭취를 좀 더 늘리기 위해서라도 운동을 필수적으로 해야 합니다. 그러므로 섭취 칼로리 제한과 운동을 병행해 1차 목표인 '6개월간 체중의 5~10% 감량'을 달성해야 합니다.

1차 목표에 실패한 BMI 25 이상의 당뇨병환자는 바로 약물치료 단계로 넘어가야 합니다. 이때 여러 가지 약제가 사용되는데, 흔히 우리가 식욕억제제라고 부르는 펜터민, 펜디메트라진, 토피라메이트, 올리스타트 등의 약제들이 해당됩니다. 만약 약물치료 시작 후 3개월 이내 5% 이상의 체중 감량이 없으면 약제를 변경하거나 중단해야 합니다. 만약 약한 약을 쓰고 있던 경우에는 좀 더 효과가 강한 약으로 변경해볼 수 있으나 펜터민, 펜디메트라진 등의 강한 약제를 썼는데 효과가 없는 경우라면 다른 약제의 선택이 다소 어려워집니다.

그 이후 단계는 바로 '수술 요법'입니다. 특히나 BMI가 30 이상인 당뇨병환자가 약물치료까지 실패한 경우, 위 풍선 시술*, 위 밴드 시술*, 위 부분 절제 수술 등을 권장하고 있습니다. 특히 위 부분 절제 수술은 환자 시작 체중에서 30~35%를 감량해주고, 5년 뒤에도 이를 유지하는 환자들이 60%나 됩니다. 또한 수술 후 5년 뒤 2형 당뇨가 완벽하게 나을 확률이 66%나 됩니다. 당뇨병은 나을 수 없다고 생각되는 만성 질환이지만, 만약 어떤 사람이 체중의 30~35%를 감량 후 5년간 유지

위 풍선 시술

체중 감량을 위해 위에 실리콘 풍선을 넣어 공간을 차지하게 함으로써 포만감을 유도하고 음식 섭취를 줄이는 치료법

위 밴드 시술

위의 윗부분에 조절 가능한 밴드를 묶어 위 부피를 줄이고 소량의 음식으로도 포만감을 느끼게 하는 수술

한다면 본인의 원래 신체를 탈피해 아예 다른 신체와 그에 따른 대사를 갖게 되는 것이기 때문에 당뇨병이 치유될 수 있는 것입니다.

실제로 제가 외래를 본 지 거의 10년이 넘어가는데, 당뇨병 진단 후 극적인 체중 감량을 통해 정상 BMI 이내로 몸을 만들어서 3~5년 유지하다가 당뇨약을 끊게 된 환자분은 열손가락에 꼽을 정도였습니다.

그중 한 분은 40대 초반의 키 180cm 남성으로, 당화혈색소 10%로 당뇨 첫 진단 후 술과 야식을 끊고, 하루에 3km 걷기를 시작해 나중에는 10km 달리기로 점점 운동량을 증가시켜 나갔습니다. 그러면서 식이조절을 병행해 6개월 만에 100kg에서 70kg까지 감량하는 데 성공했습니다. 처음에 메트포르민 기준 2000mg의 약을 썼

었고, 점점 줄이다가 체중 감량 완료 후에는 500mg을 써도 충분히 당 조절이 잘 되었습니다. 그렇게 4년여가 지난 상태로 현재는 약을 끊었고, 3개월에 한 번씩 내원해 혈액검사만 하고 있습니다.

또 다른 환자는 30대 초반의 키 165cm 여성으로, 당화혈색소 12%로 당뇨 진단을 받은 분입니다. 원래 식탐이 좀 있어서 식이조절이 워낙 힘들다고 했던 분이어서 결국 식이조절약까지 썼던 경우입니다. 80kg로 시작해서 60kg까지 1년간 20kg 감량했고, 메트포르민 기준으로 2000mg 쓰던 약을 250mg까지 점점 줄이게 되었습니다. 현재는 3년여가 지난 상태로 약을 끊었고, 3개월에 한 번씩만 경과를 보고 있습니다.

이런 경우의 공통점은 결국에는 BMI가 23보다 아래로 떨어지도록 성공적으로 감량해내고 이후에도 그것을 유지했다는 것입니다. 그렇지만 사실 비만환자가 이렇듯 극적으로 체중 감량에 성공하기는 정말 쉽지 않습니다. 그래서 처음에는 생활습관 교정, 안 되면 약물, 안 되면 수술, 이렇게 순차적으로 단계를 따르는 것입니다.

당뇨병환자들의 최종 목표는 정상 BMI입니다. 우리나라 기준으로 비만을 벗어나는 BMI는 25 미만, 과체중을 벗어나는 BMI는 23 미만입니다.

$$BMI = \frac{몸무게(kg)}{신장(m)^2}$$

BMI의 계산은 이 공식처럼 나의 몸무게(kg)를 키(m)의 제곱으로 나누면 됩니다. 예를 들어 키 170cm를 기준으로 계산해보았을 때 72kg는 BMI 25, 66kg은 BMI 23입니다.

비만은 해결되지 않으면 비만 약물 투약이나 수술까지 필요할 정도로 심각한 질병입니다. 체중을 조절하지 않으면 혈당 관리가 어려워지고, 다양한 합병증 위험도 높아집니다. 따라서 절대 비만을 가볍게 여겨 방치해서는 안 됩니다. 생활습관 개선은 기본이며 앞서 말씀드린 여러 치료 방법 중 자신에게 맞는 방법을 적극적으로 고려해서 반드시 비만을 해결해야 한다는 것을 기억해야 합니다.

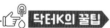 **닥터K의 꿀팁**

비만은 질병입니다. 당뇨를 진단받은 비만 환자의 경우 운동과 섭취 칼로리 제한을 통해 6개월간 5%의 체중 감량을 해내지 못하면, 약물치료와 수술까지 단계별로 진행해서 꼭 해결해야 합니다.

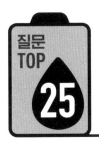

당뇨환자에게
좋은 다이어트는 무엇인가요?

　보통 우리는 일반적으로 다이어트는 '식이요법이 90%, 운동이 10%'라고 표현합니다. 그래서 다이어트할 때 운동은 안 하고, 절식 혹은 금식, 간헐적 단식 등을 하는 경우가 많습니다.

　그런데 당뇨병환자가 다이어트할 때는 체중 감량의 목표보다 내장지방의 감량에 더 초점을 맞춰야 합니다. 그래서 당뇨병환자에게 있어 운동 없이 식이요법만을 통한 다이어트는 오히려 안 하느니만 못할 수 있습니다.

　차라리 식이요법을 잘 못 지키더라도, 꾸준한 운동을 통해 근력을 증가시키는 것이 훨씬 더 낫습니다. 궁극적으로는 식이요법과 운동을 모두 해야 하지만, 우선순위를 따지자면 식이요법보다 운동이라고 볼 수 있습니다.

일반적인 절식, 금식, 간헐적 단식의 경우, 비당뇨인에게는 어느 정도 장단점이 공존하기에 시도해볼 수 있는 다이어트 요법들이지만, 당뇨병환자에게는 지양되어야 합니다. 특히나 약을 먹거나 인슐린을 투약하는 당뇨병환자는, 일정한 시간이 지나는 동안 칼로리 섭취가 없는 절식, 금식, 간헐적 단식을 할 경우에 저혈당을 일으킬 수 있습니다.

또한 간헐적 단식의 경우에 식단의 제한 없이 일정 시간 동안은 먹고 싶은 것을 모두 다 먹게 허용하곤 하는데, 허용된 시간 동안 과식이나 폭식을 하게 되면 급격하게 혈당 상승이 일어날 수 있습니다. 이로 인해 인슐린이 갑작스럽게 분비되어서 췌장이 무리하게 됩니다. 그러므로 췌장에 자극을 피하기 위해서라도 간헐적 단식은 지양해야 합니다.

2022년 대한당뇨병학회에서 나온 권고안에 따르면, 당뇨병환자에 대한 여러 연구를 종합 분석한 결과, 간헐적 단식, 주기적 단식, 격일 단식 등의 시간을 제한하는 식사를 한 환자군에서 체중, 허리둘레, 체지방량, 혈압뿐만 아니라 당화혈색소, 공복혈당, 중성지방, 콜레스테롤 등의 수치에서 대조군과 비교했을 때 유의미한 이득이 없는 것으로 나타났습니다. 그리고 그중에서도 간헐적 단식은 비만이나 고혈압 환자군에게 이득이 되는지에 대한 근거 부족으로 권고가 보류되었고, 당뇨병환자에게서도 저혈당, 케톤산증* 등 높은 부작

> **케톤산증**
>
> 케톤은 인슐린 부족으로 지방이 분해되면서 생긴 물질로, 몸이 포도당 대신 에너지원으로 사용하는 대체 연료 역할을 하는데, 이 케톤체가 쌓여 혈액이 산성화되는 상태

용 가능성 때문에 연구자료 자체가 심히 부족해 '2형 당뇨병 성인에서 간헐적 단식은 시행하지 않도록 하십시오'라고 권고했습니다. 그러므로 간헐적 단식의 장점이 많이 있더라도, 당뇨병환자라면 간헐적 단식은 피해야 한다는 사실을 기억하기 바랍니다.

닥터K의 꿀팁

당뇨병환자는 다이어트를 할 때 간헐적 단식, 금식, 절식 등은 절대 해서는 안 되는 일입니다. 이러한 칼로리 제한보다는 꾸준한 운동이 동반된 적절한 칼로리 섭취를 해야 저혈당을 피할 수 있습니다.

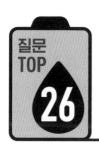

당뇨환자에게 담배와 술은
어떤 영향을 끼치나요?

담배가 몸에 나쁜 것은 누구나 아는 사실입니다. 그리고 특히나 당뇨병환자에게 담배는 절대적인 금기 사항입니다. 그 이유는 당뇨병과 담배 모두 혈관에 영향을 미치기 때문입니다. 담배 속의 독성 유해 물질들에 의해 혈관의 내피세포 손상이 일어나고, 염증세포의 작용이 촉진되어서 혈관 벽에 각종 찌꺼기가 쌓여 딱딱하게 굳어지게 만듭니다. 또한 당뇨병도 각종 당산화 물질, 염증물질이 분비되어 혈관을 망가뜨리는 만성염증 질환이기에 결국 동맥경화, 이상지질혈증, 고혈압까지 발생하게 합니다.

그래서 당뇨병이 있는 흡연자는 당뇨병이 있는 비흡연자에 비해서 혈관이 더 빠른 속도로 망가지고, 결국 뇌경색, 심근경색 등의 심뇌혈관 질환 합병증 유발을 촉진시킵니다. 최근 삼성서울병원에서 당뇨병환자 34만 명을 대상으로 분석한 결과, 흡연하는 당뇨병환자에서의 심근경색, 뇌경색 발생률이 금연한 당뇨병환자에 비해 20%가 더 높았습니다.

당뇨병이 혈관에 미치는 영향은 이것뿐만 아니라 콩팥, 눈, 말초혈관 등 작은 혈관에도 작용해 당뇨 콩팥병증, 당뇨 망막병증, 당뇨 신경병증 등 미세혈관 합병증을 만들어냅니다. 성균관대학교 의과대학에서 2만 6천여 명의 우리나라 당뇨병환자를 대상으로 연구한 결과, 2003년 이후 지속적인 흡연을 한 사람은 2009년 당뇨 미세혈관 합병증 발생 위험이 비흡연자에 비해 24%가 더 높았습니다.

당뇨병 조절에서 가장 중요한 것은 '고혈당 방치 시 발생할 수 있는 각종 합병증을 막는 것'입니다. 당뇨병환자에게 있어 합병증은 언젠가는 발생할 수밖에 없으며 현재진행형입니다. 그런데 흡연은 그 진행을 앞당깁니다. 우리는 흡연을 할 때마다 혈관이 실시간으로 망가지고 있다는 사실을 결코 잊어서는 안 됩니다.

그리고 당뇨병환자에게 술도 좋지 않은 영향을 끼치기는 마찬가지입니다. 가능하면 최대한 금주를 하거나 소량으로 제한해야 합니다. 최근 삼성서울병원에서 당뇨병환자들을 대상으로 한 연구에서 맥주(1잔 250cc)나 소주(1잔 50cc)를 평균 2~3잔 마셨을 때 담도계 암의 발생 위험이 증가했다는 결과가 있었습니다. 물론 하루 딱 한 잔의 음주를 한다면 공복혈당을 호전시키고 관상동맥질환의 위험을 낮춘다는 결과가 있기는 했으나, 이는 당뇨병환자 중에서도 합병증이 없고 간질환 등이 동반되지 않으며 평상시 혈당 조절이 잘 되는 사람에게만 한정되는 결과였습니다.

　더군다나 대부분의 사람들에게 술은 한 잔만으로 끝나질 않습니다. 한 잔이 두 잔이 되는 순간부터 즉시 문제가 되는 것입니다. 그러므로 되도록 금주하는 것이 여러 가지 면에서 좋습니다.

 닥터K의 꿀팁

당뇨병환자에게 흡연은 금물입니다. 흡연은 심뇌혈관 질환을 앞당기는 적입니다. 술도 마찬가지입니다. 하루 한 잔 정도까지 마시는 것은 괜찮으나, 한 잔이 두 잔 되는 법이니 되도록 금주해야 합니다.

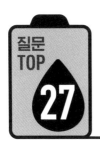

잠을 못 자도 혈당이 오르고, 일할 때도 혈당이 오르나요?

수면 부족과 혈당은 큰 관계가 있습니다. 우선 수면이 부족하면 우리 몸은 체내의 에너지 비축을 하기 위해 식욕 억제 호르몬인 렙틴의 분비를 줄이고, 식욕을 촉진시키는 그렐린의 분비를 증가시킵니다. 그래서 잠을 적게 자면 다음날 평상시보다 더 심한 허기를 느껴서 전체 식사량이 증가하게 됩니다. 이렇게 식욕 증가로 섭취하는 칼로리가 증가하면 당연히 혈당이 상승할 수밖에 없습니다. 그리고 수면이 부족하게 되면 우리 몸에서 스트레스 호르몬인 코티솔의 분비가 증가됩니다. 이것은 인슐린의 작용을 방해하는 길항 호르몬으로, 분비가 증가될수록 체내 혈당을 더 상승시킵니다.

게다가 수면 부족으로 인한 이러한 호르몬 변화 이외에도 물리적으로 깨어 있는 시간이 늘어나면서 야식을 즐겨 먹는 등 먹는 시간과 횟수가 많아질 수밖에 없습니다. 더군다나 야식을 먹고 바로 잠들게 되면 잉여 칼로리가 소모되지 않기 때문에 살이 찌게 됩니다.

불면으로 인해 이러한 호르몬 변화 및 깨어 있는 시간의 증가로 야식 섭취 횟수도 증가하고, 이렇게 비만이 되면 인슐린 저항성이 악화되고 결국 혈당이 상승해 당뇨병이 악화되게 됩니다. 그러므로 적당량의 규칙적인 수면 습관을 지키는 것이 당뇨병의 발생과 악화 예방에 정말 중요하다는 것을 알 수 있습니다.

그렇다면 우리가 일을 할 때는 혈당이 어떨까요? 우리가 일을 할 때는 신경이 가장 활성화되는 때로, 스트레스 호르몬이자 인슐린의 반대 작용을 하는 길항 호르몬인 코티솔과 카테콜라민의 분비가 촉진됩니다. 몸이 최대의 에너지를 내도록 이러한 호르몬이 혈압과 혈당을 상승시켜줍니다. 이러한 상황에서 우리는 일을 열심히 하고 두뇌 및 몸을 사용해 당을 칼로리로써 소모하게 됩니다.

그런데 일을 하는 시간이 너무 길거나, 일을 할 때 극심한 스트레스를 받는다면, 스트레스 호르몬이 과다 분비되어 혈당 상승이 과하게 유발될 수 있습니다. 그리고 이런 상태가 지속된다면 당연히 신체에 안 좋은 영향을 끼칠 수밖에 없습니다. 그러므로 심한 스트레스를 받으면서 장시간의 일을 하게 되면 없던 당뇨병도 생길 수 있고, 기존의 당뇨병은 악화될 수밖에 없습니다.

특히나 만약 야간에만 혹은 주야간으로 계속 바뀌면서 일을 하거나, 한 번에 몰아서 특정 기간 동안 거의 밤을 새듯 일을 하는 등 불규칙하게 일을 해야 하는 상황이라면, 계속 바뀌는 취침시간 때문에 우리의 신체는 엄청난 스트레스 상태가 되고, 게다가 밤낮이 바뀌어 생체시계(바이오리듬)가 깨져 불면증까지 동반될 수 있습니다. 결국 불면과 스트레스가 같이 작용해 엄청난 양의 스트레스 호르몬을 분비시켜 혈당 조절이 잘 안 될 수밖에 없습니다.

그러므로 일을 할 때는 과도한 스트레스를 받지 않도록 주의해야 하고, 중간중간 휴식이나 명상 시간을 가져 스트레스를 해소하는 것이 중요합니다. 업무를 마친 후 집에 돌아오면 충분한 숙면을 취해야 혈당이 잘 조절될 수 있습니다.

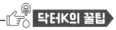
닥터K의 꿀팁

일할 때 스트레스를 덜 받도록 적절한 휴식을 취하는 것은 필수입니다. 즐거운 마음으로 열심히 일하고, 일이 끝난 이후에 집에 돌아와서는 충분히 숙면하도록 합시다.

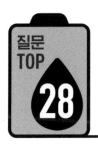

당뇨환자가 큰 수술을 받을 때 각별히 더 조심할 게 있나요?

당뇨병과 수술의 관계는 당뇨병이 수술에 미치는 영향과, 수술 및 마취가 당뇨병에 미치는 영향, 이렇게 크게 2가지로 나누어 생각해 봐야 합니다.

우선 당뇨병이 수술에 미치는 영향에 대해 살펴보겠습니다. 수술 이후 상처가 잘 아물려면, 상처를 메꾸는 구성요소인 체내 단백질 합성이 잘 되어야 합니다. 그리고 기본적으로 인슐린은 간에서 단백질 합성을 촉진시키고 단백질의 분해를 억제하는데, 당뇨병환자는 인슐린 저항성 때문에 인슐린의 작용이 원활하지 않습니다. 그러다 보니 단백질의 합성이 저하되고, 분해는 촉진되게 됩니다. 결국 상처가 난 후 적절한 체내 단백질 합성이 원활하지 않아 상처의 치유가 지연될 수밖에 없습니다.

또한 상처가 잘 아물려면 상처 주위의 혈관들이 잘 형성되어 있고 혈관을 통한 산소와 영양분, 세포 구성요소들이 새롭게 잘 공급되어야 합니다. 그런데 당뇨병은 비만세포에서 발생한 각종 염증물질들이 계속 혈관에 염증을 일으키는 병이다 보니 이러한 신생혈관 형성을 통한 영양분 공급이 원활하지 않습니다. 심지어 기존의 혈관도 튼튼하지 못해서 결국 상처가 아무는 데 시간이 많이 걸립니다.

그리고 당뇨병은 각종 염증물질들이 계속 분비되는 병이라서 기본적인 면역기능이 떨어집니다. 면역이 떨어지니 당연히 평상시에도 감염이 잘 생기는데, 수술 및 마취로 신체가 타격을 받은 상황이라면 감염에 더 취약해질 수밖에 없습니다.

또한 당뇨병환자는 혈관 염증 및 그로 인한 동맥경화로 인해 언제든 심뇌혈관계 합병증이 발생할 수 있기 때문에 '수술과 마취'라는 신체의 위기 상황에 심장과 뇌가 적절히 대처하지 못하는 상황이 발생할 수 있습니다. 그래서 이로 인한 수술 후 합병증 발생률과 사망률이 증가할 수 있습니다.

다음으로, 수술 및 마취가 당뇨병에 미치는 영향에 대해 살펴보겠습니다. 먼저, 수술 중 사용하는 각종 마취제와 수액 제재들이 혈당을 상승시킬 수 있습니다. 또한 수술은 신체 입장에서는 몸의 큰 위기 상황입니다. 그래서 큰 스트레스가 발생하게 되고, 그로 인한 스트레스 호르몬이 폭발적으로 분비하게 됩니다. 스트레스 호르몬은 인슐린의 반대 작용을 하는 코티솔 등의 호르몬으로, 인슐린의 작용을 방해하는 역할을 합니다. 수술 이후 상처가 다 아물고 신체가 완전히 회복되는 데는 상당한 시간이 걸립니다. 이 시간 동안 우리의 신체는 계속 '스트레스 상황'에 처해 있기 때문에 스트레스 호르몬이 지속적으로 분비되어 정상적인 혈당 조절을 방해하게 됩니다.

그렇다면 당뇨병환자분들이 수술을 받을 때 혈당 조절이 잘 되려면 어떻게 대처해야 할까요? 기본적으로 혈당이 조절되지 않을수록 수술 후 상처조직의 치유와 신체의 회복이 잘 되지 않습니다. 그러므로 수술 전후로 양질의 단백질과 적절한 영양분 공급을 통해 몸의 상태를 최상으로 만들어야 합니다. 또한 적절한 신체활동과 운동으로 몸이 스트레스 상황에 잘 대비할 수 있도록 해야 합니다. 이렇게 신체를 수술에 대비시키는 것이 가장 중요합니다.

또한 신체에 타격을 덜 입기 위해서는 수술 직전·직후에도 몇 가지 조심할 사항들이 있습니다. 우선 수술은 가능하면 오전 일찍 시행할 수 있도록 해야 합니다. 그리고 긴 시간 공복 후 마취된 상태에서는 저혈당이 발생할 위험이 있으므로, 간단한 수술을 받더라도 당이 포함된 수액을 맞는 것이 좋습니다. 그렇지만 당이 언제까지나 상승하기만 하면 안 되므로, 수술 전후 혈당을 120~180mg/dl 사이로 조절하는 것을 목표로 1~2시간마다 혈당을 측정해 필요할 때마다 초속효성 인슐린으로 당을 조절해줘야 합니다. 그리고 공복해야 하므로, 수술 당일 아침에는 경구혈당제 복약이나 기존에 맞던 인슐린 투약을 피해야 합니다. 물론 이런 부분은 대부분 수술 전후로 입원한 병원에서 알아서 조절을 잘 해줄 것입니다.

결론적으로, 당뇨병의 인슐린 저항성으로 인한 체내 단백질 합성

저하, 각종 당화산물의 혈관 침범 및 동맥경화로 인한 혈관 이상과 면역 저하, 감염 취약 등으로 당뇨병환자가 수술을 받는 것은 굉장히 조심할 수밖에 없는 문제입니다. 또한 당뇨병으로 인한 뇌심혈관계 합병증이 이미 있는 사람이라면 수술과 마취라는 신체의 위기상황을 이겨낼 수 없을 가능성이 있고, 합병증이 없더라도 수술이라는 큰 스트레스 상황에서는 언제든 급작스럽게 뇌심혈관계 합병증이 발병할 수 있습니다. 그러므로 이렇게 당뇨로 인한 신체조건이 좋지 않은 상태에서 우리가 할 수 있는 것은 수술 전후 식이조절과 신체활동 증가입니다. 특히 운동을 꾸준히 해서 몸이 극심한 스트레스 상황을 이겨낼 수 있도록 최선을 다해야 할 것입니다.

닥터K의 꿀팁

당뇨병환자에게 수술은 신체에 있어 위기상황입니다. 당뇨병환자는 면역이 떨어져 있어 감염에 취약하고, 상처도 잘 아물지 않습니다. 그러니 수술 전후로 버틸 수 있는 몸 상태를 미리 만들어놓아야 합니다.

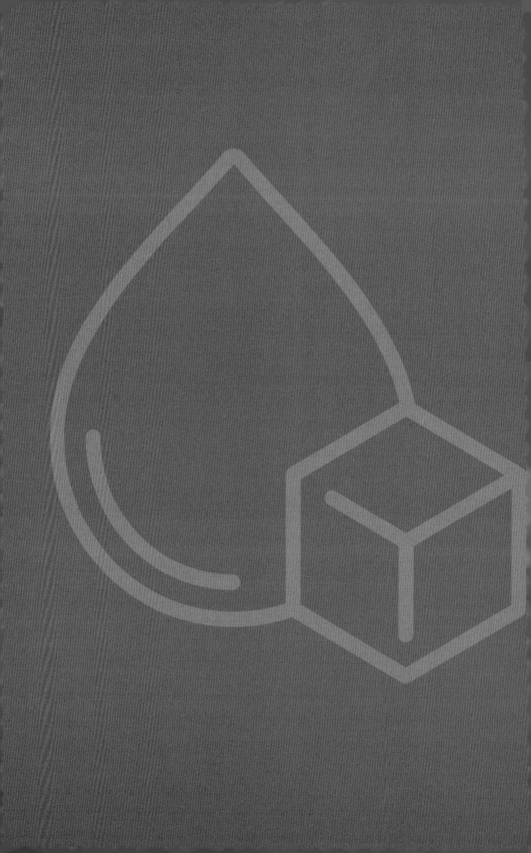

CHAPTER 5

당뇨환자가 가장 궁금해하는 당뇨 식사의 원칙과 방법

당뇨병환자의 식사는 탄수화물, 단백질, 지방의 균형을 맞추는 것이 핵심입니다. 탄수화물 섭취를 줄이되, 건강한 단백질과 좋은 지방을 적정량 섭취하는 것이 중요합니다. 혈당을 급격히 올리는 음식은 피하고, 식사 순서를 조정하면 혈당 상승을 완화할 수 있습니다. 짠 음식은 혈압에 영향을 미칠 수 있으니 주의해야 합니다. 간식으로는 혈당 부담이 적은 과일이나 견과류를 추천합니다. 자신의 상태에 맞는 식단을 꾸준히 실천해보세요.

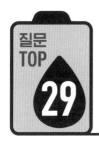

질문 TOP 29

당뇨 식사에서 가장 중요한 기본원칙은 무엇인가요?

▶ 저자 직강 동영상 강의로 이해 쏙쏙
QR코드를 스캔하셔서 동영상 강의를 보시고
이 칼럼을 읽으시면 훨씬 이해가 잘됩니다!

　당뇨병을 진단받은 후 우리가 기본적으로 지켜야 하는 원칙들은 어떤 것이 있을까요? 물론 식이조절을 해야 한다는 것은 모두 다 동의할 것입니다. 그렇지만 '어떻게' 식이조절을 하고 있는지 구체적으로 물으면, 막연하게 "탄수화물을 줄이라고 들었는데 자세하게는 모릅니다"라고 대답하는 경우가 많습니다.

　어떤 음식을 어떻게 줄여야 할지 정확히 모르기 때문에 식이제한을 잘할 생각보다 당뇨에 좋다는 식품을 사서 먹는 데 더 신경을 쓰는 경우도 있습니다. 하지만 당뇨병은 뭔가를 '더' 먹어야 하는 병이 아닙니다. 그보다는 뭔가를 '덜' 먹어야 하는 병입니다. 그렇다면 당뇨병환자가 꼭 지켜야 하는 '제대로 덜 먹기 원칙' 3가지를 살펴보겠습니다.

첫째, 빵, 떡, 면을 덜 먹어야 합니다. 이 3가지 모두 열량이 높고 빠르게 흡수되는 정제 탄수화물입니다. '당지수(glycemic index, GI)'라는 수치가 있는데, 이 당지수는 '탄수화물이 몸속에서 당으로 변해서 얼마나 빠른 속도로 혈당을 높이는가'를 수치로 나타낸 것입니다. GI가 70 이상이면 당지수가 높다고 판단하는데 빵, 떡, 면은 당지수가 80~90 정도입니다. 그만큼 혈당이 빨리 오르고, 따라서 인슐린도 빠른 속도로 분비됩니다. 그러다 보면 인슐린이 낭비되고, 전신 세포들의 인슐린 저항성은 더 올라가는 악순환이 일어납니다. 그러므로 당지수가 높은 빵, 떡, 면을 끊도록 노력해야 합니다.

둘째, 쌀밥을 덜 먹고, 현미밥이나 잡곡밥을 먹어야 합니다. 백미는 쌀의 가공 과정에서 가장 마지막에 껍질을 모두 제거한 형태로 나옵니다. 그래서 소화와 흡수 과정에서 방해요소가 없습니다. 입속으로 들어간 순간부터 소화와 흡수가 빠르게 시작된다고 볼 수 있습니다. 그 결과, 백미는 당지수가 80 정도로 매우 높아집니다. 반면에 껍질이 있는 형태인 현미는 당지수가 50 정도로 백미보다 훨씬 낮습니다. 물론 현미, 잡곡밥도 빠른 속도로 많이 먹으면 당이 오를 수밖에 없습니다. 그렇지만 같은 속도로 같은 양을 먹는다면, 백미보다는 현미나 잡곡을 먹는 것이 훨씬 좋습니다.

셋째, 간식과 믹스커피를 덜 먹어야 합니다. 간식과 믹스커피는 공통적으로 다량의 설탕이 들어가 있습니다. 여기서 간식은 흔히 우리가 가볍게 먹는 과자, 음료수, 아이스크림, 케이크, 젤리, 사탕, 초콜릿 등이 해당됩니다. 이런 간식들과 믹스커피에는 설탕이 많이 들어 있고, 이렇게 가공식품에 들어 있는 설탕은 우리 몸에 급격히 빠르게 흡수되는 단순당의 형태입니다. 평상시 먹던 '가볍다'고 생각했던 간식들이 사실 전혀 가볍지 않은 건강상 문제를 일으키고 있는 것입니다.

당뇨병에서 중요한 것은 삼시 세끼를 제때 잘 챙겨 먹는 것이고, 간식은 전혀 먹지 않아도 무방합니다. 그렇지만 식사와 식사 사이가 6~7시간 이상 너무 길게 떨어져 있거나 꼭 주전부리를 먹고 싶다면, 이러한 과자류를 대신할 수 있는 건강한 간식을 먹는 것이 좋습니다. 건강한 간식으로는 견과류 한 움큼, 과일 적당량, 삶은 계란 1~2개 등이 있습니다. '과일 적당량'은 나의 한쪽 손을 동그랗게 오므려서 그 안에 들어갈 만큼의 과일 양이라고 생각하면 됩니다. 사과 반쪽, 바나나 1개, 귤 2~3개, 체리 15개 정도가 될 것입니다.

결론적으로, 당뇨병을 처음 진단받았는데 음식 조절에 대해 고민만하고 실천을 못하고 있던 환자분들은 다른 것들을 '더' 먹으려고 하지 말고 '제대로 덜 먹기 원칙' 3가지를 지켜야 합니다. 그렇게만 실천하면 하루가 다르게 나아지는 당 수치를 확인할 수 있을 것입니다.

⌐ ⎌ 닥터K의 꿀팁 ⎐

당뇨병환자에게 식이요법은 기본 중 기본입니다. '제대로 덜 먹기 원칙' 3가지를 지켜야 합니다. '빵, 떡, 면을 덜 먹기, 백미 덜 먹고 현미밥이나 잡곡밥을 먹기, 간식과 믹스커피를 덜 먹기'를 꾸준히 실천합시다.

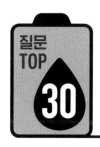

당뇨환자가 식사할 때
특별히 주의할 점이 있나요?

▶ **저자 직강 동영상 강의로 이해 쑥쑥**
QR코드를 스캔하셔서 동영상 강의를 보시고
이 칼럼을 읽으시면 훨씬 이해가 잘됩니다!

 당뇨병은 식사·식품의 종류를 조심해야 할 뿐만 아니라 식사 습관에도 특별히 주의를 기울여야 하는 질환입니다. 식사·식품의 종류를 잘 고르는 것은 혈당 관리를 위해서 필수적이며, 앞서 나온 것처럼 빵, 떡, 면을 줄이고, 백미 대신 현미밥이나 잡곡밥을 먹고, 간식과 믹스커피도 최대한 줄이는 것이 좋습니다. 그런데 이것뿐만 아니라 올바른 식사습관도 정말 중요합니다.

 우선 첫째, 삼시 세끼 일정한 시간에 식사를 하고, 공복이 6~8시간 이상 길어질 때는 꼭 간식이라도 먹어야 합니다. 당뇨병을 갓 진단받고는 급한 마음에 아예 절식을 하거나 금식을 하는 환자가 가끔 있는데, 이는 굉장히 위험합니다. 너무 심하게 칼로리 제한을 하거나, 간헐적 단식처럼 굶다가 한꺼번에 식사를 하거나, 긴 시간을 굶게 되면, 당뇨병환자는 저혈당이 발생하게 됩니다.

보통 당뇨병이 없는 사람은 금식을 하더라도, 인슐린과 길항 호르몬이 서로 상호작용해 혈당이 일정하게 유지되며 저혈당이 생기지 않습니다. 그러나 당뇨병이 있는 사람은 높은 혈당이 잘 내려가지도 않지만 낮은 혈당이 제때 올라가지도 않습니다. 그래서 한 번 저혈당 상태가 되면, 혈당이 걷잡을 수 없이 떨어질 수 있습니다. 당뇨병의 문제점은 무작정 혈당이 높은 것이 아니라, '혈당의 조절'이 잘되지 않는 것입니다. 따라서 저혈당에 빠지지 않도록 일정한 간격을 두고 꼭 삼시 세끼를 챙겨 먹어야 합니다.

또한 잘못된 생활습관으로 불규칙한 식사를 하는 분들도 있는데, 식사 시간 간격이 6~8시간 이상으로 길어지면 중간에 꼭 간식을 챙겨야 합니다. 공복이 6~8시간 이상 오랜 시간 지속되면 저혈당에 빠지게 되는데, 위험한 사태가 발생한 이후에 사탕, 주스 등을 먹어서 당을 회복시키려고 하지 말고, 미리 중간에 삶은 계란, 견과류 등의 간단한 간식을 챙겨 먹는 것이 좋습니다.

둘째, 갑자기 폭식하는 습관을 조심해야 합니다. 당뇨병을 진단받은 후 다이어트를 결심하고 열심히 식이조절을 하는 것까지는 좋습니다. 그러나 갑자기 너무 심하게 칼로리를 제한하다 보면, 어느 순간 못 참고 폭식을 하게 될 가능성이 높아집니다.

물론 BMI 30 이상의 고도 비만 환자인 경우 하루 섭취 칼로리를 총 800kcal 이하로 제한하는 극심한 칼로리 제한 다이어트를 1~3개월 정도 단기간 시행하는 것도 치료 방법 중 하나로 제시되고 있습니다. 빠른 속도로 체중이 감소하면 혈압, 혈당, 콜레스테롤이 빠르게 감소하고, 폐 기능, 운동능력은 향상되기 때문입니다. 그러나 사실상 위 절제, 풍선 삽입 등의 시술, 수술까지 받지 않은 상태에서 갑자기 이 정도로 칼로리를 제한하기는 거의 불가능합니다. 왜냐하면 우리 몸에는 '항상성(homeostasis)'이라는 개념이 존재하기 때문입니다.

항상성은 우리 몸에 복원력이 존재해 몸에 무리가 가거나 타격을 입더라도 원래 상태로 돌아가려는 성질을 의미합니다. 그래서 갑자기 심하게 칼로리 제한을 하면, 그 반동으로 몸에서 각종 식욕 증가 호르몬들이 폭발적으로 분비·자극되어 어떻게 해서든 스스로 칼로리를 섭취하도록 만듭니다. 그렇기 때문에 우리가 아무리 인내력을 발휘해 참으려고 해도, 자연적인 반응으로 식욕이 촉진되기 때문에 참다 참다 폭식하게 되어버리는 것입니다.

이때 극심한 칼로리 제한으로 항상성이 파괴되면서 생명의 위협까지 느낀 몸은, 조금이라도 들어오는 칼로리를 최대한 다 저장하려고 합니다. 그래서 폭식으로 들어온 많은 칼로리를 모두 저장해버립니다. 결국 열심히 고생해서 식이조절을 해봐야 한 번 폭식을 하게 되면 그 모든 노력이 허사가 되는 것입니다. 그러므로 폭식은 반드시 피해야 하며, 이를 위해서는 현실적으로 유지하기 어려운 극단적인 칼로리 조절보다는 점진적인 칼로리 조절이 더 바람직합니다.

셋째, 음식을 빠른 속도로 먹지 않아야 합니다. 음식을 먹는 속도는 당뇨병환자에게 정말 중요합니다. 우리가 흔히 '백 번 씹고 삼켜라'고 말하는데, 정말로 백 번 정도는 씹고 삼키면서 식사 한 끼를 적어도 20~40분에 걸쳐서 먹는 것이 좋습니다.

같은 양의 음식을 먹어도, 식사 속도에 따라 혈당변화는 매우 달라집니다. 음식을 빠른 속도로 섭취하게 되면 혈당이 당연히 빠르게 상승하게 되고, 그에 따라 인슐린도 빠른 속도로 증가하게 됩니다. 그리고 이렇게 빠른 속도로 인슐린을 생성·분비해야 하는 췌장은 당연히 스트레스를 받게 됩니다. 반면에 음식을 천천히 섭취하게 되면 혈당의 상승속도가 더디게 되고, 인슐린도 천천히 분비됩니다. 이때는 당연히 췌장에 타격이 적을 것입니다.

이렇게 음식을 먹는 습관 3가지를 지키는 것이 당뇨병환자에게 얼마나 중요한지를 설명드렸으니, 꼭 실천해보는 것이 좋겠습니다.

닥터K의 꿀팁

당뇨 식사습관의 3가지 원칙을 지켜야 합니다. '삼시 세끼 일정한 양을 섭취하고 6~8시간 이상 공복 상태가 지속될 경우에는 간식을 먹기, 폭식하는 습관 금지, 음식을 천천히 100번 씹기'를 실천합시다.

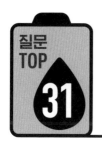

탄수화물을 줄여야 한다면 단백질, 지방은 상관없나요?

▶ 저자 직강 동영상 강의로 이해 쑥쑥
QR코드를 스캔하셔서 동영상 강의를 보시고
이 칼럼을 읽으시면 훨씬 이해가 잘됩니다!

　탄수화물, 지방, 단백질은 우리 몸에 필요한 3대 영양소입니다. 그
중 당과 관련된 것이 바로 탄수화물입니다. 당뇨병에서 이상적인 탄
수화물, 단백질, 지방의 비율이란 이론적으로는 없습니다. 여러 연구
결과, 비율의 차이에 따른 가시적인 효과가 거의 없었고, 환자의 건
강상 이득에도 차이가 없었기 때문입니다. 그래서 3대 영양소의 비
율은, 총 칼로리에만 제한을 두면서 환자별로 다양한 식습관, 선호
도, 치료 목표에 따라서 개별화할 수 있습니다.

　기본적으로 당뇨병환자에서의 3대 영양소 비율도 일반인과 마찬
가지로 '탄수화물 : 단백질 : 지방 = 50~60% : 20% : 30%' 정도로 생
각하면 됩니다. 탄수화물은 우리 몸에서 에너지를 생산하는 주원료
입니다. 그렇기 때문에 우리가 생활하는 데 필수적으로 꼭 섭취해야

하는 에너지원입니다. 그런데 다이어트를 위해 무조건 탄수화물을 끊거나 심하게 제한하면, 일상생활에 필요한 에너지가 고갈됨으로써 쉽게 피로감을 느끼고 기본적인 활동조차 힘들 수 있습니다. 또한 최근까지의 연구에 따르면, '탄수화물과 지방 중 어떤 것이 더 비만을 일으키냐'는 논란에 대해 비만의 원인은 어떤 특정 영양소 때문이 아니라 전체적으로 과다하게 섭취하는 칼로리 때문이라는 결과가 있었습니다.

탄수화물의 열량은 4kcal/1g이고 지방은 9kcal/1g으로, 탄수화물보다 지방의 열량이 더 큽니다. 그래서 같은 양(무게)의 탄수화물과 지방을 섭취한다면, 지방 섭취 시에 체중이 더 증가할 것입니다. 그러나 탄수화물은 음식의 종류에 따라 부피에 따른 칼로리 차이가 큽니다. 채소, 과일 등 수분이 많이 함유된 식품들은 부피에 비해 칼로리가 적지만 마른 과일, 과자 같이 수분이 적은 식품들은 부피에 비해 칼로리가 큽니다. 그래서 체중 조절을 꼭 해야 하는 당뇨병환자는 수분이 많은 탄수화물 위주로 선택해서 일상생활에 지장이 없을 정도의 적당량은 꼭 섭취하는 것이 좋습니다.

그런데 우리나라는 쌀을 주식으로 하는 나라이기 때문에 비교적 탄수화물 섭취량이 높은 편입니다. 당뇨병 진단을 받기 전에 탄수화물의 종류와 양을 가리지 않고 식사를 했다면, 진단받은 후에는 전체적인 칼로리의 50~60%가 탄수화물이 되도록 신경을 써서 식단을 선택해야 합니다.

단백질은 전체 칼로리의 20% 정도가 되도록 맞추면 됩니다. 이때 하루 단백질 필요량은 0.8~1.2g/kg로 계산하면 되는데, 80kg인 사람 기준으로 80g 정도가 됩니다. 단, 여기서 단백질 80g은 식품의 무게가 아니라 식품에 함유된 단백질의 함량이고, 우리가 흔히 먹는 닭가슴살 100g 한 봉지에는 약 15~25g 정도의 단백질이 함유되어 있습니다. '매 끼니에 대략 닭가슴살 한 봉지 약간 넘게 먹으면 되겠구나'라고 생각하면 되겠습니다.

사실 단백질 섭취량은 좀 더 늘려도 해가 될 것이 없습니다. 단백질을 늘리는 만큼 지방, 탄수화물을 조금씩 줄이면 다이어트에 도움이 될 수 있습니다. 그러나 단백질도 무작정 많이 섭취한다면 칼로리 과잉이 될 수밖에 없습니다.

지방은 총 칼로리의 30% 이내로 섭취해야 하는데, 양보다 더 중요한 것은 종류입니다. 지방의 종류에는 포화지방, 불포화지방, 트랜스지방이 있는데, 우리는 불포화지방을 위주로 섭취하고 포화지방과 트랜스지방의 섭취는 최대한 줄여야 합니다.

결론적으로, 탄수화물, 지방, 단백질은 모두 다 우리 몸에 매우 필수적인 영양소들이므로 어느 한 가지를 무작정 줄이거나 끊으면 절대로 안 됩니다. 3가지 영양소 모두 적절히 섭취해야 하고, 이를 비율로 따지면 '탄수화물 : 단백질 : 지방 = 50~60% : 20% : 30%' 정도가 적절합니다.

적절한 다이어트를 위해 중요한 것은 전체 칼로리의 제한이며, 한쪽으로 편중된 영양소 섭취는 피해야 합니다. 단순히 칼로리를 제한하기만 하면 된다고 생각해서 간식으로 칼로리를 채우기보다는 하루 세끼를 골고루 챙겨 먹고, 가공된 식품보다는 신선한 재료를 사용한 영양이 풍부한 식단을 선택하는 것이 좋습니다. 매 끼니 식사마다 의식적으로 탄수화물과 지방을 약간 줄이고, 단백질을 충분히 섭취한다면 혈당 조절에 매우 효과적일 것입니다.

닥터K의 꿀팁

탄수화물, 지방, 단백질은 모두 필수적입니다. 가장 중요한 것은 칼로리 제한이므로, 목표 칼로리 안에서 탄수화물과 지방을 살짝만 줄이고, 단백질을 늘려보도록 합시다.

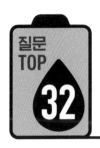

당뇨환자에게
단백질 섭취가 중요한가요?

▶ **저자 직강 동영상 강의로 이해 쑥쑥**

QR코드를 스캔하셔서 동영상 강의를 보시고
이 칼럼을 읽으시면 훨씬 이해가 잘됩니다!

단백질 섭취는 당뇨병환자뿐 아니라 일반 성인에게도 정말 중요합니다. 단백질 섭취를 통해 신체의 뼈, 근육 등 몸 전체의 제대로 된 형성이 이루어지기 때문에 단백질이 부족하면 각종 문제가 발생할 수밖에 없습니다.

성인의 1일 단백질 섭취 권장량은 체중 1kg당 0.8~1.2g 정도입니다. 대부분의 사람들은 본인이 단백질을 매일 충분히 먹고 있다고 생각하고 있겠지만, 2016년 기준으로 전체 성인의 약 20%(남성 15%, 여성 25%)가 하루 단백질 섭취량이 권장량에 못 미친다는 결과가 있었습니다.

이렇게 단백질 섭취량이 미달된 상태로 점점 나이가 들면, 화장실에 가고 목욕을 하는 등 일상생활의 기본 수행 능력조차 부족해질 수 있습니다. 실제로 ADL(activities of daily living)이라는 65세 이상 연령의 일상생활 활동량 지표가 있는데, 이 ADL은 근육건강과 밀접하게 연관되어 있습니다. 근육건강을 챙기지 못하면 일상생활조차 힘들어질 수 있다는 의미입니다.

이처럼 중요한 우리의 근육량은 일반적으로 20대에 최고치에 도달하고, 30세 이후부터는 점차 감소하기 시작해서 노년기에는 급속히 소실됩니다. 이렇게 나이와 함께 근육량 손실이 1년에 0.5~1% 정도 발생하는데 이것을 '사르코페니아(sarcopenia, 근감소증)'라고 부릅니다.

이 사르코페니아 현상 때문에 60세 이상에서는 30%, 80세 이상에서는 50%의 근육이 소실되어버립니다. 따라서 20대부터 미리 단백질 섭취와 운동을 통한 근육량 유지에 미리미리 신경을 써야 합니다. 이렇게 당뇨병이 없는 사람에서도 그저 나이가 듦에 따라 근육량의 소실이 발생하게 됩니다.

당뇨병환자는 근본적으로 인슐린의 분비 및 활용이 적절치 못한 '인슐린 저항성'인 상태로, 제때 활용되지 못한 당들이 혈관 속을 계속 떠돌게 됩니다. 그에 따라 '저장 호르몬'인 인슐린의 분비도 계속 증가해, 남는 당들이 자꾸 내장지방*으로 쌓이게 됩니다. 그리고 에너지의 대사가 일반인보다 원활하지 못하기 때문에 근육의 생성 또한 더딥니다. 결국 당뇨병으로 인해 계속 내장지방은 쌓이면서 근육 생

> **내장지방**
>
> 복강 내에 위치한 지방으로, 내장 주변에 주로 위치함. 피하지방과는 다르게 내장기관들 사이에 자리잡고 있어 건강에 더욱 악영향을 미침

성은 잘 안 되는 상태인데, 설상가상으로 나이가 들수록 근육량 소실까지 심해지는 것입니다. 그러므로 당뇨병환자는 일반인과 비교했을 때 단백질 섭취에 훨씬 더 신경을 써야 합니다.

한 번에 단백질 하루 양을 다 먹어야겠다고 생각하는 것보다 매끼니마다 적절한 텀을 두고 조금씩 나누어 섭취하는 것을 추천합니다. 단백질이라고 간단하게 이야기하고 있지만 사실 그 종류도 품질도 다양합니다. 가능한 좋은 품질의 단백질을 섭취하는 것이 더 효과적입니다. 이 이야기는 다음 질문에서 자세히 알아보겠습니다.

닥터K의 꿀팁

당뇨병은 내장지방이 쌓이고, 근육 생성을 더디게 합니다. 그런데 점점 나이가 들수록 근감소증이 심해지므로 20대 때부터 단백질 섭취와 운동에 힘써서 적정 근육량을 유지해야 합니다.

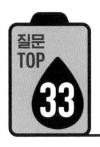

좋은 단백질, 나쁜 단백질이 따로 있나요?

▶ **저자 직강 동영상 강의로 이해 쑥쑥**
QR코드를 스캔하셔서 동영상 강의를 보시고
이 칼럼을 읽으시면 훨씬 이해가 잘됩니다!

　식이 단백질은 소고기, 돼지고기, 치즈, 우유 등에 들어가 있는 동물성 단백질과 콩이나 곡류에 들어가 있는 식물성 단백질로 나뉩니다. 같은 양의 단백질이라도 동물성 단백질은 식물성 단백질에 비해 포화지방이 많습니다.

　최근 하버드대학교에서 식물성 단백질의 이점에 대해 연구한 결과에 따르면, 하루 열량의 10%를 탄수화물 대신 동물성 단백질로 섭취했더니 심혈관 질환 사망률이 8% 증가했고, 하루 열량의 3%를 탄수화물 대신 식물성 단백질로 섭취했더니 반대로 심혈관 질환 사망률이 12%나 감소했습니다.

　그러면 동물성 단백질은 나쁘고 식물성 단백질만 좋은 것일까요? 꼭 그렇지는 않습니다. 식물성 단백질에는 필수 아미노산이 동물성 단백질에 비해 적게 들어 있습니다. 그래서 식물성 단백질만으로 필수 아미노산을 모두 섭취하려면 칼로리 과다 섭취가 되므로 비만의 위험성이 있습니다. 결국 무조건 어느 하나의 단백질만 먹는 것보다는 두 종류의 단백질을 골고루 먹는 것이 중요합니다.

그리고 동물성이든 식물성이든 각 식품별로 단백질 함량이 다 다르고, 단백질 속 필수 아미노산의 함량 정도도 다릅니다. 아미노산은 우리의 생존에 꼭 필요한 단백질의 기본 구성 단위이고, 이 중 필수 아미노산은 몸에서 합성이 불가능해 외부에서 음식을 통해서 섭취해야만 하는 성분입니다.

필수 아미노산은 8가지 정도의 종류가 있는데, 이 8가지가 종류별로 골고루 다 있어야 체내 단백질을 합성할 수 있습니다. 하나라도 부족하면 단백질이 합성될 수가 없습니다. 예를 들어 어떤 식품 속에 1번부터 8번 아미노산까지 총 8가지가 들어 있는데, 5번 아미노산만 양이 적다면 전체 단백질의 합성 여부는 가장 적은 양의 아미노산(5번)에 의해 결정됩니다. 이렇게 단백질 합성을 제한시키는 가장 적은 양의 아미노산을 '제한 아미노산'이라고 부르고, 식품별로 제한 아미노산이 다 다릅니다. 그래서 한 가지 식품으로만 모든 필수 아미노산을 충족시키기는 힘들고, 다양한 단백질들을 골고루 섭취해야 합니다.

그리고 단백질 식품 중에서도 필수 아미노산 8가지가 최대한의 양으로 골고루 균형 있게 들어 있어서 체내 단백질 합성을 가장 용이하게 만드는 종류의 식품이 있습니다. 이 경우 '단백질의 품질이 높다'고 표현할 수 있습니다.

　단백질의 품질은 WHO(세계보건기구)에서 만든 단백질 소화율 교정 아미노산 점수(Protein Digestibility Corrected Amino Acid Score, PDCAAS)로 판단할 수 있습니다. 이것이 바로 식품별 단백질의 필수 아미노산 함량뿐만 아니라 단백질이 소화되는 정도, 흡수율까지 총합으로 만든 '단백질의 품질'을 결정짓는 점수입니다. 최고점수가 1.0점인

■ 단백질의 PDCAAS 값

1.00	카제인, 달걀 흰자, 대두 단백질, 유청(우유 단백질)
0.99	마이코프로틴
0.92	쇠고기
0.87	사차인치 파우더
0.78	병아리콩
0.76	열매
0.75	검정콩
0.73	채소
0.70	초록 완두콩
0.64	노란 완두콩
0.59	곡물과 파생물
0.52	땅콩
0.50	쌀
0.42	밀가루
0.25	밀 글루텐(식품)

데, 1.0이라는 점수는 단백질을 1단위 섭취했을 때 필수 아미노산을 100% 제공한다는 의미입니다. 이를 단순히 생각하면, 이 식품만을 계속 섭취해도 인체에서 필요한 필수 아미노산이 다 채워진다고 생각할 수 있습니다.

앞에 나온 표를 보면, 동물성 단백질 중에 1.0점인 것에 우유 단백질인 카세인, 유청, 계란 흰자가 들어 있습니다. 그보다는 좀 낮지만, 쇠고기도 0.92점으로 좋은 품질의 단백질에 속합니다. 식물성 단백질 중에서는 대두 단백질이 1점이고, 검정콩이 0.75점, 쌀이 0.5점입니다. 1점인 우유 단백질(카세인, 유청), 대두 단백질은 '완전한 품질의 단백질'이라 판단할 수 있습니다. 그래서 시중의 단백질 보충제들이 거의 다 우유, 대두로 만들어지는 것입니다.

좋은 품질의 단백질을 잘 섭취할 수 있도록, 이 표를 참조해 0.7~1.0값을 가지고 있는 식품을 선택하고 근육건강을 지켜나가길 바랍니다.

🔊👍 **닥터K의 꿀팁**

당뇨병환자는 식물성 단백질과 동물성 단백질을 골고루 섭취해야 합니다. 또한 '좋은 품질의 단백질(PDCAAS 0.7~1.0점)'을 잘 챙겨 먹어서 근육건강을 지켜나가야 합니다.

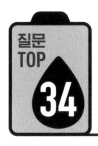

질문 TOP 34

체중 조절중엔 단백질을 얼마나 섭취해야 하나요?

▶ **저자 직강 동영상 강의로 이해 쑥쑥**
QR코드를 스캔하셔서 동영상 강의를 보시고
이 칼럼을 읽으시면 훨씬 이해가 잘됩니다!

　일반 성인의 1일 단백질 섭취 권장량은 체중 1kg당 0.8~1.2g인데, 근육 소실 때문에 나이가 들수록 단백질 섭취 권장량이 점점 증가합니다. 특히 60대 이상에서 근감소증(sarcopenia)이 있는 사람은 체중 1kg당 1.2g까지 다 채워서 섭취하도록 권장하고 있습니다.

　예를 들어 일반적인 30~40대 성인이 체중이 60kg이라면, 하루에 약 60g의 단백질을 먹어야 합니다. 반면 60대 성인이 근감소증이 있고 체중이 60kg인 경우에는, 단백질 섭취량을 늘려 하루에 72g 정도를 섭취해야 합니다. 여기서 단백질의 그램 수는 음식의 무게가 아니라, 음식 안에 함유된 단백질의 양을 의미합니다. 예를 들어 계란 한 개에는 단백질 6g, 고기·생선·오징어 등은 약간의 차이는 있지만 100g에 대략 20g 정도의 단백질이 함유되어 있습니다.

식품	단위	단백질 함량
유청단백	100g	80~87g
우유	100g	3.5g
두부	100g	8g
완두콩	100g	9g
대두	100g	30g
견과류	50g	10g
계란	55g(1개)	6g
닭가슴살	100g	22g
오리고기	100g	18g
소고기(안심)	100g	20g
돼지고기(목살)	100g	20g
오징어	100g	18.2g
참치(캔)	100g	26.5g
고등어	100g	19.4g
갈치	100g	18g
조개	100g	25g

　그렇다면 고기나 생선 무게 100g에 해당되는 양은 얼마나 될까요? 100g은 평균적으로 성인 여성 손바닥을 떠올리면 됩니다. 크기는 손가락을 제외한 손바닥 크기(7×7cm), 두께는 1cm정도입니다. 이 정도 크기의 닭고기, 소고기, 오리고기, 돼지고기, 연어, 오징어,

갈치, 고등어, 조개류에 단백질이 대략 20g 정도가 들어 있고, 그 정도씩 하루 세 번(아침, 점심, 저녁) 먹으면 하루에 필요한 단백질을 모두 섭취할 수 있습니다. 그리고 근감소증이 있는 60대 이상이라면, 몸무게 60kg 기준 하루 단백질을 12g 더 섭취해야 하므로 계란 2개를 추가 간식으로 먹으면 딱 좋은 단백질 섭취량이 됩니다.

그런데 체중 감량을 목표로 하고 있다면 필요한 단백질 섭취량은 어떻게 계산해야 할까요? 기본적으로 운동을 할 때 단백질의 양이 충분해야 근육의 회복과 재형성이 적절히 이뤄질 수 있습니다. 식단을 너무 심하게 조절하면 오히려 근육 손실이 증가되기 때문에 적절한 칼로리와 단백질의 섭취는 필수입니다.

또한 운동의 숙련도, 강도에 따라 섭취하는 단백질의 양을 조절해야 합니다. 만약 초보자가 하루 30분 주 3회 정도로 가볍게 저강도의 운동을 시작했다면, 한 번에 에너지 소비량이 100~300kcal 정도로 크지 않기 때문에 일반적인 식사와 단백질량으로도 충분합니다. 그런데 운동의 숙련도가 늘고 강도가 점점 세져서 하루에 한 시간씩 중강도의 운동을 한다면, 운동 직전이나 직후에 단백질을 꼭 섭취해주는 것이 좋습니다. 이때 들어가는 단백질 용량은 체중 1kg당 고품질 단백질 0.25~0.55g 정도입니다. 절대용량으로는 20~40g 정도로, 간단히 말해서 운동이 끝난 직후에 닭가슴살 1~2봉지를 먹으면 됩니다.

운동의 강도를 더 높여서 고강도 운동을 하루 2~3시간씩 한다면, 하루 섭취 단백질 권장량이 체중 1kg당 1.2~2.0g까지 증가합니다.

이렇게 운동의 숙련도와 강도에 따라 섭취 단백질량을 점점 늘려주면, 적절한 근육 형성과 함께 기초 대사량이 증가하면서 내장지방의 감소 효과까지 볼 수 있습니다.

단, 조심해야 할 것이 있습니다. 하루에 30분 정도의 유산소 운동, 근력 운동을 가볍게 하는 정도로 단백질량과 총 칼로리를 늘리면 안 된다는 것입니다. 운동량을 점차 늘려 유산소 운동 1시간과 근력 운동 30분~1시간을 매일 꾸준히 할 수 있는 수준이 되면, 그때부터 단백질 섭취량을 늘리는 것이 좋습니다. 이때도 근력 운동 직전이나 직후에 단백질 20g을 추가 섭취하는 정도로만 해도 충분합니다.

운동을 열심히 했다는 보상심리에 '단백질 섭취는 많이 해야 돼!'라는 생각으로 무한정 단백질 섭취량을 늘려버리면, 이는 고스란히 잉여 칼로리로 쌓여 지방세포를 증가시키게 됩니다. 전체적으로 단백질 섭취량을 늘려야 하는 시기는 고강도의 운동을 매일같이 2~3시간씩 할 수 있을 때라는 것을 유념하며 운동의 강도와 시간을 점차 늘려보는 것이 좋겠습니다.

🔊 닥터K의 꿀팁

단백질 섭취권장량은 하루 0.8~1.2g입니다. 한 끼에 손바닥만 한 고기나 생선 한 덩어리가 필수이고, 60대 이상이면 계란 2개를 간식으로 추가해야 합니다. 운동을 계속 늘려서, 고강도운동을 2~3시간 하게 되었을 때 단백질량도 늘립시다.

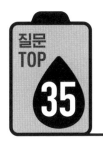

좋은 지방, 나쁜 지방이 따로 있나요?

▶ 저자 직강 동영상 강의로 이해 쏙쏙
QR코드를 스캔하셔서 동영상 강의를 보시고
이 칼럼을 읽으시면 훨씬 이해가 잘됩니다!

지방은 탄수화물, 단백질과 함께 우리 몸의 필수 영양소 중 하나입니다. 그렇기 때문에 무조건 지방 섭취를 줄이는 것이 아니라 좋은 지방을 올바른 방법으로 적정량 섭취하는 것이 건강을 챙길 수 있는 좋은 방법입니다.

하지만 지방이 다 좋은 건 아닙니다. 지방도 다양한 종류가 있다 보니 어떤 것이 좋은 지방이고, 어떤 것이 나쁜 지방인지, 그리고 어떤 방법으로 먹어야 할지 잘 따져보아야 합니다.

지방의 종류에는 불포화지방산, 포화지방산, 트랜스지방이 있습니다. 우리가 자연 상태에서 얻을 수 있는 지방은 포화지방산과 불포화지방산, 이렇게 2가지로 나눕니다.

■ 포화지방

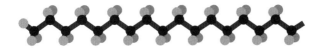

위 그림과 같이 긴 일자 모양 형태가 포화지방산의 구조인데, 이 중 하얀색 동그란 것이 수소입니다. 이렇게 분자 구조가 수소로 꽉 차 있어서 '포화' 지방이라고 부릅니다. 이 포화지방산은 주로 동물성 지방에 들어 있는데 돼지고기, 소고기, 양고기 등 육류의 기름 부분에 많이 들어 있습니다. 기본 단위 형태가 일자 막대기 모양이라서 차곡차곡 잘 쌓인다는 특징이 있습니다. 그리고 상온에서도 고체 상태를 잘 유지해서 보관하기가 편하다는 장점이 있지만, 그만큼 우리 몸에도 잘 쌓일 수 있다는 단점이 있습니다.

포화지방산을 섭취하게 되면 체내의 혈관벽 안에 기름이 끼게 되는데, 이로 인해 혈액의 흐름이 좋지 않게 되고 뇌나 심장으로 가는 혈관이 막힐 수도 있습니다. 또한 포화지방산은 우리 몸에서 총 콜레스테롤 수치와 나쁜 콜레스테롤인 LDL콜레스테롤의 수치를 높이는 주된 원인으로 꼽히고, 이로 인해 이상지질혈증, 심장질환, 뇌졸중 등 다양한 질환이 유발될 수 있습니다.

다음으로 불포화지방산을 보면, 포화지방산과는 생김새가 많이 다릅니다. 불포화지방산은 수소가 덜 차 있고 약간 구부러진 형태이기 때문에 차곡차곡 쌓이기가 쉽지 않습니다. 그리고 상온에서 액체

■불포화지방산

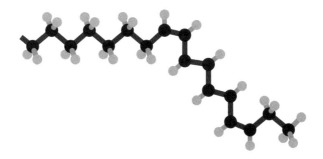

상태를 유지한다는 특징을 가지고 있고, 우리 몸에도 잘 쌓이지 않습니다. 나쁜 콜레스테롤인 LDL콜레스테롤이 증가하는 것을 막아서 심혈관 질환 예방에 도움을 주기 때문에 좋은 지방으로 분류됩니다.

이 불포화지방산은 체내에서 자체적으로 합성이 불가능하기 때문에 필수적으로 따로 섭취해줘야 하고, 그래서 '필수' 지방산이라고 부르기도 합니다. 주로 올리브유, 아보카도유, 들기름처럼 식물성 기름에 많이 들어 있고, 견과류와 생선기름에도 들어 있습니다.

마지막으로 트랜스지방은 불포화지방산의 한 종류입니다. 불포화지방산이 액체 형태이기 때문에 보관하기 쉽지 않고 쉽게 상할 수 있다는 단점을 가지고 있는데, 이런 점을 보완하기 위해서 만들어진 것이 트랜스지방입니다. 대표적으로 마가린, 쇼트닝 같은 경화유들이 이에 해당됩니다. 이러한 경화유는 값이 저렴하고, 음식을 고소하고 바삭바삭하게 하며 오래 보관할 수 있게 해줘서 과자, 빵, 튀김류의 제조과정에 많이 사용됩니다.

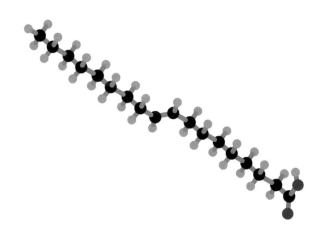

■ 트랜스지방

불포화지방산을 고온에 가열하거나 여기에 인공적으로 수소를 집어넣으면 분자 구조가 뒤집히고 막대기 형태의 구조로 바뀌어서 포화지방산처럼 단단한 고체로 만들어져서 관리하기 편한 상태가 됩니다. 이렇게 만들어진 트랜스지방은 포화지방과 비슷한 형태를 띠고 있어서 성질도 비슷하게 나타나고, 우리 몸에 잘 쌓이게 됩니다. 트랜스지방은 LDL콜레스테롤 수치를 상승시키고, 혈관벽에 콜레스테롤이 쌓이게 만들 뿐만 아니라, 쌓여 있는 콜레스테롤을 운반해서 간으로 옮겨주는 좋은 콜레스테롤인 HDL콜레스테롤 수치까지 떨어뜨립니다.

포화지방은 혈관벽에 콜레스테롤이 쌓이게만 한다면, 트랜스지방은 콜레스테롤이 쌓이게 하면서 치우지도 못하게 한다고 생각하면 됩니다. 그래서 혈관벽에 더 많은 콜레스테롤과 기름, 찌꺼기들이 쌓이고, 그 주위로 염증이 반복되어 동맥경화로까지 진행됩니다. 심장혈관에서 동맥경화가 생기면 협심증이나 심근경색이 되고, 뇌혈관에서 발생하면 뇌경색이 발병할 수 있습니다. 그러나 이렇게 심각한 심뇌혈관 질환이 발생하기 전까지는 별다른 증상이 나타나지 않는 경우가 많아서 트랜스지방을 '조용한 암살자'라고 부르기도 합니다.

결론적으로, 좋은 지방인 불포화지방산은 많이 섭취하고, 나쁜 지방인 포화지방산과 제일 나쁜 지방인 트랜스지방산은 줄이면 줄일수록 좋습니다.

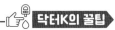
닥터K의 꿀팁

당뇨병환자라면 불포화지방산(올리브유, 들기름, 견과류, 생선기름)의 섭취는 늘리고, 포화지방산(고기의 기름 부위)은 줄여야 하며, 트랜스지방(마요네즈, 과자, 빵, 튀김)은 끊어야 합니다.

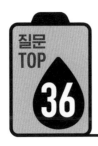

당뇨환자는 지방을 얼마나 먹는 게 좋은가요?

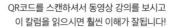
▶ **저자 직강 동영상 강의로 이해 쏙쏙**
QR코드를 스캔하셔서 동영상 강의를 보시고
이 칼럼을 읽으시면 훨씬 이해가 잘됩니다!

　지방은 하루 총 권장 칼로리의 약 15~20%를 먹으면 됩니다. 그런데 지방은 우리가 음식을 요리할 때 각종 올리브유, 참기름 등등 첨가재료에도 들어 있고, 소고기와 돼지고기 등 육류에도 많이 포함되어 있습니다. 그러므로 지방을 굳이 챙겨서 먹을 필요까지는 없습니다. 자연스럽게 밥과 반찬을 먹다 보면 섭취하게 되는 지방의 양만으로도 충분히 하루 권장량이 채워지기 때문입니다.

　또한 지방의 종류 중 가장 안 좋은 지방인 트랜스지방은 먹으면 먹을수록 몸에 악영향을 끼칩니다. 그래서 트랜스지방은 아예 안 먹는 것이 좋은데, 부득이하게 먹어야 한다면 최대 권장량 이하로 제한해야 합니다. 세계보건기구인 WHO에서 권고하는 '트랜스지방의 1일 섭취량'을 보면, 하루 동안 먹는 섭취 열량의 1% 미만으로 섭취

■ WHO에서 권고하는 트랜스지방의 1일 섭취량

- 1일 섭취 열량 1% 미만
- 성인 남성은 2.8g 이하
- 성인 여성은 2.2g 이하
- 만 1~2세는 1.1g 이하
- 만 3~5세는 1.6g 이하

하도록 하고 있습니다. 평균적으로 남성은 2.8g 이하, 여성은 2.2g 이하로 트랜스지방을 먹는 것까지는 허용하지만, 가장 좋은 것은 먹지 않도록 노력하는 것입니다.

그 노력의 일환으로, 식품을 살 때 트랜스지방이 얼마나 들어 있는지 양을 확인해서 구매하는 습관을 길러보길 권합니다. 식품 뒷면에 있는 성분표로 쉽게 확인할 수 있습니다.

단, 이때 조심할 것이 있습니다. 식품의약품안전청에서 시중 식품의 트랜스지방 포함 정도를 소비자가 알기 쉽게 한다는 취지에서 '식품 섭취 1회 분량' 기준으로 트랜스지방이 0.5g 미만으로 들어 있으면 트랜스지방이 0g 들어 있다고 표시할 수 있도록 허용했고, 0.2g 미만이면 트랜스지방이 아예 들어 있지 않다고 강조해서 표시할 수 있도록 허용했습니다. 따라서 시중에 나와 있는 식품에 트랜스지방이 들어 있지 않다고 표기되어 있어도 트랜스지방이 소량은 들어 있을 수 있기 때문에 식품 성분표를 너무 맹신하지는 말고, 되도록 트랜스지방이 들어 있을 것으로 예상되는 식품 자체를 피하는 것이 좋습니다.

트랜스지방은 쇼트닝이나 마가린 같은 경화유에 많이 들어 있으므로, 이를 사용한 음식은 자제하는 것이 좋습니다. 쇼트닝이나 마가린은 값이 저렴하고 저장기간이 길어 패스트푸드나 가공식품에 주로 쓰이고 있는데, 특히 쇼트닝은 식용유와 같은 역할을 하기 때문에 기름을 많이 사용하는 중국 음식점이나 튀김 음식점에서 많이 사용하고 있습니다. 그러므로 튀기거나 볶은 음식 섭취를 자제해야 하고, 가공식품, 과자, 빵 등을 멀리하는 것이 좋습니다.

그리고 트랜스지방을 피하는 것에 더해, 포화지방을 줄이고 불포화지방을 더 많이 섭취하는 것이 좋습니다. 그래서 굽거나 튀긴 고기보다는 삶은 고기를, 삼겹살보다는 목살을, 등심보다는 안심을 먹는 것이 낫습니다. 고기보다 더 좋은 것은 생선입니다. 더불어 식물성 기름을 먹을 때도 '올바른 방법'으로 요리를 해서 먹어야 합니다.

가정집에서 많이 사용하는 들기름과 참기름은 발연점이 낮아 200도 이상 온도가 높아지면 트랜스지방으로 변하게 됩니다. 그렇기 때문에 이런 기름은 되도록이면 샐러드에 넣어서 먹거나, 무침 요리에 넣어서 먹는 것이 좋습니다. 만약 굽거나 튀기는 요리를 해야 한다면 발연점이 높은 포도씨유, 아보카도유 등을 사용하는 것이 좋습니다.

우리가 흔하게 볼 수 있는 올리브 오일도 어떤 종류인지에 따라 용도가 나뉩니다. 엑스트라 버진 올리브 오일의 경우에는 발연점이 낮아 샐러드 드레싱 용도로 활용하는 것이 좋고, 퓨어 올리브 오일은 발연점이 상대적으로 높은 편이기 때문에 볶음요리처럼 열을 가하는 요리에 사용해도 됩니다.

이 밖에도 등푸른 생선과 견과류에도 불포화지방이 풍부하게 들어 있습니다. 이러한 음식을 늘려서 좋은 지방을 많이 섭취해야 하고, 그만큼 나쁜 지방인 포화지방산과 트랜스지방은 줄이는 것이 좋겠습니다.

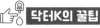 **닥터K의 꿀팁**

당뇨병환자는 식물성 기름을 이용해서 요리해야 합니다. 굽거나 튀긴 고기보다는 삶은 고기를, 삼겹살보다는 목살을, 등심보다는 안심을 먹어야 합니다. 생선이 최고입니다. 튀기거나 볶은 음식, 마요네즈, 과자, 빵은 피해야 합니다.

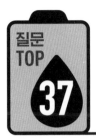

어떤 음식이 혈당을 빨리 올리고,
어떤 음식이 천천히 올리나요?

당뇨병환자가 음식을 선택할 때 가장 중요한 것이 무엇일까요? 그것은 바로 당지수(GI, glycemic index)입니다. 단순히 어떤 음식이 달달하다고 해서 당이 빨리 오르는 것이 결코 아닙니다. 같은 당 함량을 가지고 있더라도, 음식의 형태에 따라 혈당이 오르는 속도가 달라집니다.

예를 들어 쌀밥과 현미밥 중에 혈당을 빠르게 올리는 것은 무엇일까요? 바로 쌀밥입니다. 쌀밥이 당지수가 높기 때문에 당이 빠르게 오르고, 이렇게 혈당이 얼마나 빨리 오르는지를 숫자로 나타낸 것이 당지수입니다.

당지수가 높을수록 혈당은 급격히 오르게 되고, 그에 따라 인슐린 분비가 빠르게 촉진되며, 과도한 인슐린 분비로 인해 빠른 속도로 당이 저장되면서 체지방 축적이 심해지게 되고, 결국 비만에 이르게 됩니다. 또한 빠른 속도로 당이 저장되다 보니 혈당이 금방 떨어져서 식사를 하고도 금세 허기가 지게 되어 과식과 폭식을 하게 될 위험이 있습니다.

당지수가 낮다면 혈당은 천천히 오르고, 인슐린 분비도 천천히 증가하게 됩니다. 그래서 우리 몸이 필요한 만큼의 에너지를 소모한 뒤, 남는 양은 천천히 저장하도록 도와 체지방이 쉽게 축적되지 않습니다. 또한 혈당이 천천히 오르고 천천히 떨어지기 때문에 포만감이 오랫동안 잘 지속되게 됩니다.

그렇다면 당지수가 높은 음식에는 어떤 것들이 있을까요? 대표적으로 정제 탄수화물로 이루어진 식품들이 해당됩니다. 정제 탄수화물이란 인공적으로 도정 과정이나 정제 과정을 거쳐서 섬유질과 영양분이 제거된 상태의 식품을 말하는데 백미, 밀가루, 설탕 등이 대표적입니다.

쉽게 소화되기가 힘든 곡식 낱알의 껍데기를 다 벗겨내서 바로 입에서 사르르 녹게 만든 것이 백미입니다. 백미는 참 맛있지만, 혈당을 빠르게 올리므로 최대한 줄여야 합니다. 밀가루, 설탕으로 만든 국수, 빵, 전, 떡 등 각종 음식들 또한 후루룩 잘 넘어가는 부드러운 식감처럼 빠른 속도로 소화되어서 혈당을 급격히 올립니다.

반면에 비정제 탄수화물, 즉 최소한의 가공만 거친 자연 상태의 섬유질이 함유된 고구마, 콩, 통곡물로 만든 호밀빵 등은 식감이 거칠거칠하지만 소화가 천천히 되고, 흡수 또한 서서히 이루어집니다.

그래서 비정제 탄수화물에 해당되는 식품들은 당지수가 낮다는 장점이 있습니다.

그런데 당지수가 낮은 식품이라고 마음껏 먹어도 될까요? 이 부분에 대한 것을 보완하기 위해 나온 개념이 바로 '혈당부하지수(GL, glycemic load)'입니다.

혈당부하지수는 당지수에 해당 식품의 1회 섭취량이 얼마인지를 반영한 값인데, 혈당지수가 높은 식품이라도 섭취량이 적으면 혈당부하지수는 낮고, 혈당지수가 낮은 식품이라도 섭취량이 많으면 혈당부하지수는 높습니다.

'주요 식품의 당지수와 당부하지수' 표에 나오는 수치들은 평균적인 성인 1회 섭취량에 따른 수치이지만, 사실 혈당부하지수는 본인이 먹는 양에 따라 달라질 수 있습니다. 그러므로 아래 공식에 따라 직접 계산해보는 것을 추천합니다.

혈당부하지수 = (혈당지수×1회 섭취분량에 함유된 탄수화물 양)÷100

평균적인 혈당부하지수가 낮다고 해서, 평균적인 양 이상을 먹으면 혈당은 당연히 더 상승하게 됩니다. 예를 들어 찐 감자는 당지수가 93이고, 아기 주먹 하나 정도의 크기를 먹는다면 당부하지수가 8 정도입니다. 그런데 당부하지수가 8인 것만 보고 안심해서 2~3개를 먹으면 혈당은 크게 상승하게 됩니다. 결국 당지수만큼 중요한 것은 실제로 먹는 양입니다.

■ 주요 식품의 당지수(GI)와 당부하지수(GL)

식품	당지수 (포도당=100)	1회 섭취량 (g)	1회 섭취량당 함유 당질량(g)	1회 섭취량당 당부하지수
대두	18	150	6	1
쥐눈이콩	42	150	30	13
우유	27	250	12	3
호밀빵	50	30	12	6
페스트리	59	57	26	15
흰밥	86	150	30	26
찹쌀밥	92	150	48	44
현미밥	55	150	33	18
떡	91	30	25	23
감자칩	54	30	15	8
구운 감자	85	150	30	26
고구마	60	150	28	17
사과	38	120	15	6
호박	75	80	4	3
배	38	120	11	4
포도	46	120	18	8
파인애플	59	120	13	7
수박	72	120	6	4
아이스크림	61	50	13	8
게토레이	78	250	15	12
콘플레이크	81	30	26	21
밀크초콜렛	43	50	28	12
음료수(환타)	68	250	34	23

■ 식품에 따른 당지수와 당부하지수

	GI지수(혈당지수)	GL지수(혈당부하지수)
저	55 이하	10 이하
중	55 초과 70 미만	10 초과 20 미만
고	70 이상	20 이상

위의 '식품에 따른 당지수와 당부하지수' 표에서 보듯이 식품을 당지수 기준으로 나누면, 55 이하는 저혈당지수, 56~69는 중혈당지수, 70 이상은 고혈당지수 식품으로 분류됩니다. 혈당부하지수는 10 이하일 때 저혈당 부하, 11~19는 중혈당 부하, 20 이상은 고혈당부하지수로 분류됩니다.

그리고 '주요 식품의 당지수와 당부하지수' 표에서 보았듯이, 찹쌀밥, 쌀밥은 혈당지수도 높고, 혈당부하지수도 높은 대표적인 음식들입니다. 떡, 콘플레이크 등도 정제 탄수화물이므로 두 수치 모두 높고, 음료수(환타), 게토레이 같은 가공 식품도 당지수와 당부하지수가 모두 높습니다. 호박 같은 식품은 당지수는 75로 매우 높지만, 먹는 양까지 따지면 당부하지수는 3으로 매우 낮습니다. 이렇게 먹는 양을 따져서 실제로 당이 오르는 정도인 '당부하지수'를 잘 살펴보면 혈당 관리에 큰 도움이 될 것입니다.

그렇다면 어떤 식품이라도 '주요 식품의 당지수와 당부하지수' 표에 제시된 양만큼 섭취하면 아무 문제가 없을까요? 이 표에서 보면

의외로 감자칩은 당지수가 54로 높은 편이 아니고, 당부하지수도 한 움큼 30g 기준 8로 낮습니다. 그렇지만 이때 주의할 점은 당지수가 이렇게 낮다고 열량이 낮은 것은 아니라는 점입니다. 당지수는 칼로리 수치를 포함하지 않습니다.

당질량은 적어도 지방 함유량이 많으면 칼로리가 높습니다. 감자칩도 마찬가지로 한 움큼을 먹었을 때 당부하지수는 8로 낮지만, 칼로리는 200kcal로 높습니다. 그러므로 당지수와 먹는 양을 반영한 당부하지수만 고려할 것이 아니라, 총 칼로리와 영양성분까지 신경 써서 음식을 선택하는 안목을 길러야만 합니다.

닥터K의 꿀팁

당지수에 먹는 양을 더한 개념이 당부하지수입니다. 식품을 선택할 때 당지수, 당부하지수를 고려해야 하고, 여기에 더해 총 칼로리와 영양성분까지 꼼꼼하게 챙겨서 먹어야 합니다.

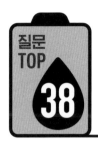

당지수가 낮은 음식은
마음껏 먹어도 되나요?

당지수가 낮은 음식이라고 해서 양껏 먹으면 안 됩니다. 당지수에 먹는 양을 반영한 것이 당부하지수인데, 이것 또한 총 칼로리가 반영되지 않은 수치입니다. 그러므로 당지수가 낮은 음식이라고 해서 마음껏 먹게 되면, 섭취한 총 탄수화물의 양이 많아지기 때문에 혈당이 상승하게 됩니다.

또한 당뇨병환자의 절대적인 적인 내장 비만을 치료하거나 예방하기 위해서는 총 칼로리 제한이 필수적입니다. 당지수와 당부하지수는 음식 속의 당질로만 판단한 수치입니다. 그렇기 때문에 음식 속의 지방이 반영되지 않았습니다. 이런 이유로 식품을 선택할 때는 '당'과 관련된 수치만 고려해선 안 되고, 칼로리도 잘 생각해야 합니다.

요령 있게 한 끼 밥상을 차리는 방법을 살펴보겠습니다. 우선 쌀밥 대신 잡곡, 현미, 콩이 듬뿍 들어 있는 밥을 선택해야 합니다. 요즘 많이 먹는 곤약 쌀을 넣어도 좋습니다. 만약 빵을 선택한다면 흰 식빵보다는 호밀빵을, 면을 고른다면 흰 면보다는 메밀 함량이 높은 메밀면을 선택하는 것이 좋습니다.

그리고 양은 평상시 섭취량의 70~80% 정도만 먹는 것이 좋습니다. 밥숟가락으로는 딱 2~3순갈 정도를 덜 먹는다고 생각하고서 미리 덜어놓는 것이 좋습니다.

국물 음식은 없어도 좋습니다. 당뇨병환자는 고혈압 발병률이 매우 높기 때문에 국물이나 찌개에 든 다량의 염분을 줄일수록 고혈압 예방에 도움이 됩니다. 만약 국을 꼭 먹고 싶다면, 건더기를 많이 넣고 싱겁게 국을 끓여서 건더기만 젓가락으로 건져 먹는 것이 좋습니다.

그리고 식탁에는 생 채소든 찐 채소든 상관없이 채소류 반찬을 꼭 놓고, 가능하면 미역무침 같은 해조류 반찬도 덜 짜게 양념해 먹는 것이 좋습니다. 이렇게 섬유질이 풍부한 반찬을 꼭 2가지 이상은 챙기도록 하고, 이왕이면 밥보다 채소 먼저 2~3번 먹은 후에 밥을 먹기 시작하는 것이 포만감 형성과 완만한 혈당 상승에 도움을 줍니다.

또한 고기, 생선, 달걀, 콩류 중 한 가지를 선택해 양념을 최소화하고, 소금과 후추를 아주 약간만 사용해 단순히 오븐에 굽거나 삶아 먹는 것이 가장 좋습니다. 양은 성인 여성 손바닥 하나 정도 넓이, 두께 1cm 정도로(100~150g) 준비하면 됩니다.

이렇게 한 끼 밥상 차리는 방법을 자세히 알려드렸습니다. 균형 잡힌 식단은 혈당 조절에 큰 도움을 줄 수 있으며, 특히 꾸준히 실천하는 것이 매우 중요합니다. 매 끼니마다 이와 같은 식단을 실천하려고 노력한다면, 시간이 지날수록 혈당이 조금씩 좋아지는 것을 확인할 수 있을 것입니다.

닥터K의 꿀팁

당뇨인의 밥상 차리기는 매우 중요합니다. '잡곡밥이나 현미밥을 두 숟갈 덜고 먹기, 국은 건더기만 먹기, 고기와 생선은 손바닥 한 마디만큼 삶거나 기름기 쪽 빠지게 오븐에 굽기, 채소와 해조류는 2가지 이상 꼭!'을 실천합시다.

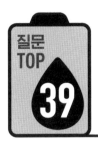

식사 순서를 어떻게 해야
혈당을 낮출 수 있나요?

같은 음식을 먹더라도 혈당을 더 잘 조절할 수 있는 방법이 있습니다. 먹는 순서를 바꾸는 것입니다. 식사할 때 채소류와 단백질류를 먼저 먹은 이후에 탄수화물을 먹었더니 식후혈당이 이전보다 15~40% 떨어졌다는 결과가 있습니다. 그러므로 처음부터 식사량을 너무 과도하게 줄이려고 하지 말고, 먹는 순서부터 잘 바꿔보면 우리의 혈당이 더 잘 조절될 수 있습니다.

무엇보다도 전체적인 식사 순서의 틀을 바꾸는 것이 중요합니다. 가장 먼저 섬유질이 풍부한 야채류를 섭취한 후, 이어서 단백질 종류를 먹고, 이후에 탄수화물을 섭취하고, 마지막 순서로 지방을 섭취하는 것이 좋습니다. 여기서 중요한 핵심은 첫 번째로 채소류를 섭취한 후, 두 번째로 단백질까지 섭취하고, 이후로 다른 영양소들을 먹어야 한다는 것입니다.

섬유질이 풍부한 야채류를 가장 먼저 섭취하는 이유는 무엇일까요? 야채에는 수분이 많이 포함되어 있고, 부피가 커서 포만감을 느낄 수 있기 때문에 전체적인 식사량이 자연스럽게 줄어드는 효과가 있습니다. 또한, 우리의 소화기관은 가장 먼저 들어간 섬유질부터 소화시키기 시작하므로 이어서 들어오는 탄수화물, 지방 등 다른 영양분들의 소화·흡수가 더 천천히 이루어지는 효과도 있습니다.

이렇게 야채를 천천히 충분히 섭취한 후에 단백질 섭취를 하면 되는데, 단백질은 3대 영양소 중에서 동일한 열량 기준으로 가장 오랫동안 포만감을 주는 영양소입니다. 그러므로 야채샐러드를 한 접시 먹은 후에 단백질이 많은 회, 닭가슴살 한 봉지, 손바닥 크기의 소고기 안심 한 덩어리나 돼지고기 목살 등을 한 접시 먹으면 포만감을 빠르게 높여 전체 식사량을 줄일 수가 있습니다.

그리고 샐러드 한 접시 등 야채류를 먼저 섭취하게 되면, 풍부한 식이섬유로 인해서 음식물 전체가 위에서 배출되는 속도가 느려지고, 그렇게 음식물이 천천히 통과되면 당연히 포만감이 증가되어 식사량도 조절이 되고, 뒤이어 섭취한 탄수화물·지방의 흡수 속도도 지연될 수밖에 없습니다. 또한 식이섬유는 대장에서 배변활동을 원활하게 해 변비를 예방하고, 장 운동을 활성화시켜줍니다. 게다가 섬유질은 장내 유익균의 먹이가 되어서 유익균의 수를 증가시켜 장환경을 개선시키고, 체내 독소 배출에도 도움을 줍니다.

채소류와 단백질류를 먼저 섭취하면 장에서 GLP-1이라는 호르몬의 분비가 촉진됩니다. 이 호르몬은 식욕 억제와 체내 열량 소비 증가에 효과가 있어 혈중 당 농도를 떨어뜨려 줍니다.

이렇게 식사 순서를 조절하는 것만으로도 여러 가지 긍정적인 효과가 있기 때문에, 우리의 혈당에 가장 효과적인 식단은 싱싱한 샐러드에 담백한 발사믹 소스를 소량 뿌려서 한 접시를 다 먹은 후, 삶은 고기나 구운 고기를 100g 정도 먹고, 이후에 남은 음식을 먹는 것입니다.

그렇지만 사실 이렇게 계속 같은 식단을 먹기는 힘든 데다가, 실제로는 대부분 밥, 국, 고기 반찬, 야채무침 같은 한식 위주의 식단을 하고 있습니다. 이런 식단에서 앞서 말한 식습관을 실천하려면 나물무침이나 야채 볶음 등의 채소반찬을 두 젓가락 먼저 천천히 꼭꼭 씹어 먹고, 그 다음 계란말이, 소불고기 등 단백질 반찬을 두 젓가락 먹고, 이후에 밥을 한 숟가락 먹는 순서로 시도하면, 혈당 조절에 조금이라도 더 도움이 될 것입니다.

닥터K의 꿀팁

식사 순서만 제대로 지켜도 혈당이 관리됩니다. '야채(샐러드, 나물반찬), 단백질(고기, 생선, 계란말이), 탄수화물(밥, 고구마, 감자), 지방(튀김, 고기 비계 등)'의 순서로 먹읍시다.

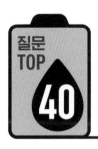

질문
TOP
40

짜게 먹는 건 당뇨환자에게
어떤 영향을 주나요?

▶ **저자 직강 동영상 강의로 이해 쏙쏙**
QR코드를 스캔하셔서 동영상 강의를 보시고
이 칼럼을 읽으시면 훨씬 이해가 잘됩니다!

　당뇨병환자의 식단에서 중요한 것 중 하나는 '염분의 섭취를 줄이는 것'입니다. 과도한 염분의 섭취는 혈압을 상승시키기 때문에 싱겁게 먹는 것이 좋습니다. 혈압이 지금 당장은 정상이더라도, 당뇨병이 있다면 고혈압 발생 가능성이 증가하기 때문에 습관적으로 덜 짜게 먹어야 합니다.

　기본적으로 자연적인 식품 속에는 염분의 양이 적지만, 가공 과정을 거친 식품에는 염분 함량이 증가합니다. 특히 염분이 많이 함유되어 있는 간장, 소금, 장아찌, 젓갈, 소금구이, 라면 스프, 마른 안주, 치즈 등은 되도록 적게 섭취하는 것이 좋습니다.

　고혈압 환자의 식단에 'DASH(Dietary Approaches to Stop Hypertension) 식단'이라는 것이 있습니다. 이 식단의 핵심은 나트륨(염분)을 줄이고

■ 고혈압 환자의 식단

	미국 국립보건원			한국 보건복지부		
	1서빙	서빙 수	합계	1서빙	서빙 수	합계
곡물류	슬라이스빵 1개 마른 시리얼 28g 밥, 파스타, 시리얼 반그릇	6-8	슬라이스빵 6~8개 마른 시리얼 170~227g 밥, 파스타, 시리얼 3~4그릇	빵 1쪽 밥 반공기 삶은 국수 반그릇	6-8	빵 6~8쪽 밥 3~4공기 삶은 국수 3~4그릇
채소류	생채소 1컵 자른/요리한 채소 반컵 야채 주스 반컵	4-5	생채소 4~5컵 자른/요리한 채소 2~2.5컵 야채 주스 2~2.5컵	잎 채소 생것 1컵 익힌 채소 반컵	4-5	잎 채소 생것 4~5컵 익힌 채소 2~2.5컵
과일류	중간 크기 과일 1개 말린 과일 1/4컵 생/냉동/캔 과일 반컵 과일 주스 반컵	4-5	중간 크기 과일 4~5개 말린 과일 1컵 생/냉동/캔 과일 2~2.5컵 과일 주스 2~2.5컵	야구공 크기 과일 1개 과일 주스 반컵	4-5	야구공 크기 과일 4~5개 과일 주스 2~2.5컵
유제품	우유/요거트 1컵 치즈 42.5g	2-3	우유/요거트 2~3컵 치즈 85~128g (슬라이스 4~6장)	저지방 우유 1컵 무가당 요구르트 1컵	2-3	저지방 우유 2~3컵 무가당 요구르트 2~3컵
어육류	육류/가금류/생선 28g 달걀 1개	6 이하	육류/가금류/생선 170g 이하 달걀 6개 이하	익힌 고기 30g 생선 작은 것 1토막 달걀 1개	6 이하	익힌 고기 180g 이하 생선 작은 것 6토막 이하 달걀 6개 이하
견과류	땅콩 1/3컵 or 42.5g 땅콩버터 2큰술 씨앗류 2큰술/14g 익힌 콩 (말린 콩/완두콩) 반컵	주 4~5	땅콩 1.5컵 or 170~213g 땅콩버터 8~10큰술 씨앗류 8~10큰술 /57~71g 익힌(말린 콩/완두콩)- 2.5컵 씨앗류 2큰술/14g 익힌 콩(말린 콩 2~2.5/ 완두콩) 2~2.5	익힌 콩 반컵 견과류 1/3컵	주 4~5	익힌 콩 2~2.5컵 견과류 1.5컵
지방류	마가린 1작은술 식용유 1작은술 마요네즈 1큰술 샐러드드레싱 2큰술	2-3	마가린 2~3작은술 식용유 2~3작은술 마요네즈 2~3큰술 샐러드드레싱 4~6큰술	기름 1작은술 마요네즈 1큰술	2-3	기름 2~3작은술 마요네즈 2~3큰술
당류	설탕/젤리/잼 1큰술 샤베트/젤라틴 반컵 레몬에이드 1컵	주 5 이하	설탕/젤리/잼 5큰술 이하 샤베트/젤라틴 2.5컵 이하 레몬에이드 5컵 이하	설탕 1큰술 잼 1큰술	주 5 이하	설탕 5큰술 이하 잼 5큰술 이하
나트륨			하루 2300mg 이하			

칼슘, 마그네슘, 칼륨과 같은 다른 무기질의 섭취는 늘리는 것입니다. 이를 위해서는 정제된 탄수화물을 줄이고 통곡류를 많이 섭취해야 하며, 좋은 지방과 단백질을 섭취해야 합니다. 그리고 채소와 과일을 많이 먹어야 하고, 견과류를 꾸준히 섭취해야 합니다. 무엇보다도 가장 중요한 핵심은 평상시 염분 섭취를 줄이려고 노력하는 것입니다.

앞의 표를 보면 왼쪽은 기초 대사량이 2000kcal인 사람을 기준으로 미국 국립보건원에서 제안하고 있는 식단이고, 오른쪽은 한국인의 식단에 맞게 변형된 우리나라 보건복지부의 가이드라인입니다. 여기서 확인해야 하는 부분은 바로 '합계' 부분인데, '서빙 수'에 '주 4~5'처럼 주 단위로 써 있는 것을 제외한 나머지는 모두 1일 기준 섭취 권장량입니다.

예를 들어 '곡물류' 항목을 보면 '합계'가 1일 기준 섭취 권장량인데, '빵 6~8쪽' '밥 3~4공기' '삶은 국수 3~4그릇' 이렇게 3가지가 있는 것을 볼 수 있습니다. 이때 이 3가지를 모두 다 먹는 것이 아니라, 이 중에서 한 가지만 충족시켜주면 됩니다. 결국 1일 섭취 권장량은 밥 3~4공기, 익힌 채소 2~2.5컵, 과일 주스 2~2.5컵, 저지방 우유 2~3컵, 익힌 고기 180g 이하, 기름 2~3작은술, 이렇게 생각하면 됩니다.

DASH표는 내용이 다소 복잡하다 보니 혼선을 빚는 경우가 많습니다. 그래서 다음과 같이 간단히 고혈압 환자의 한 끼 권장량을 정리해놓았습니다.

■ 고혈압 환자의 한 끼 권장량

분류	순서	종류	1회량	총 횟수
곡물류	1	빵	2~2.5쪽	3
	2	밥	1공기	
	3	삶은 국수	1그릇	
채소류	1	잎 채소 생것	1.5컵	3
	2	익힌 채소	0.7컵	
과일류	1	야구공 크기 과일	1.5개	3
	2	과일 주스	0.7컵	
유제품	1	저지방 우유	1컵	3
	2	무가당 요구르트	1컵	
어육류	1	익힌 고기	60g 이하	3
	2	생선 작은 것	2토막 이하	
	3	달걀	2개 이하	
견과류	1	익힌 콩	0.1컵(3~5알)	3
	2	견과류(아몬드)	0.1컵(3~5알)	
지방류	1	기름	0.7작은술	3
	2	마요네즈	0.7큰술	
당류	1	설탕	0.2큰술 이하	3
	2	잼	0.2큰술 이하	

**나트륨은 1일 총량 2300mg 이하가 되도록 함

이 표에서 각 분류별로 순서 중 한 가지를 골라 총 횟수 3회, 즉 세 끼를 드시면 됩니다. 예를 들어 한 끼에 곡물류 2번 밥 1공기, 채소류 1번 잎 채소 생것 1.5컵, 과일류 1번 과일 1.5개, 유제품 1번 저지방 우유 1컵, 어육류 2번 생선 작은 것 2토막 이하, 견과류 1번 익힌콩 3~5알, 지방류 1번 기름 0.7작은술, 당류 1번 설탕 0.2큰술 이하, 이런 식으로 사용해 요리를 만들어 먹으면 되겠습니다. 이 양은 기초 대사량 2000kcal이 되는 사람 기준이라는 것을 기억하고, 아래의 공식에 따라 본인에게 맞는 기초대사량을 계산한 후 각자 필요한 양을 다시 도출해낼 수 있습니다.

남자: 66.47 + (13.75×체중) + (5×키) - (6.76×나이)
여자: 665.1 + (9.56×체중) + (1.85×키) - (4.68×나이)

DASH 식단은 고혈압 환자뿐만 아니라 당뇨병환자에게도 좋습니다. 미국 국립보건원에서 오랜 기간 연구한 결과, DASH 식단이 고혈압, 당뇨병, 심혈관 질환의 악화를 예방하는 효과가 있으며, 과체중, 비만 환자의 경우 체중 감량과 함께 혈압과 혈당을 떨어뜨린다는 결과가 있었습니다.

물론 DASH 식단은 당뇨병 식단과 비교했을 때 과일의 총량이 좀더 많고, 기본 탄수화물 식사인 밥, 빵, 국수 등의 양도 약간 많은 편이긴 합니다. 그렇지만 동반 제시하고 있는 어육류, 콩류 등이 풍부하고 다른 첨가물이 줄어든 상태이므로 당뇨병환자에게도 유용하게 쓰일 수 있는 식단입니다. 다만 DASH 식단을 실천하는 당뇨병환자들은 매끼 밥 세 숟갈(빵 한 쪽)을 빼고 채소부터 먹는 순서를 지킨다면, DASH 식단의 장점뿐 아니라 혈당 조절에도 효과를 볼 수 있을 것입니다.

닥터K의 꿀팁

짜게 먹는 것은 금물입니다. 안 그래도 고혈압이 위험한 당뇨병입니다. 짜게 먹지 말고 DASH 식단을 한 번 지켜봅시다. 단, 당뇨병환자는 매 끼니에 밥 세 숟갈은 덜어 내고 먹어야 합니다.

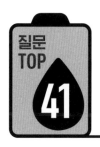

질문
TOP

41

채식을 열심히 하면
당뇨가 정말 나을까요?

   우리는 흔히 '채식은 몸에 좋다'고 생각합니다. 여러 채식 종류 중에서 소고기, 돼지고기, 닭고기 같은 고기만 안 먹는 채식이 있고, 계란, 우유 등도 먹지 않는 채식도 있습니다. 이때 육고기 대신 콩고기 등을 단백질 대체 식품으로 먹게 됩니다. 고기 섭취량이 너무 많은 이상지질혈증 환자들은 채식을 했을 때 건강 면에서 효과를 볼 수 있습니다.

   그러나 당뇨병환자에게 채식은 생각보다 까다롭습니다. 고기, 생선, 계란, 우유 등을 덜 먹으면서 적절한 일일 권장 단백질 섭취량을 충족시키기는 어렵기 때문입니다. 콩을 이용한 콩고기, 두부 등의 식물성 단백질 식품도 있긴 하지만, 그 종류가 상당히 제한됩니다. 더구나 채식만 한다면 비타민 D, 비타민 B12, 철분 같은 육류에만 주로 있는 영양소가 부족해져 영양 불균형이 올 수도 있습니다.

당뇨병환자에게 단백질 섭취는 필수입니다. 매 식사마다 20% 정도의 단백질을 꼭 섭취해야 합니다. 그런데 식물성 단백질 식품의 종류가 제한적이기 때문에 다양한 식단을 구성하기가 힘듭니다. 그러다 보면 전체적인 필요량을 채우지 못하게 되는 경우도 있고, 식단에서 단백질의 비율이 줄면서 탄수화물과 지방의 비율이 상대적으로 증가되기도 합니다. 이렇게 증가된 탄수화물에 의해 혈당이 상승하고, 늘어난 지방 비율 때문에 체중이 증가되는 결과가 생기기도 합니다. 그래서 '일정량의 단백질을 꼭 섭취하고, 탄수화물과 지방은 오히려 약간 줄이는 것'이 추천되는 당뇨병환자에게는 채식의 선택이 쉽지 않습니다.

게다가 기본적으로 '채식'에서 곡류나 당류의 종류에 특별한 제한이 없습니다. 그래서 부족한 단백질 대신 높은 당지수의 곡류, 당류를 섭취하면 고혈당이 악화될 수 있고, 다량의 섬유질로 인해 장내 가스가 발생해 복부팽만감과 설사 등의 증상이 발생할 수 있습니다.

채식에 대해 고민하는 분들 중 '고기에 들어 있는 단백질보다 콩에 들어 있는 단백질이 몸에 더 좋을 것 같다'라고 생각하는 분들도 많습니다. 하지만 이 생각과는 다르게 동물성 단백질인 어육류와 식물성 단백질인 콩류는 모두 다 단백질로서는 품질이 아주 좋은 단백질입니다. 특히나 생선, 오징어, 꽃게, 계란 등은 정말 좋은 단백질 제공원입니다.

다만 육류의 부위에 따라 기름기 있는 지방이 함유되어 있는 삼겹살, 등심 등을 너무 많이 먹으면 이상지질혈증 등의 문제가 발생할 수 있습니다. 그래서 '고기류가 콩류보다 좋지 않을 것이다'라는 고정관념이 생긴 것이지, 단백질만 비교했을 때는 육류 또한 콩류 못지않게 좋은 품질의 완전한 단백질 식품입니다. 그러므로 기름기가 적은 소고기 안심, 닭가슴살, 껍질을 제거한 오리고기, 돼지고기 목살 등의 부위를 잘 선택해서 굽지 않고 삶아 먹는다면 걱정할 필요가 없습니다. 막연한 걱정으로 좋은 단백질 식품들을 배제하고 채식만 하는 것은 당뇨병환자의 식단 관리를 힘들게 할 수 있습니다.

혹여 종교 등의 이유로 꼭 채식을 해야만 하는 당뇨병환자라면, 일일 필요 칼로리의 20%는 단백질로 충분히 채울 수 있도록 식물성 단백질을 꽉 채운 두부 요리, 콩고기, 콩볶음, 메밀 요리 등을 활용해야 합니다. 또한 채식 식품들(비건 빵, 비건 식)에 포함되어 있는 원재료를 꼭 확인해 밀가루와 당류가 적게 들어 있는 식품으로 잘 선택해야 합니다. 그리고 채식을 장기간 할 경우 결핍될 수 있는 칼슘, 철분, 단백질 등을 영양제로 따로 챙겨 먹는 것이 좋습니다.

닥터K의 꿀팁

당뇨병환자는 다양한 종류의 풍부한 단백질 섭취가 중요하므로 무분별한 채식은 피해야 합니다. 채식을 꼭 해야 한다면, 하루 칼로리의 20%는 다양한 콩, 두부, 메밀을 이용한 단백질로 채워야 합니다.

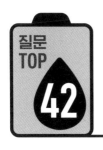

간식을 먹는다면 어떤 간식을 얼마나 먹어야 하나요?

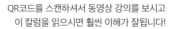

▶ **저자 직강 동영상 강의로 이해 쑥쑥**
QR코드를 스캔하셔서 동영상 강의를 보시고
이 칼럼을 읽으시면 훨씬 이해가 잘됩니다!

　　당뇨병환자에게 가장 중요한 것은 '삼시 세끼 잘 챙겨 먹기'입니다. 그런데 보통 하루 세끼 식사를 할 때, 대부분의 경우 아침과 점심 사이, 혹은 점심과 저녁 사이에 4~6시간의 간격이 있습니다. 특히나 일하는 시간이 늘어날 경우엔 식사 사이의 간격이 더 늘어날 때도 있습니다. 이때 약을 먹거나 인슐린을 맞는 당뇨병환자는 늘어난 공복 시간으로 인해 저혈당에 빠질 확률이 올라가게 됩니다.

　　식사 간격이 4시간 이상, 특히 6~8시간으로 길어질 경우에는 반드시 중간에 간식을 챙겨 먹어야 합니다. 예를 들어 아침 식사를 새벽 6시, 점심 식사를 오후 2시에 먹는다면, 오전 10시에 간식을 섭취하는 것이 좋습니다. 마찬가지로 점심 식사를 낮 12시, 저녁 식사를 저녁 6시쯤 한다면, 낮 3시에 간식을 한 번 먹는 것이 좋습니다. 이렇게 적절한 시간에 간식을 잘 챙겨 먹으면 저혈당의 위험을 방지할 수 있고, 적절한 포만감으로 다음 끼니의 과식을 예방할 수도 있으며, 재충전의 에너지원도 될 수 있습니다.

간식은 챙겨 먹는 시간뿐만 아니라 종류도 매우 중요합니다. 어떤 간식들은 오히려 고혈당을 악화시키고, 권장 섭취 열량의 초과로 비만과 이상지질혈증을 발생시킬 수 있습니다. 그렇기 때문에 적절한 간식을 잘 선택해서 정량만 먹는 것이 중요합니다.

이때 건강한 간식으로는 당지수가 낮고 식이섬유와 단백질이 풍부한 종류가 좋습니다. 예를 들어 바삭하게 말린 채소과자(연근칩, 당근칩, 호박칩 등), 고소한 견과류(호두, 아몬드, 호박씨 등), 저당 요거트, 단백질이 풍부한 구운 계란 같은 것들이 있습니다. 이렇게 당지수는 낮으면서 식이섬유가 풍부한 간식을 잘 선택해서, 너무 많이 먹지 말고 한 번에 한 주먹 안에 들어갈 정도의 적정량을 천천히 먹는 것이 좋습니다. 그러면 포만감을 높여서 다음 끼니에 과식하게 되는 것을 방지할 수 있고, 급격한 혈당 상승을 방지해 췌장 건강도 지킬 수 있습니다.

그런데 만약 건강한 간식만 먹기 지겹고 달달한 간식을 먹고 싶다면, 대체 당인 스테비아, 알룰로오스 등을 이용한 과자, 과일, 음료수 등을 사서 먹거나 만들어 먹을 수도 있습니다. 예를 들어 스테비아 토마토는 인기가 많고 맛도 좋은데 혈당 증가에도 큰 영향을 끼치지 않으므로, 당뇨병환자가 시도해볼 만한 식품입니다.

시중에는 인공 감미료를 넣지 않아도 너무나 달고 맛있는 과일들이 많습니다. 과일은 당뇨병환자에게 간식으로 어떨까요? 과일은 섬유질, 비타민, 무기질 등 좋은 영양소가 풍부하고, 항산화 성분, 파이토 케미컬도 많이 들어 있어서 심혈관 질환 예방 효과도 있습니다. 그렇지만 이러한 장점에도 불구하고 과일 자체가 대부분 단당류로 이루어져 있기 때문에 지나치게 많은 양을 먹으면 혈당을 급격하게 상승시킵니다. 그러므로 과일의 섭취량을 적절히 제한하는 것이 중요합니다.

'당뇨병환자이니 과일을 무조건 먹지 말아야 한다'는 근거는 부족합니다. 오히려 적절한 과일 섭취는 영양 면에서도 좋습니다. 그러나 혈당 조절을 잘 하기 위해서는 과일의 먹는 횟수를 조절하고, 적정량을 섭취해야 합니다.

적정 과일 섭취량을 살펴본 여러 연구에서, 하루에 200g의 과일을 섭취했을 때 2형 당뇨병 예방 효과가 가장 좋았다는 결과가 있었

■적정 과일 섭취량

종류	1회 분량
귤	작은 것 2개
사과	1/2개
바나나	1/2개
포도	10알
방울토마토	15~20알
수박	손바닥 크기 한 쪽

습니다. 1회 분량으로는 열량 50kcal, 당 질량 12g 정도로 제한하고, 하루에 1~2회 정도 섭취하는 것이 하루 적정 과일량이라고 생각하면 됩니다. 그 양은 한 번에 본인 한 주먹 안에 쏙 들어갈 정도입니다. 예를 들어 귤은 작은 것 2개 정도가 1회 분량, 사과는 1/2개, 바나나 1/2개, 포도는 10알 정도, 방울토마토는 15~20알 정도가 1회 분량입니다. 수박은 당도가 높으므로 손바닥 크기 한 조각이 1회 분량입니다.

과일은 갈아먹는 것보다 원과 그대로 먹는 것이 좋습니다. 과일을 갈게 되면 섬유질이 분쇄되면서 섬유소의 기능이 약해지고, 씹는 과정이 생략되어 소화와 흡수가 더 빨라집니다. 그 결과, 혈당 상승 속도도 더욱 빨라질 수 있습니다. 그러므로 과일은 갈아 먹지 말고, 귀찮아도 꼭꼭 씹어 먹는 것이 가장 좋습니다.

닥터K의 꿀팁

당뇨병환자의 간식은 먹는 타이밍, 종류, 양 모두 중요합니다. 식사와 식사 사이 4시간 정도 공복일 때, 당지수가 낮은 건강한 간식으로 적절량을 먹어야 합니다. 과일은 한 주먹 안에 들어갈 정도의 양을 하루 두 번까지 먹을 수 있습니다. 단, 과일은 갈아 먹지 말고 그대로 먹도록 합시다.

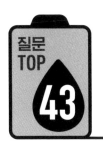

여주와 돼지감자가 진짜 효과가 있나요?

질문 TOP 43

▶ **저자 직강 동영상 강의로 이해 쑥쑥**
QR코드를 스캔하셔서 동영상 강의를 보시고
이 칼럼을 읽으시면 훨씬 이해가 잘됩니다!

여주

돼지감자

천연 인슐린이라고 불리는 여주에는 펩티드-P(P-인슐린) 라는 성분이 들어 있습니다. 펩티드-P는 인슐린의 유사물질로, 인슐린과 매우 흡사한 역할을 합니다. 이 성분은 실제로 간에서 포도당이 연소하는 것을 돕고 포도당이 체내에서 재합성되는 것을 막아줌으로써 혈당 수치를 낮추는 효능이 있습니다.

여주에는 사포닌계 알칼로이드 성분인 모모르데신이라는 성분도 들어 있습니다. 이는 콜레스테롤의 합성을 억제하고, 혈당과 혈압을 낮추는 데 도움을 줍니다.

여주에는 카란틴(charantin)이라는 성분도 많이 들어 있습니다. 카란틴은 췌장 내에 있는 베타세포라는 인슐린을 만들어 내는 세포를 활성화시켜서 췌장 기능을 활성화시키고, 췌장세포가 손상된 부분

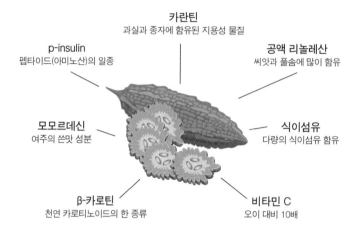

■ 여주에 함유되어 있는 성분들

카란틴
과실과 종자에 함유된 지용성 물질

p-insulin
펩타이드(아미노산)의 일종

공액 리놀레산
씨앗과 풀솜에 많이 함유

모모르데신
여주의 쓴맛 성분

식이섬유
다량의 식이섬유 함유

β-카로틴
천연 카로티노이드의 한 종류

비타민 C
오이 대비 10배

도 일부 회복시켜준다는 보고들이 있습니다.

이 3가지(P-인슐린, 모모르데신, 카란틴) 성분 덕분에 여주는 '식물성 인슐린'으로 불리면서 당뇨에 도움을 주는 식품으로 흔히 여겨지고 있습니다.

당뇨에 도움이 된다는 것 외에도 여주에는 100g당 120mg의 비타민 C가 들어 있는데, 이는 오이의 10배, 레몬의 5배 정도로 풍부한 양으로 항산화 작용을 해 피로 회복에 도움을 줍니다. 또한 여주 속 베타카로틴 성분은 체내에서 비타민 A로 바뀌어서 눈의 피로, 시력 저하, 노안 등에 도움을 주기도 합니다. 공액 리놀레산이라는 성분도 함유되어 있는데, 이는 지방의 연소를 촉진시켜 다이어트에 좋으며, 특히 열이 많은 체질의 사람에게 더 효과적이라고 알려져 있습니다. 여주의 풍부한 칼륨 성분은 이뇨 작용을 활발하게 해 나트륨의 배출을 돕고 붓기를 빠지게 하기도 합니다.

이렇게만 들으면 '여주는 만능 식품인가' 하는 생각이 들 수도 있습니다. 그렇지만 여주가 가장 크게 문제가 될 수 있는 부분은 바로 '효과에 대한 검증의 부족'입니다. 여주의 다양한 효능들에 대한 동물 실험 논문은 쉽게 확인할 수 있는 데 비해서 사람을 대상으로 한 임상 연구 사례가 부족하고, 몇몇 실험에 대한 결과 또한 일관성이 없기 때문에 보편적으로 이용하는 데 적합한가에 대해서는 논란의 여지가 있습니다.

메타분석을 해도 유의미한 결과가 도출되지 않고 있습니다. 또한 당뇨병 경구 약제와 비교 실험에서도 여주가 기존의 약제를 대체할 만한 효과를 보이지 않았으며, 비용 대비 효능 면에서도 비효율적이라는 결론이 있었습니다.

그리고 여주는 섭취를 주의해야 하는 경우들이 존재합니다. 칼륨 함량이 매우 높기 때문에 칼륨 섭취에 제한이 필요한 만성 콩팥병 환자는 먹으면 안 됩니다. 또한 당뇨약 복용 및 인슐린을 투여하고 있거나, 고지혈증약·고혈압약 등 여러 가지 약을 복용하고 있는 환자에게는 약물 상호 작용을 일으킬 수 있어서 여주 섭취를 권장하지 않습니다.

그렇지만 아직 당뇨약을 복약할 단계가 아닌 단순 비만 환자나 당뇨 전단계 환자에게는 여주의 자연 인슐린 역할이 어느 정도 도움이 될 수 있습니다. 그래도 너무 다량을 한꺼번에 먹지는 말고, 직접 말린 손가락 크기의 작은 조각 4~5개를 물 1.5L에 끓여서 성분을 우려 먹는 정도로만 가끔씩 먹는 것이 좋겠습니다.

다음으로 돼지감자에 대해 살펴보겠습니다. 돼지감자에 있는 이눌린이라는 성분은 천연 인슐린이라고 알려져 있습니다. 하지만 이눌린은 일종의 탄수화물, 즉 당분으로 인슐린과는 전혀 상관없는 일종의 식이섬유이자 다당류 탄수화물입니다.

가끔 광고를 통해 돼지감자의 효능을 접하고는, 이눌린이 인슐린과 동일한 것이라고 오해해 '돼지감자가 인슐린이나 당뇨약을 대체할 수 있다'고 생각하는 경우가 있습니다. 그러나 이러한 생각과 행동은 당뇨병에 큰 악영향을 끼칠 수 있습니다. 만약 이 이눌린이 정말로 천연 인슐린이라고 가정한다고 해도, 이것을 먹으면 위장에서 다 소화가 되어버리기 때문에 인슐린 효과가 나타날 수 없습니다.

■ 돼지감자

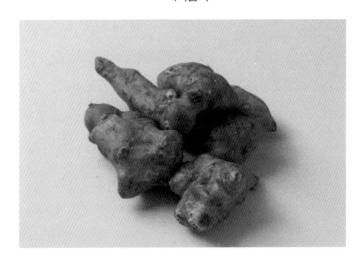

또한 인슐린을 더 많이 나오게 하거나 췌장의 능력을 올려주는 기능도 없습니다. 즉 돼지감자의 이눌린이라는 성분은 인슐린의 대체재가 될 수 없다는 것입니다.

돼지감자는 실제로 100g당 15g의 당질을 포함하고 있는데, 이는 생각보다 높은 수치입니다. 대한당뇨병학회에서 발표한 내용에 따르면, 돼지감자를 먹는다고 해서 혈당이 직접적으로 낮아지는 것은 아니며, 올바르게 섭취하기 위해서는 전체 식사의 열량과 당질까지 계산해서 섭취해야 합니다.

다시 말해, 비슷한 무게의 감자, 고구마 등 다른 식품들에 비해서 상대적으로 혈당을 적게 올릴 수는 있지만 그 자체가 혈당을 떨어트리는 작용은 없다는 말입니다. 또한 돼지감자는 칼륨 함량이 100g당 630mg으로 감자나 고구마에 비해 고칼륨 식품이어서 만성 콩팥병 환자는 섭취를 피하는 것이 좋습니다.

그렇다고 돼지감자가 당뇨병환자에게 아무런 도움을 주지 않는 것은 아닙니다. 돼지감자의 주성분인 이눌린은 보통의 전분이나 설탕과는 다르게 사람의 소화 효소에 의해 소화되지 않고 장에 사는 미생물에 의해 발효되듯이 소화가 되는 특징이 있습니다. 같은 탄수화물이라도 포만감을 더 많이 주고 흡수가 늦게 되기 때문에, 같은 양을 먹는다면 밥이나 감자나 고구마를 먹는 것보다 혈낭이 적게 천천히 올라가게 됩니다.

또한 돼지감자는 배변 기능을 촉진시켜주기도 하며, 인체에서 거의 흡수가 되지 않기 때문에 장으로 들어온 지방과 당을 흡착해서

흡수가 덜 되게 합니다. 그래서 고지혈증과 당뇨병 예방에 있어서 보조적인 효과가 있습니다. 결론적으로 이눌린 자체에 혈당을 떨어 트리는 기능은 없지만, 이러한 보조적인 효능은 있다는 것을 구분해 서 생각해야 합니다.

즉 돼지감자는 여주의 경우와는 조금 다릅니다. 돼지감자는 당 을 올리고 칼로리가 있는 '식품'으로 취급을 하는 것이 맞습니다. 가 끔 돼지감자를 말려서 차로 만들어 먹는 분들이 있는데, 돼지감자는 말리면 수분이 제거되면서 이눌린 성분이 농축되어 전체 성분의 약 58%를 차지하게 됩니다. 이눌린은 수용성이기 때문에 물에 잘 녹 아, 차로 섭취하는 것이 이눌린을 효과적으로 섭취할 수 있는 방법 중 하나입니다.

다만 여기서 주의해야 할 점은, 돼지감자는 적기는 하지만 그 자체 에 포함된 당질이 있어서 혈당을 상승시키기 때문에 우리가 평상시처 럼 식단을 짜서 매일 식사를 한 후 물처럼 돼지감자 달인 물을 먹는다 면 오히려 혈당을 더 끌어올리는 상황을 만들 수 있다는 것입니다.

■ 돼지감자 활용 메뉴

용도	활용 메뉴
냉채, 샐러드	돼지감자 냉채, 돼지감자 샐러드
조림, 찜	돼지감자 조림, 갈비찜
김치	돼지감자 물김치, 깍두기
기타	시루떡, 돼지감자 차

그러므로 밥, 감자, 고구마, 빵 등 다른 탄수화물 음식을 먹을 때 양을 덜고, 대체품으로 돼지감자를 섭취하는 것이 좋습니다. 예를 들어 이 표처럼 돼지감자 조림, 깍두기, 생으로 먹는 등 음식으로서 다른 탄수화물 식품을 대체해서 반찬 등으로 만들어 먹는 것이 가장 좋은 방법입니다.

닥터K의 꿀팁

여주에는 펩티드-P 성분이 있어 천연 인슐린과 유사한 작용을 한다고 하지만, 아직 연구자료가 부족하므로 당뇨약을 대신할 순 없습니다. 그러므로 여주는 당뇨 전단계에서 차로 만들어 마시는 정도로만 활용해야 합니다. 또한 돼지감자의 이눌린 성분은 탄수화물의 일종이니, 돼지감자를 먹는다고 해서 당이 떨어지진 않습니다. 같은 무게의 감자와 고구마보다는 혈당을 덜 올리므로 돼지감자를 요리해 먹는 정도는 괜찮습니다.

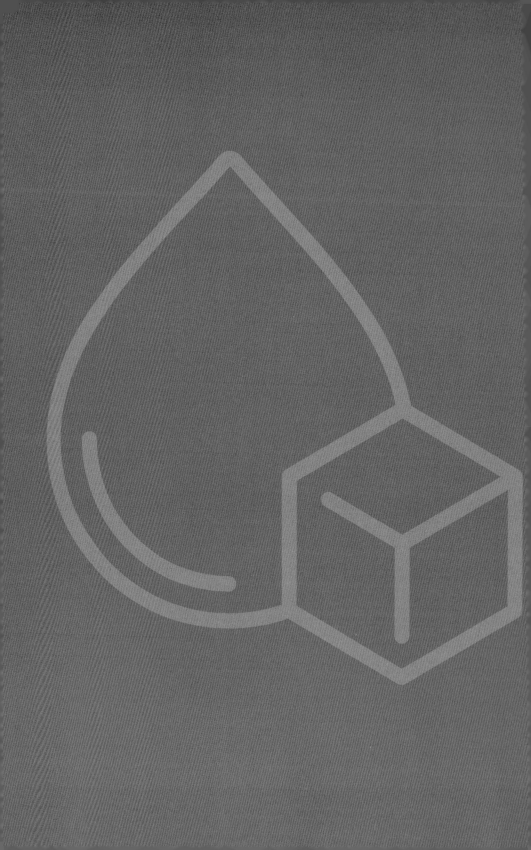

CHAPTER 6

당뇨환자가 가장 궁금해하는
운동법과 주의사항

운동은 당뇨 관리의 중요한 요소로, 혈당 조절과 전반적인 건강에 큰 도움을 줍니다. 식전 운동보다는 식후 운동을 추천하며, 유산소 운동과 근력 운동을 함께 병행하면 더욱 효과적입니다. 운동 전후에는 저혈당 발생에 대비해 간단한 간식을 준비하세요. 시간이 부족하더라도 생활 속 운동을 실천하는 것이 중요하며, 계절에 따라 적절한 운동법을 조정해 안전하게 진행해야 합니다. 작은 노력이라도 꾸준히 이어가면 혈당 관리에 큰 변화를 가져올 수 있습니다!

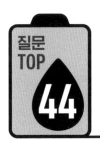

혈당 관리를 위한
운동 원칙이 따로 있나요?

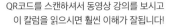
▶ 저자 직강 동영상 강의로 이해 쏙쏙

QR코드를 스캔하셔서 동영상 강의를 보시고
이 칼럼을 읽으시면 훨씬 이해가 잘됩니다!

　　당뇨병환자의 운동은 비당뇨인의 운동보다 더욱 중요한 의미를 가집니다. ADA(American Diabetes Association)라는 정말 유명한 당뇨병 학회에서 2021년 새로 개정 발표한 당뇨 지침을 참조해서 설명하도록 하겠습니다.

　　우선 당뇨병환자에게 있어 운동이란 단순히 신체 활력을 위한 것이 아니라 가장 중요한 '치료' 중 하나입니다. 왜냐하면 당뇨병환자에게 운동은 크게 다음과 같은 6가지 효과를 갖기 때문입니다.

　　첫째, 혈당이 감소되어 전체 체내 세포들의 인슐린 저항성이 호전되는 효과가 있습니다. 둘째, 혈압을 떨어뜨리는 효과가 있습니다. 셋째, 지질 대사 개선, 즉 고지혈증, 이상지질혈증, 콜레스테롤이 호전되기 때문에 말초혈관의 동맥경화가 호전되어 결국 심뇌혈관 질환의 위험률과 발생률이 감소됩니다. 넷째, 지방 및 체중 감소 효과로 인슐린 저항성이 호전됩니다. 다섯째, 근육 전체량의 증가로 운동중과 운동 후 근육의 당 사용이 증가되어서 신체 전체의 당 대사가 개선되고, 운동 후 인슐린 감수성이 증가됩니다. 여섯째, 심폐기능 향상으로 심부전의 위험도가 감소됩니다. 이렇게 크게 6가지의 효과들로 인해 결과적으로 당뇨병의 합병증 발생 위험이 감소되고, 심뇌혈관 질환의 발생률과 위험률 및 전반적인 전체 사망률도 감소됩니다.

특히 중요한 점은, 체중변화가 없더라도 운동을 하는 것 자체만으로 좋은 효과를 볼 수 있다는 것입니다. 하루 30분의 유산소 운동을 꾸준히 8주간 시행한 당뇨병환자의 경우, 체중의 변화가 없는 경우에도 평균 0.66% 이상의 당화혈색소 감소를 보였다는 연구 결과가 있었습니다. 각종 합병증이 발생한 당뇨병환자의 사망률 감소에도 운동이 효과를 보였는데, 특히 신장 관련 합병증이 발생한 당뇨병환자를 평균 10년간 추적관찰을 했더니, 신체 활동량과 운동량이 증가할수록 심뇌혈관계 질환으로 인한 사망률이 감소했다는 결과도 있었습니다. 이처럼 여러 논문들과 근거들로 2021년 당뇨병학회 ADA 지침에서는 '당뇨병환자의 치료에 있어서 일상적 신체활동 이상, 즉 운동을 하는 것이 필수적'이라고 결론지었습니다.

그렇다면 어떤 운동을 얼마나 해야 할까요? 우선 운동 시간에 대해 살펴보죠. 하루에 최소 30분에서 60분 사이, 그리고 1주일에는 총 150분 이상을 권장하고 있습니다. 운동은 가능하면 매일 하는 것이 가장 좋으며, 최소한 주 3회는 해야 합니다. 특히 2일 이상 운동을 쉬지 않아야 하는데, 그 이유는 1회 유산소 운동이 가져오는 인슐린 감수성 개선 효과가 최소 24시간에서 최대 72시간까지만 지속되기 때문입니다. 이 시간이 지나면 운동의 효과가 사라지므로 꾸준히 운동을 이어가야 합니다.

이때 운동의 강도는 중강도(moderate) 이상의 운동을 추천하고 있습니다. 여기서 중강도 운동이란 운동을 할 때 심장박동수가 최대 심박수의 64~74% 정도 되는 강도를 의미하는데, 계산식은 '최대 심박수(회/분)=(220-나이)'입니다. 예를 들어 나이가 40세인 사람의 최대 심박수는 '(220-40=180)'으로 계산해 180(회/분)이 되어야 한다는 것이고, 그에 따른 중강도 운동 시의 심박수는 115~133회(최대 심박수의 64~74%)가 되어야 합니다. 평균적인 보통 사람의 경우에 빨리 걷기, 자전거, 수영, 적당한 속도의 조깅 같은 운동들이 중강도 운동에 해당됩니다.

이러한 중강도의 유산소 운동을 하루에 30분에서 60분을 매일같이 하는 것이 가장 좋습니다. 정말 시간이 안 난다면, 최소 일주일에 3회는 꼭 해야 합니다. 그리고 이렇게 유산소 운동만 할 것이 아니라, 건강상 특별한 제한이 없다면, 주 2회 이상의 프리 웨이트나 웨이트 기구를 사용한 무거운 저항 운동(근력 운동)을 꼭 해야 한다고 권장하고 있습니다. 이때 큰 근육군을 포함하는 종류의 근력 운동을 적어도 5가지는 해야 하며, 한 가지 운동당 1세트 이상, 즉 10개에서 30개 정도를 꼭 해야 합니다.

'큰 근육근을 포함하는 근력 운동'이라고 해서 너무 어렵게만 생각할 필요는 없습니다. 스쿼트만 하더라도 일반 스쿼트, 다리를 넓게 벌리는 와이드 스쿼트, 뛰면서 하는 점프 스쿼트 등 여러 가지 형태가 있습니다. 헬스장에 굳이 가지 않더라도 간단히 아령만으로도 집에서 충분히 할 수 있습니다.

결론적으로, 빨리 걷기, 조깅, 계단 오르기, 수영 등의 유산소 운동을 매일 30~60분씩, 최소 주 3회, 가능하면 매일 하는 것이 좋습니다. 그리고 근력 운동은 적어도 주 2회 이상, 대근육을 포함한 5가지 운동을 1세트 이상씩 할 수 있도록 노력해보시길 바랍니다.

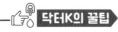

닥터K의 꿀팁

당뇨병환자에게 운동은 선택사항이 아니라 '생명줄'입니다. 체중감량을 하지 않아도 운동 자체만으로도 효과가 좋습니다. 유산소 운동은 매일 30~60분, 최소 1주일에 3회는 해야 합니다. 대근육 근력 운동은 5종 1세트 이상, 최소 1주일에 2회씩 해야 합니다.

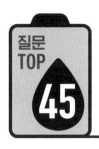

식전 운동과 식후 운동 중에서
어느 쪽이 더 좋은가요?

당뇨병환자에게는 운동을 하면 안 되는 순간이 존재합니다. 하루 중에서도 이 3가지 순간엔 운동을 피하는 것이 좋습니다.

그 첫 번째는 식전, 특히 아침 공복일 때입니다. 공복 운동은 체지방 감소에 효과가 좋습니다. 그렇지만 당뇨병환자에게 공복 운동은 저혈당 위험 때문에 피해야 합니다. 특히나 인슐린을 맞거나, 설폰요소제 같은 특정 당뇨약을 복용중인 환자들은 식전 운동은 하지 않는 것이 좋습니다.

두 번째는 잠들기 2~3시간 전입니다. 취침하기 전에 운동을 하면 흥분 상태가 되어서 교감 신경이 지나치게 활성화되기 때문에 숙면에 이르는 데 방해가 됩니다. 적어도 취침 3~4시간 전까지는 운동을 마쳐야 숙면에 악영향을 끼치지 않습니다.

세 번째는 새벽 시간입니다. 새벽에는 밤 동안 잠들었던 몸의 생체리듬을 회복시키는 성장 호르몬 등의 여러 호르몬 수치가 상승하는데, 새벽에 운동을 하면 이러한 호르몬의 반응 작용으로 혈당이 불규칙하게 변하게 됩니다. 저녁 이후로 공복 상태가 길어진 경우에는 저혈당 위험도 높습니다.

그렇다면 이런 순간들을 피해서 당뇨병환자들은 언제 운동을 하는 것이 좋을까요? 아침, 저녁 관계없이 가장 좋은 것은 '매 식후 30분'에 하는 운동입니다. 식사 후 혈당이 가장 높아지는 시기는 '식후' 30분~1시간 사이의 시간입니다. 여기서 '식후'는 식사가 모두 끝나고 난 후 30분이 지났을 때입니다. 예를 들어, 식사 시간이 20분이었다면 숟가락을 들기 시작한 순간부터 계산해 식사 시간 20분에 추가로 30분이 지난 시점이 운동을 시작하기에 가장 적합한 시간인 것입니다.

식후 30분~1시간에 혈당이 가파르게 상승하는 것을 '혈당 스파이크(spike)'라고 하는데, 식후 30분에 하는 운동이 이런 혈당 스파이크를 완만하게 만들 수 있습니다. 이러한 운동습관들이 지속된다면 평균 혈당과 당화혈색소가 호전될 수 있습니다.

식후 30분~1시간 사이 운동은 당뇨병환자뿐만 아니라 비당뇨인에게도 효과가 좋습니다. 특히 대근육을 쓰는 스쿼트 같은 허벅지 운동을 하면, 혈당의 30~50%가 빠르게 허벅지 근육으로 흡수되어 에너지로 바로 사용됩니다. 이로 인해 혈당이 효율적으로 소모되어 혈당 수치가 효과적으로 떨어지게 됩니다.

만약 매 식후마다 운동을 하기 힘들다면, 식후 산책이라도 좋습니다. 적어도 식후 30분(숟가락 들기 시작한 후 1시간)에 10~20분 산책이라도 하면, 혈당 스파이크를 줄일 수 있습니다. 평균적으로 저녁 식사량이 가장 많기 때문에 저녁 식후 운동은 필수적입니다. 아침·점심 식후는 운동을 못할지라도 저녁에는 꼭 틈을 내서 운동을 해야 합니다.

가장 이상적인 것은 오후 5~6시에는 퇴근해서, 6시에 바로 식사를 하고, 7~8시까지 운동을 한 후, 11시에 취침하는 것입니다. 만약 일이 늦게 끝나 퇴근 시간이 저녁 8시가 된다면, 5~6시 사이에 계란 2개 정도로 간단하고 건강한 간식을 챙겨 먹는 것이 좋습니다. 또한 집으로 가는 지하철이나 버스에서 한두 정거장 먼저 내려 빠르게 걸어가거나, 아파트에 도착했을 때 엘리베이터 대신 계단을 이용하는 습관을 들이는 것도 효과적입니다. 이렇게 조금이라도 운동을 생활의 습관으로 만들면 조금이라도 혈당이 더 좋아지는 것을 발견할 수 있을 것입니다.

닥터K의 꿀팁

당뇨병환자에게 식전 운동은 저혈당 위험 때문에 피해야 합니다. 식사를 마친 후 30분~1시간 사이의 운동이 혈당 스파이크 호전에 가장 좋습니다. 생활 속에서 조금이라도 운동을 실천합시다.

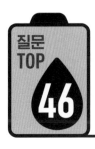

질문
TOP
46

유산소 운동과 근력 운동 중
어느 쪽이 더 좋을까요?

운동은 유산소 운동과 근력 운동, 이렇게 크게 2가지가 있습니다.

유산소 운동은 주로 전신을 사용해 움직이는 운동이고, 당뇨병환자의 경우 하루 30~60분씩, 1주일에 최소 3회, 총 150분은 하도록 권장하고 있고, 매일 하는 것이 가장 좋습니다. 유산소 운동의 종류로는 흔히 걷기, 달리기, 자전거, 등산, 수영 등이 포함됩니다. 빠르게 걷기, 계단 오르기 등도 유산소 운동의 일종이라 할 수 있는데, 이러한 운동을 하면 심장과 폐의 기능이 좋아지고, 긴 시간 에너지를 소비할 수 있어서 혈당 조절에 좋습니다.

근력 운동은 '저항성 운동'이라고도 부르는데, 건강상 특별한 문제가 없다면 일주일에 적어도 2~3회 이상 하도록 권유하고 있습니다. 이는 근육에 일정하게 과부하를 주는 운동으로, 내가 가진 근력

보다 조금씩 더 무거운 무게로 운동을 해야 효과가 있습니다. 헬스장에서 하는 각종 기구 운동이나 아령 운동, 스쿼트, 윗몸 일으키기 등이 근력 운동에 해당됩니다.

근력 운동을 하면 근육량이 늘어나면서 근육이 사용하는 전체 포도당의 양이 증가해 혈당 조절에 도움이 됩니다. 또한 장기간 봤을 때 근력 운동을 꾸준히 하면 근육량이 늘어나서, 같은 유산소 운동이나 일상생활을 하더라도 기초 대사량 및 열량 소비량이 늘어납니다.

유산소 운동은 지방 분해에 탁월한 효과가 있고, 근력 운동은 근력의 생성과 기초 대사량 증가, 열량 소비량 증가에 매우 좋습니다. 중요한 점은 유산소든 근력이든 어떤 운동을 하든지 간에, 혈당은 감소하고 '인슐린 감수성'이 증가한다는 것입니다. 인슐린 감수성은 세포가 인슐린에 반응하는 능력을 의미하는데, 감수성이 높아지면 건강한 상태가 되어 적은 양의 인슐린으로도 혈당 조절이 잘 됩니다. 대한당뇨병학회 연구에 따르면 '주당 150분씩 최소 8주간 유산소 운동을 했을 때 당화혈색소, 공복혈당이 모두 호전되었다'는 결과가 있습니다. 주당 90분 이상 최소 6주간 근력 운동을 했을 때도 공복혈당, 당화혈색소가 호전되는 것이 확인되었습니다.

그리고 2가지 운동을 복합적으로 할 때 가장 좋은 결과를 보였습니다. 유산소 운동과 근력 운동을 동시에 진행했을 때 공복혈당과 식후혈당이 크게 개선되며, 콜레스테롤, 중성지방, 체중도 훨씬 더 개선되었습니다. 근력 운동과 유산소 운동 중 무엇을 먼저 하건 그 순서는 큰 관계가 없으나, 근력 운동이 좀 더 근력의 소모가 크므로 근력 운동 후에 유산소 운동을 하는 것이 좋습니다.

2가지 운동을 다 하는 것이 좋지만, 항상 중요한 것은 '개인의 상태에 맞춘 운동'입니다. 만약 당뇨병환자이면서 비만인 경우 체중 때문에 무릎이 아픈 상황이라면, 너무 무리가 되지 않는 가벼운 걷기, 자전거, 수영 등 유산소 운동부터 시작하는 것이 지방 소모에 도움이 될 것입니다. 이렇게 하다가 체중이 조금씩 빠지고 무릎이 어느 정도 호전된 후에 근력 운동을 추가하면 됩니다.

마른 당뇨병환자이고 살이 너무 빠질까봐 걱정이라서 운동을 못하는 경우도 있습니다. 그럴 때는 유산소 운동보다는 근력 운동을 시도해보는 것이 좋겠습니다.

다만 운동을 전혀 하지 않던 사람이 근력 운동을 할 경우 심폐기능에 무리가 될 수 있고, 관절이 약하거나 유연하지 않은 상태로는 다칠 위험도 있습니다. 따라서 운동 시작 전에 빠르게 걷기와 같은 간단한 유산소 운동을 약 10분 정도 실시해 심폐 기능을 활성화시켜야 합니다. 이후 스트레칭을 통해 관절의 가동성을 충분히 확보한 이후 가벼운 아령을 사용하는 근력 운동부터 하면 좋겠습니다.

닥터K의 꿀팁

당뇨병환자는 유산소 운동과 근력 운동을 둘 다 해야 합니다. 유산소 운동은 지방분해에 좋습니다. 그리고 근력 운동은 근력 향상, 기초대사량 향상, 열량 소모 효율 향상에 좋습니다.

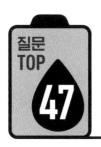

당뇨환자가 운동을 할 때
조심해야 하는 게 있나요?

당뇨병환자는 운동을 할 때 2가지를 각별히 조심해야 합니다.

첫 번째로 조심해야 할 것은 저혈당입니다. 당뇨약 중 설폰요소제를 복용하거나, 인슐린을 맞는 환자가 갑자기 아무런 대비 없이 운동을 하면 지나치게 혈당이 떨어질 수 있습니다. 그래서 운동을 하는 시점과 지속 시간을 잘 지켜야 합니다.

식전에 운동을 하면 안 되고, 꼭 식후 30분~1시간이 지난 후에 운동을 해야 합니다. 그리고 운동을 너무 오래 할 경우에는, 저혈당 예방을 위해서 운동 전이나 중간에 탄수화물을 추가 섭취해야 합니다. 평상시의 칼로리 섭취와 비교해서 더 과한 운동을 했다면 운동 후 24시간까지 칼로리 섭취량을 늘려주어야 합니다.

만약 운동할 때 저혈당 증상이 한두 번 있었다면, 그 순간 당분을 섭취하면 해결이 됩니다. 그러나 매번 운동을 할 때마다 그 증상이 계속된다면 이 원인을 찾아 해결해야 합니다. 운동과 식사 사이의 간격과 타이밍이 문제일 수도 있고, 본인 몸의 상태에서 소화할 수 없는 과한 운동을 격렬하게 했다든가, 혹은 운동을 너무 긴 시간 습관적으로 해서 발생한 문제일 수 있습니다. 혹은 운동을 열심히 해서 체중 감량이 되고 신체 여러 지표가 개선되는 등 신체 상태가 많이 좋아져서 당뇨약을 줄여야 하는 상황일 수도 있습니다. 따라서 당이 너무 계속 떨어지면 반드시 주치의와 상담을 해야 합니다. 운동할 때 저혈당 증상이 오면 심하게 어지럽고 쓰러질 수도 있기 때문에 꼭 조심해야 합니다.

두 번째는 당뇨 합병증이 있는 경우입니다. 당뇨병 때문에 망막병증이 생겨 눈이 안 좋거나, 콩팥에서 단백뇨가 나오거나, 말초신경병증, 자율신경병증 등 합병증이 있는 경우에는 운동할 때 조심해야 합니다. 앞서 여러 번 당뇨병환자의 운동 권유 사항에 대해 설명할 때 '특별한 건강상 문제가 없다면' 저항성 근력 운동을 해도 된다고 했는데, 여기서 언급한 '건강 문제' 중 하나가 당뇨 합병증의 경우들입니다.

우선, 당뇨 망막병증이 있어 눈이 안 좋은 경우에 갑자기 격렬한 운동을 시작하면 망막 출혈이나 망막 박리가 일어날 수 있습니다. 그래서 어느 정도 강도의 운동을 해도 될지에 대해 안과에서 상담을 받은 후에 운동을 시작해야 합니다.

그리고 당뇨병환자에게 발생하기 쉬운 심혈관계 합병증, 특히나 그중에서도 협심증이 있는 경우에 격렬한 운동을 아무런 준비 없이 시작하면 스트레스로 인해 심근경색이 갑자기 발생할 수도 있습니다. 그러므로 절대 혼자서 근력 운동을 무작정 시작해서는 안 되며, 운동부하검사 등의 검사로 심혈관 기능에 대한 평가를 받은 후 운동을 시작해야 합니다.

■ 운동 전에 운동부하검사가 필요한 경우

• 35세 이상

• 유병 기간: 1형 당뇨는 15년 초과, 2형 당뇨는 10년 초과 시에

• 미세혈관합병증의 존재(망막병증, 알부민뇨, 콩팥병증)

• 심혈관 질환의 다른 위험인자 존재

• 말초동맥 질환의 여부

• 자율신경병증의 여부

위의 내용은 운동 전 운동부하검사가 필요한 경우를 정리해놓은 것입니다. 나에게 2~3가지 이상이 해당된다면, 꼭 평가를 받은 후 근력 운동을 시작해야 합니다.

눈이나 콩팥은 괜찮지만 말초신경병증이 있는 경우에도 정말 조심해야 합니다. 말초신경병증이란 손끝, 발끝 등 신체의 끝 부위 감각이 둔해지는 것입니다. 통증이 있어도 잘 못 느낄 수 있기 때문에 잘 다치게 되고, 다쳐도 모르고 있다가 뒤늦게 상처가 악화되어 발견되기도 합니다. 그래서 본인의 손발 감각이 살짝 둔해졌거나 평상

시 손발 끝이 저린 환자들의 경우엔 체중 부하가 실리는 빨리 걷기, 조깅, 계단 오르기 같은 운동은 다칠 수 있기 때문에 주의해야 합니다. 체중 부하가 없는 고정된 실내 자전거나 수영, 아쿠아로빅, 혹은 언제든 발끝을 확인할 수 있는 요가, 필라테스 같은 실내 운동이 좋습니다. 또한 운동이 끝난 후에는 항상 손끝과 발끝 상태를 점검하는 습관을 가져야 합니다.

닥터K의 꿀팁

당뇨병환자는 운동 시 조심해야 할 것이 2가지 있습니다. 첫 번째로 저혈당의 발생을 조심해야 합니다. 두 번째로는 당뇨 합병증 중 망막병증, 심혈관 합병증일 때는 안과에서 운동부하검사로 평가를 받은 후 운동을 시작해야 합니다. 또한 말초신경병증일 때는 운동이 끝난 후 손끝과 발끝을 항상 조심해야 합니다.

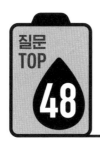

질문
TOP
48

운동할 시간이 없는데, 어떻게 해야 하나요?

당뇨병환자에게 가장 좋은 것은 '매 식후 운동'입니다. 매 식사 후 30분~1시간에 시작해서 30~90분 정도 운동을 지속하는 것이 권장됩니다. 이때는 빠르게 오른 혈당을 소모하기 위해서 유산소 운동부터 시작하는 것이 좋습니다. 빠르게 걷기 정도가 적절하고, 20~30분 정도 빠르게 걸은 후에 30~60분 정도 근력 운동을 해도 좋습니다. 아직 근력 운동이 어렵다면 유산소 운동을 쭉 이어서 해도 좋습니다.

그렇지만 실제로 이렇게 매 식후 운동을 하기는 정말 쉽지 않습니다. 하루 중 가장 중요한 운동 시점을 딱 한 번만 고르자면 '저녁 식후'일 것입니다. 왜냐하면 대부분의 사람들이 저녁 식사를 가장 푸짐하게 먹고, 식후에 특별히 활동을 하지 않고 쉬다가 잠드는 경우가 많기 때문입니다. 그러므로 '하루 한 번은 꼭 운동을 하겠다' 고 결심을 하고서, 저녁 식사 끝난 후 30분 이후에 운동을 시작해서 30~120분 정도 지속하면 됩니다.

운동의 종류는 무엇을 하든 좋습니다. 유산소 운동은 매일 반드시 하는 것이 좋고, 근력 운동은 일주일에 2~3번 이상 하는 것이 좋습니다.

그렇지만 이렇게 저녁 식사 후 시간내기조차 힘들다면, 어떻게 해야 할까요? 일상생활 속에서 할 수 있는 운동을 찾아야 합니다. 생활 속에서 몸을 움직일 수 있는 방법을 찾아서 조금이라도 실천하면, 우리 몸은 조금이라도 더 칼로리를 쓰게 됩니다. 5가지 방법을 소개해드리겠습니다.

첫째, 이동 습관부터 바꿔보는 것이 좋습니다. 편리한 자가용 대신에 좀 힘들어도 지하철이나 버스를 이용해보고, 가능하다면 목적지까지 걷거나 자전거를 이용해도 좋습니다. 출근할 때, 혹은 귀가할 때 목적지에서 한두 정거장 먼저 내려서 걷는 것도 좋습니다. 한결 가벼워진 몸을 확인할 수 있을 것입니다.

둘째, 걷는 것이 싫다면, 아파트 계단이라도 걸어야 합니다. 아파트 계단 걷기를 할 때 주의할 점은 올라가는 것은 몇 계단을 올라가도 좋지만 내려가는 것은 무릎이 상할 수 있으므로 가급적 피하는 것이 좋습니다. 계단 걷기는 심폐기능을 강화시키고, 전체 근육의 30% 이상을 차지하는 허벅지 근육을 강화시켜줍니다. 이렇게 강화된 근육이 무릎 관절을 지켜주어서 무릎 통증이 있었던 사람들은 고통이 덜 해지고, 만성 관절염의 발병도 예방할 수 있습니다. 그리고 계단 걷기는 단순 걷기와 비교해 1.5배 이상의 칼로리를 소모하기에 체중 관리 및 비만 예방에도 효과적입니다.

셋째, 잠깐의 틈새 시간을 활용해야 합니다. 점심 시간이 1시간이라면, 식사 후에 시간이 조금이라도 남습니다. 물론 식후 30분(식사 시작 후 60분)을 맞추려면 시간이 안 맞지만, 시간이 없다면 식사 직후라도 좋으니 천천히 산책이나 스트레칭을 하는 것이 좋습니다. 이렇게 간단히 몸을 움직이는 것만으로도 식후 찾아오는 졸음, 즉 식곤증을 예방할 수 있습니다. 식후에 잠들게 되면 섭취한 칼로리가 고스란히 저장되기 때문에 식후 취침은 반드시 피해야 합니다.

넷째, 핸드폰 사용량을 줄이는 것이 좋습니다. 요즘 대부분의 사람들은 구부정한 자세로 핸드폰을 사용하는 시간이 너무 길어졌습니다. 목적 없이 소파나 침대에 누워 동영상을 보는 게 일상이 된 분도 많습니다. 핸드폰을 볼 때는 런닝머신이나 실내자전거 등 안전한 실내 운동을 하면서 보는 것이 좋습니다. 만약 여의치 않다면, 집 안에서 걸어다니기라도 하면서 핸드폰을 보는 것이 가만히 누워서 핸드폰을 보는 것보다 낫습니다.

다섯째, 집 안에만 있는 생활방식을 바꿔야 합니다. 나이가 듦에 따라 인간관계는 점점 제한적이 됩니다. 밖에서 만날 사람이 없다고 해서 실내 위주의 생활을 하면, 신체 활동량도 줄어들고 햇빛을 많이 못 쬐기 때문에 비타민 D가 부족해지고 활력이 저하되며 우울증까지 생길 수 있습니다. 또한 그러한 생활이 길어질수록 다른 사람들과의 소통에 점점 더 어려움을 겪고, 그러다 보면 또다시 실내 생활만 고집하게 되는 악순환이 발생합니다.

그러므로 다른 사람들과 함께 집 밖에서 즐길 수 있는 탁구, 테니스, 골프 등의 운동을 하거나 에어로빅 학원, 바둑 학원 등을 다니면서 새로운 취미를 가져보는 것도 좋습니다. 평상시 화분을 키우던 분들이 정원에 나가 텃밭을 가꾸면 활동량을 늘리고 수확의 기쁨도 누릴 수 있습니다. 그리고 반려동물을 키우는 분들은 다른 가족 구성원에게 산책을 맡기기보다 본인이 산책 담당이 되어보는 것도 좋을 것입니다.

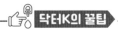
닥터K의 꿀팁

운동할 시간이 없다면 5가지를 실천해야 합니다. '평상시 이동 습관을 바꾸기, 엘리베이터를 타지 말고 항상 계단을 이용하기, 틈새 시간을 활용하기, 핸드폰 사용량을 줄이기, 집 안에만 있는 생활방식을 바꾸기.'

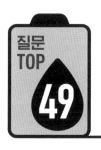

운동할 때 계절에 따라
주의해야 할 사항이 있나요?

운동할 때 계절에 따라 주의해야 할 것들이 있습니다.

우선, 무더운 여름철에 운동을 할 때는 기온이 가장 높은 시간대인 오후 1~3시 사이는 피하는 것이 좋습니다. 이 시간대는 점심 식사 직후라서 저혈당 위험은 적지만, 심한 더위로 인해서 탈수가 생겨 저혈압이 발생할 수 있기 때문입니다. 그래서 한낮보다는 기온이 좀 떨어지는 아침 식후나 저녁 식후에 운동하는 것이 좋습니다. 그렇지만 저녁 9시 이후 늦은 시간에 운동을 한다면, 운동할 때는 모르다가 수면 후 저혈당에 빠질 수도 있기 때문에 너무 늦은 시간은 피하는 것이 좋습니다.

또한 무더운 여름철에는 땀 배출이 잘 안 되는 옷, 모자 등은 피하는 것이 좋으며, 운동 중간이나 운동 전후로 간단한 간식을 먹는 것이 좋습니다. 그리고 운동 전후 전체적으로 충분히 수분을 섭취해야 탈수를 예방할 수 있습니다.

그리고 추운 한겨울에 운동을 한다면, 기온이 너무 낮은 이른 새벽이나 밤에 야외에서 하는 운동은 피하는 것이 좋습니다. 특히 겨울의 새벽~아침 시간대에는 여름과 다르게 어두컴컴해서 피아식별이 힘든 경우가 많기 때문에 조심해야 합니다. 저녁 시간대도 조금만 늦으면 빠르게 어두워지기 때문에, 당뇨병성 망막병증이 있는 경우 시야 확보가 힘들어서 부딪히고 넘어져서 다칠 수가 있습니다. 말초신경병증까지 병발된 경우에는 말초의 감각이 둔하기 때문에 다쳐도 잘 모르는 경우가 많아서 상처가 잘 아물지 않는 당뇨병환자에게는 치명적일 수 있습니다.

또한 겨울엔 새벽과 밤 시간대에 기온이 떨어지면, 관절이 굳어있고 근육도 이완되지 못한 상태인데 이때 갑자기 운동을 격하게 하면 관절과 근육에 부담이 될 수 있고, 심장에도 무리가 갈 수 있습니다. 그래서 겨울에는 점심 식사 후 밝은 낮 시간대에 햇빛을 충분히 받으면서 운동하는 것이 부상을 예방하고, 근육·관절·심장에 가는 부담을 줄일 수 있습니다.

만약 겨울에 시간이 너무 안 나서 새벽~밤 시간대에 운동을 해야 한다면, 추위를 예방하기 위해 얇은 옷을 여러 겹 입어 따뜻하게 유지할 수 있도록 해야 하고, 충분한 준비 운동으로 몸을 풀어준 후 저강도의 운동부터 시작해 서서히 강도를 올려서 몸에 무리가 가지 않도록 해야 합니다. 운동을 마친 후에도, 마무리 스트레칭을 꼭 해서 관절과 근육이 이완될 수 있도록 해야 합니다.

이렇게 너무 더운 여름, 너무 추운 겨울에는 조심해야 할 것들이 있음을 기억하고, 항상 운동 전후에 준비 운동과 스트레칭을 필수적으로 해야 합니다. 또한 포도당 캔디 같은 저혈당 예방용 간식을 항상 가지고 다니는 것이 좋습니다.

닥터K의 꿀팁

여름에는 아침 식후, 저녁 식후에 운동하는 것이 좋고 겨울에는 점심 식후에 운동하는 것이 좋습니다. 너무 덥거나, 너무 춥고 어두운 시간대는 운동을 피해야 합니다. 그리고 운동 전후에는 꼭 준비 운동과 마무리 운동을 실시해서 몸을 풀어줘야 합니다.

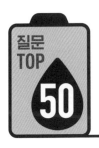

질문
TOP
50

운동할 때 생길 수 있는 저혈당은 어떻게 대비해야 하나요?

운동할 때 충분한 준비가 되어 있지 않으면 저혈당에 빠질 수 있습니다. 저혈당을 피하기 위해서는 지켜야 할 몇 가지 주의사항들이 있습니다.

첫째, 운동은 식사 후 30분~3시간 사이에 시작하는 것이 가장 좋습니다. 특히 식후 30~90분은 혈당이 가장 많이 상승하는 시기로, 이때 운동을 하면 혈당 조절에 효과적인 타이밍이 됩니다. 그러나 식사 후 시간이 많이 지나 3~4시간 후에 운동을 시작하고 이를 오랫동안 지속하면 혈당이 과도하게 떨어질 위험이 있습니다. 따라서 식사 후 시간이 오래 지난 경우에는 운동 시간을 1시간 이내로 제한하고, 운동이 끝난 후에는 간단한 간식이나 다음 식사를 바로 섭취하는 것이 바람직합니다.

둘째, 운동의 강도를 서서히 올리고, 운동 시간도 서서히 늘려야 합니다. 운동을 한 지 얼마 안 된 상태에서 신체가 대비되어 있지 않을 때 갑자기 고강도의 운동을 하거나 너무 긴 시간 운동을 하면 몸이 지치고 스트레스를 받을 뿐 아니라 부상의 위험도 있을 수 있고, 저혈당에 대한 대비도 안 된 상태입니다. 그러므로 계획을 세워서 천천히 운동의 강도와 시간을 늘려 몸이 적응할 수 있는 시간을 줘야 갑작스러운 혈당 저하를 피할 수 있습니다.

셋째, 만약 식사 시간과 관계없이 운동을 한다면 운동 전 혈당을 꼭 확인해야 저혈당을 피할 수 있습니다. 항상 식사 이후에 운동을 한다면 가장 좋겠지만, 그러지 못한다면 혈당을 확인해서 100mg/dl 보다 낮으면 탄수화물이 포함된 간식을 미리 섭취한 후에 운동을 시작해야 합니다.

넷째, 운동할 때 항상 간식과 가벼운 음료수를 챙겨야 합니다. 당뇨병환자는 혈당의 예상치 못한 갑작스럽고 불규칙한 변화에 대비해야 합니다. 그래서 항상 하던 운동을 하더라도, 몸의 상태에 따라 갑작스러운 저혈당이 발생할 수 있다는 것을 기억하고, 운동할 때는 항상 간식과 가벼운 음료수를 챙겨서 불상사를 막아야 합니다.

다섯째, 만약 운동을 규칙적인 시간에 정해진 시간만큼 하는데도 혈당이 계속 뚝뚝 떨어진다면 운동 전 인슐린이나 약의 용량을 줄여야 합니다. 그런데 이 부분은 환자 본인이 임의로 조절하면 안 됩니다. 저혈당은 현재 복용중인 약이나 인슐린의 종류, 양이 안 맞아서 생기는 문제일 수도 있지만 운동을 꾸준히 해서 환자의 몸 상태가 좋아져도 발생할 수 있는 일이므로 운동 시 저혈당이 너무 잦다면 꼭 주치의와 상담을 통해 제대로 된 원인을 파악해야 합니다.

실제로 미국당뇨병학회에서는 저강도 운동을 30분간 할 때는 기존의 인슐린 용량에서 25%를 감량하고, 중강도 운동 30분 시에는 50%를 감량해서 맞도록 권고하고 있습니다. 그렇지만 이것은 본인의 현재 당 조절 정도, 투약중인 인슐린 종류, 투약하는 시간 및 운동하는 시점과 운동 시간에 따라 조절의 폭이 큽니다. 그러므로 임의로 판단하지 말고 주치의와의 상담이 꼭 필요합니다.

또한 추가적인 주의사항으로, 운동 직전에 근육량과 혈류량이 많은 부위에 인슐린을 맞으면 흡수가 빨라져서 저혈당 위험이 커지므로 팔이나 허벅지를 피하고 복부에 맞는 것이 좋습니다.

여섯째, 혈당이 조절되지 않는 환자는 저혈당뿐만 아니라 고혈당까지 조심해야 합니다. 혈당이 400~500mg/dl 이상으로 조절되지 않는 고혈당 상태에서 운동을 하면, 당뇨병성 케톤산증 같은 고혈당 합병증이 급작스럽게 발생하고 의식을 잃으면서 부상이 발생할 수 있습니다. 평상시 고혈당이 심했던 상태이므로 운동으로 인한 혈당의 저하가 발생할 때 상대적 저혈당 증상을 느낄 수 있습니다. 그러므로 운동 전에 혈당을 꼭 측정하고, 만약 혈당이 너무 높을 때는 운동을 해서는 안 됩니다. 이때는 운동보다 병원을 방문하는 것이 급선무입니다.

일곱째, 운동이 끝난 직후의 혈당을 확인하는 습관을 길러야 합니다. 운동 전후로 혈당의 변화폭이 너무 큰지, 운동 후 혈당이 심하게 떨어지는지 등을 확인해서 만에 하나 발생할 수 있는 저혈당 사태를 피하는 것이 좋습니다.

주의사항 7가지를 지키며 운동을 실천한다면, 혈당 조절뿐만 아니라 전반적인 건강 개선에도 큰 도움이 될 것입니다. 결국 자신의 상태를 정확히 파악한 후에 안전하고 효과적인 운동 계획을 세우는 것이 당뇨병 관리를 위한 최선의 방법입니다.

닥터K의 꿀팁

운동을 할 때는 항상 저혈당을 조심해야 합니다. 저혈당을 조심하는 방법 7가지는 다음과 같습니다. '식후 30분~3시간 사이 운동하기, 운동 강도와 운동 시간을 서서히 늘리기, 운동 직전 혈당이 100mg/dl 이하 시 간식 챙겨 먹기, 운동 시 항상 가벼운 간식과 음료수를 챙기기, 운동 전 인슐린과 약의 용량을 줄이기, 고혈당 상태에서는 운동하지 않기, 운동이 끝난 직후 혈당 확인하기.'

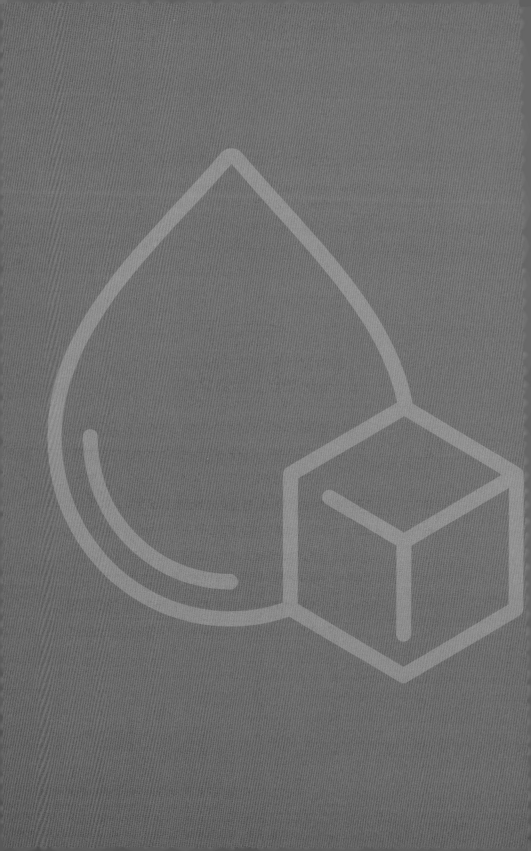

CHAPTER 7

당뇨환자가 가장 궁금해하는
당뇨 합병증의 모든 것

당뇨병은 급성 합병증과 만성 합병증을 유발할 수 있습니다. 급성 합병증으로는 저혈당이나 고혈당성 혼수 등이 있고, 만성 합병증으로는 망막병증, 콩팥병증, 말초신경병증이 있습니다. 이로 인해 시력 상실, 투석, 손발 저림, 소화 장애, 발기부전, 요실금 등이 발생할 수 있습니다. 또한 당뇨발은 심하면 발을 절단해야 할 수도 있으니 주의해야 합니다. 심혈관 질환의 위험도 높아지며, 염증이 더 잘 생길 수도 있습니다. 꾸준한 혈당 관리와 생활 습관 개선으로 합병증을 예방하거나 진행을 늦출 수 있으니, 적극적인 관리가 중요합니다!

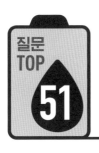

당뇨의 급성 합병증에는
어떤 것들이 있나요?

당뇨 합병증은 크게 급성 합병증과 만성 합병증으로 나눌 수 있습니다. 여기서는 급성 합병증에 대해 살펴보겠습니다.

급성 합병증은 보통 혈당 조절이 안 되는 당뇨병환자에게 발생합니다. 당뇨약이나 인슐린을 갑자기 중단한 상황, 고령이어서 체내 수분량이 감소하거나 수분섭취가 부족한 상황, 외상·감염 같은 심한 스트레스 상황에서 발생합니다.

급성 합병증은 당뇨병성 케톤산증(DKA, Diabetic KetoAcidosis)과 고혈당성 고삼투압 증후군(HHS, Hyperglycemic hyperosmolar syndrome)으로 나뉩니다. 2가지 모두 혈당이 잘 조절되지 않는 당뇨병환자가 수분이 결핍되는 상황일 때 발생한다는 공통점이 있습니다.

당뇨병성 케톤산증은 '65세 이하, 1형 당뇨병환자에서 갑자기 발생하는 구역, 구토, 복통, 의식 장애' 등의 증상이 특징적입니다. 평균 혈당은 250~600mg/dl이며, 수분 결핍 상태에서 급격한 고혈당 악화로 인해 케톤산이 혈액으로 과다 방출되어, 심한 산성 상태의 케톤산증이 됩니다. 심한 경우 의식을 잃고, 적절한 치료를 받지 못하면 뇌부종에 이르러 사망할 수도 있습니다.

그러므로 당뇨병성 케톤산증은 첫 8시간 동안 어떻게 치료하느냐가 가장 중요합니다. 수분 부족과 고혈당 상태는 수액 공급과 인슐린 투여로 신속하게 해결해야 합니다.

고혈당성 고삼투압 증후군은 주로 65세 이상 고령의 2형 당뇨병 환자에게 생깁니다. 일반적으로 서서히 진행되며, 구강건조가 악화되고 피부 탄력이 감소하며, 안구 함몰, 저혈압, 빈맥 등 탈수 증상이 나타납니다. 심한 경우에는 의식 장애나 경련 같은 증상까지 동반될 수 있습니다.

이러한 신경 증상이 당뇨병성 케톤산증보다 더 심각한 형태로 빠르게 발생합니다. 이때 극심한 탈수가 일어나면서 혈당이 600~1200mg/dl까지 치솟는데, 체내 수분을 빠르게 회복하는 것이 필수적입니다. 케톤산증보다 심한 탈수 상태이기 때문에 평균 9~10L 이상의 수분 공급이 신속하게 이루어져야 합니다. 의식 회복 여부를 치료 효과 판정의 기준으로 보는데, 예후가 상당히 좋지 않은 편이다 보니 사망률이 거의 20%에 육박합니다.

당뇨병성 케톤산증과 고혈당성 고삼투압 증후군 모두 혈당이 조절되지 않는 당뇨병환자에게서 발생하는 급성 합병증입니다. 그러므로 가장 중요한 것은 혈당을 철저히 관리하고, 평상시에 탈수를 예방하기 위해 충분한 수분 섭취를 실천하는 것입니다. 당뇨환자들은 혈당 관리에 집중하다가 수분 섭취를 소홀히 할 때도 있습니다. 그러나 수분 보충은 혈당 조절만큼 중요한 요소이므로 반드시 잊지 말고 신경 써야 합니다.

닥터K의 꿀팁

당뇨 급성 합병증, 당뇨병성 케톤산증, 고혈당성 고삼투압 증후군 등 당뇨 합병증을 조심해야 합니다. 혈당이 조절되지 않는 당뇨는 '항상' '정말' 위험하기 때문입니다.

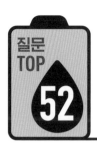

당뇨의 만성 합병증에는
어떤 것들이 있나요?

당뇨의 만성 합병증에는 미세혈관 합병증과 대혈관 합병증이 있습니다. 미세혈관 합병증은 망막병증, 콩팥병증, 말초신경병증으로 나눌 수 있고, 대혈관 합병증에는 관상동맥(심장혈관), 뇌혈관, 말초혈관 질환 등이 있습니다.

이러한 만성 합병증 발생의 시작은 지속된 고혈당 상태에서 유발됩니다. 고혈당이란 몸 전체의 당이 높은 상태를 말하는 것으로, 혈관 내부와 조직세포 내부에도 혈당이 증가한 상태입니다.

혈관은 내피세포로 둘러싸여 있어서, 수축과 이완을 반복해 혈액의 흐름과 혈압을 조절합니다. 그런데 고혈당으로 혈관 내부의 당분들이 많아지면, 당분이 혈관 벽의 내피세포에 끈적하게 늘어붙으면서 내피세포가 제 기능을 하지 못합니다. 또한 세포 내의 증가된 혈당이 조직에 쌓이면서 돌이킬 수 없는 조직손상이 발생하고, 당이 넘쳐도 쓰일 데가 없으니 솔비톨(sorbitol)이라는 독성 성분으로 변화해 세포를 파괴시킵니다. 활성화된 산소가 독성으로 작용하게 되면서 여러 단백질과 콜라겐 등 조직을 이루는 요소들이 변성되고, 혈관 투과성을 증가시키면서 이상 혈관의 생성을 증가시키고 혈관을 막히게 합니다.

우리 몸에는 혈관과 신경들이 전신에 분포되어 있습니다. 그런데 높은 혈당 상태가 지속되면서 혈관을 상하고 막히게 만들다 보니, 이와 연관된 장기와 신경에 각종 합병증이 나타나게 됩니다. 그래서 눈의 혈관이 손상되어 막히거나 비정상적인 혈관이 생기면 망막병증이 발생하고, 콩팥 혈관에 이상이 생기면 콩팥병증이 발생하는 것입니다.

또한 손가락 끝, 발가락 끝 등의 말초혈관이 중심부 혈관보다 얇아, 다른 곳보다 염증에 의해 쉽게 막히고 손상될 가능성이 높습니다. 이러한 손끝과 발끝의 신경 손상으로 인해 말초신경병증이 생기게 됩니다.

얇은 말초혈관의 미세혈관 합병증부터 시작해 점점 큰 혈관들도 문제가 발생하는데, 바로 이것이 대혈관 합병증입니다. 대혈관 합병증은 고혈당 이외에 이상지질혈증, 고혈압 및 인슐린 저항성 등 여러 가지 요소가 합쳐져서 발생합니다.

이상지질혈증으로 인해 지방산이 간, 근육, 심장, 내피세포 등으로 전달되어 중성지방 및 각종 지질 침착물들이 조직에 쌓이게 됩니다. 이런 여러 요소들이 합쳐져서 당뇨병환자의 동맥경화는 조기에 여러 혈관들을 한꺼번에 빠르게 침범하는 경향이 있습니다. 그 결과 심장 혈관을 침범하면 협심증, 심근경색, 급성 심장마비 등이 발생하게 되고, 뇌혈관을 침범하면 뇌경색이 발생하게 됩니다.

손끝 발끝뿐만 아니라 하지로 내려가는 장딴지동맥 같은 큰 혈관을 침범하기 시작하면서 혈액 순환이 원활하지 않아 손발이 차고 아프고 저리는 증상이 나타납니다. 그러면서 실제 하지로 내려가는 동맥의 맥박이 약해지고, 결국 정상적으로 걷지 못하고 절뚝거리게 되는 간헐적 파행 증상이 일어납니다.

또한 고혈당의 합병증으로 악화된 동맥경화로 인해 혈액 공급이 제대로 이루어지지 않으면서 한 번 다치면 잘 아물지 않기 때문에 사지 말단 부위의 궤양 및 감염이 자주 발생합니다. 이런 증상이 여러 번 반복되다 보면 당뇨병성 족부병변, 즉 '당뇨발'로 이어질 수 있습니다.

당뇨발은 당뇨병환자의 15~25%나 발생하는 합병증인데, 이 중에 14~24%는 결국 다리를 절단하게 됩니다. 말초신경병증 때문에 말초의 감각이 둔한 상태에서 상처가 자꾸 반복되고 방치되다가 말초혈관 질환 때문에 신체 말단으로 혈액공급이 잘 되지 않아서 결국 발끝부터 썩어 들어가게 되는 것입니다.

당뇨는 여러 합병증들 때문에 전신 건강에 큰 영향을 미치는 무서운 병일 수밖에 없습니다. 특히 방치하거나 관리가 제대로 이루어지지 않으면 당뇨발처럼 심각한 합병증으로 이어질 수 있어 환자와 가족 모두에게 큰 고통을 줄 수 있습니다.

하지만 이러한 합병증은 적절한 관리와 예방을 통해 충분히 줄일 수 있습니다. 다음 질문에서는 이런 합병증을 예방할 수 있는 방법에 대해 알아보도록 하겠습니다.

닥터K의 꿀팁

당뇨 만성 합병증은 미세혈관 합병증인 신장병증, 망막병증, 말초신경병증과 대혈관 합병증인 심혈관, 뇌혈관, 말초혈관 질환 합병증으로 나뉩니다. 그리고 이 2가지가 합쳐져서 나타나는 것이 당뇨발입니다.

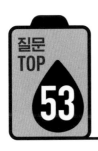

당뇨 합병증은 흔한가요?
미리 예방할 수는 없나요?

2015년 대한당뇨병학회가 발표한 보고서에 따르면 '2형 당뇨병이 있는 사람은 비당뇨인에 비해 혈관 질환 발생 위험이 훨씬 더 높다'는 결과가 있었습니다. 미세혈관 합병증인 콩팥병증, 망막병증, 말초신경병증, 이 3가지 중 한 가지 이상을 앓는 환자는 50%에 달할 정도로 많았습니다. 특히 15%는 망막병증을 앓고 있고, 1.2%는 말기 콩팥병증을 앓을 정도로 신장 상태가 악화된 상태였습니다. 또한 대혈관 합병증인 뇌혈관 질환은 비당뇨인에 비해 4.8배나 많았고, 심혈관 질환은 4.2배가 많았습니다.

그렇다면 생각보다 너무나 흔하고 무서운 이 당뇨 합병증의 위험에서 벗어날 수는 없을까요? 평소에 다음과 같은 사항들을 잘 관리한다면 가능합니다.

당뇨 합병증의 위험에서 벗어나는 가장 효과적인 방법은 합병증을 발생하게 하는 위험인자들을 관리하는 것입니다. 이 위험인자들이 바로 혈당, 혈압, 지질입니다. 혈당 관리는 기본이고, 혈압과 LDL콜레스테롤, 중성지방의 수치까지 반드시 조절해야 합니다.

당뇨병은 단독으로 발생하는 경우가 드물고, 고혈압과 이상지질혈증이 동반되는 경우가 많습니다. 또한 당뇨병만으로 시작하더라도, 당뇨병의 발생 기전 때문에 고혈압과 이상지질혈증이 함께 나타날 수밖에 없습니다. 그러므로 합병증을 예방하기 위해 이 수치들을 열심히 조절해야 하는데, 당화혈색소는 6.5% 미만, 혈압은 140/85mmHg 미만(만성 콩팥 질환, 심혈관 질환 동반 시 130/80mmHg 미만), LDL콜레스테롤은 100mg/dl 미만(만성 콩팥 질환, 심혈관 질환 동반 시 70mg/dl 미만)까지 조절해야 합니다.

DCCT(Diabetes Control & Complications Trial)에서 철저한 혈당 조절군(Hba1c 7.3%)과 일반적인 치료군(Hba1c 9.1%)을 비교했을 때, 철저한 혈당 조절군에서 망막병증은 47% 감소했고, 시력 손실은 7.7년 늦게

■ 당뇨병의 조절 목표

당화혈색소	<6.5%
혈압	<140/85mmHg
	<130/80mmHg (만성 콩팥 질환, 심혈관 질환 동반 시)
LDL콜레스테롤	<100mg/dl
	<70mg/dl (만성 콩팥 질환, 심혈관 질환 동반 시)

발생했습니다. 또한 콩팥이 상하기 시작할 때 발생하는 미세 알부민 뇨가 39% 감소했고, 콩팥병증은 54% 감소했으며, 말기 콩팥병증으로 투석을 해야 하는 시기도 5.8년 늦게 연장되었습니다. 말초신경 병증도 60% 감소했고, 당뇨발로 인한 하지 절단의 시기도 평균 5~6년 지연되었습니다.

전체적으로 따져봤을 때 심각한 미세혈관 합병증들이 평균 15.3년 늦게 발생했으며, 평균 수명은 5.1년 연장되었습니다. 그래서 DCCT 연구에서는 '당화혈색소를 최대한 정상화하는 것'을 치료 목표로 잡도록 권장했습니다.

그리고 DCCT 연구의 연장선인 EDIC(Epidemiology of Diabetes Interventions and Complications) 연구에서 철저한 혈당 조절을 18년간 추적관찰해보니 심근경색, 협심증 등의 심혈관 합병증이 42~57% 감소했다는 결과가 있었습니다. 자율신경병증, 심장 자율신경병증, 방광기능 장애, 성기능 장애 등 다른 합병증도 감소했습니다.

UKPDS(UK Prospective Diabetes Study) 연구에서는 당화혈색소가 1%씩 감소할수록 미세혈관 합병증이 35%씩 감소했다는 보고가 있었습니다. 철저한 혈당 조절이 심혈관 질환 발생률과 전체 사망률을 감소시켰으며, 철저한 혈압 조절은 미세혈관 합병증과 대혈관 합병증을 모두 크게 감소시켰다는 결과도 있었습니다. 그래서 UKPDS 연구에서는 혈당 조절 이상으로 혈압 조절이 중요함을 강조했습니다.

결론적으로, 이러한 대규모 연구결과들을 바탕으로 우리가 알 수 있는 것은 고혈당의 지속기간, 심한 정도와 합병증의 발생이 비례한다는 것이었습니다. 그러므로 당뇨병이 잘 조절되지 않을수록 합병증이 생길 확률은 그만큼 더 높아지며, 반대로 당뇨병 조절이 잘 이루어진다면 합병증이 생길 확률은 그만큼 줄어들게 되는 것입니다. 철저한 혈당 조절은 1형 당뇨와 2형 당뇨를 가리지 않고 모두 다 효과가 있었으며, 혈당 조절뿐만 아니라 혈압 조절도 매우 중요하다는 것을 기억해야 합니다.

닥터K의 꿀팁

합병증의 발생과 악화에 가장 영향을 미치는 것은 고혈당의 지속기간과 심한 정도이며, 혈압 조절도 그에 못지않게 중요합니다. 당뇨병 조절이 잘 이루어져야 합병증이 생길 확률이 줄어든다는 것을 명심하기 바랍니다.

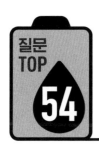

당뇨 합병증이 무서운데,
안 생기게 할 수는 없나요?

    당뇨 합병증의 가장 무서운 점은, 당뇨병이 진행성 질환이기 때문에 결국 누구에게나 합병증은 발생할 수밖에 없다는 것입니다. 합병증이 무섭다는 사람들이 많지만, 막상 당뇨병은 증상이 별로 없고 합병증도 바로 나타나는 것이 아니기 때문에 남의 일로 생각하는 경우가 많습니다. 그러나 일단 당뇨병이 생겼다면 합병증은 언젠가는 생길 수밖에 없고, 절대 피할 수 없다는 것을 기억해야 합니다.

    다만 중요한 것은 '이 합병증이 곧 생기느냐, 아니면 5년, 10년, 20년 후에 생기느냐'의 차이일 뿐입니다. 여기서 이 차이는 고혈당 상태로 지낸 기간과 반비례합니다. 즉 조절되지 않는 고혈당 상태 기간이 길면 길수록 합병증 발생까지의 시간이 짧아지는 것입니다.

    특히 젊고 건강한 나이에 당뇨병을 진단받은 후 별다른 증상이 없다는 이유로 약도 먹지 않고 관리도 소홀히 하며 방심하는 분들이 있습니다. 이렇게 혈당이 제대로 조절되지 않는 기간 동안 우리의 혈관은 서서히 손상이 진행되고 있습니다. 뒤늦게 혈당이 조절되더라도, 고혈당이었던 순간들은 우리 혈관에 없어지지 않는 염증과 독성으로 흉터처럼 남아 있게 됩니다.

젊은 나이에 비만으로 당뇨가 생긴 경우에는, 진단 초기에 적극적으로 체중을 감량하고 꾸준히 운동하며 올바른 식습관을 가진다면 정상 혈당으로 회복될 수 있습니다. 그리고 정상 BMI, 정상 체지방 분포가 되도록 몸을 만든 이후 건강한 생활을 유지한다면 당뇨병의 완치까지도 바라볼 수 있습니다.

외래에서 당뇨병을 처음 진단받고 우울해하는 환자분들에게 항상 들려드리는 말이 있습니다. 당뇨병은 발병한 지 5~10년이 지난 후 진단받는 경우가 대부분이지만, 발병 기간이 오래되었다 할지라도 환자 본인이 마음먹고 정상 체중, 정상 체지방까지 몸을 만들어 유지하면 정말 병이 사라질 수도 있다는 사실입니다. 왜냐하면 10~20kg 체중을 감량한 상태의 몸은 더 이상 당뇨병 상태의 몸이 아니라 완전히 변화된 새로운 몸이기 때문입니다. 당뇨병은 완치될 수 있고, 실제로 그렇게 완치 판정을 받은 분들이 있습니다.

물론 당뇨병에 '완치'라는 표현은 무리일 수 있습니다. 다시 처음처럼 체중이 늘면 어김없이 재발하기 때문입니다. 그렇지만 꾸준한 관리와 정기적인 점검을 한다면, 사실상 '완치' 상태를 유지하며 생활할 수 있습니다.

그렇기 때문에 처음 당뇨병을 진단받았다면, 초기 관리를 소홀히 하고 방치해서는 절대 안 됩니다. 뒤늦게 합병증이 생기고 나서 그제서야 열심히 치료해보려고 노력하지만, 이미 그 단계에서는 손을 쓸 수 없는 상태인 경우가 많습니다. 그리고 췌장의 인슐린 분비 기능은 어느 정도 이상 한계를 넘어 악화되면 이전의 건강한 상태로 돌아오지 않습니다. 게다가 당뇨병을 진단받은 시점에서 이미 췌장은 정상 상태의 50~60%까지 기능이 떨어져 있습니다. 그러니 젊은 환자일수록 췌장 기능 악화 속도가 빠르기 때문에 이를 최대한 늦출 수 있도록 열심히 초기 관리에 힘써야 합니다.

결론적으로 당뇨 합병증은 누구에게나 결국은 발생할 수밖에 없다는 것을 기억하고, 당뇨병을 진단받은 이후로는 고혈당 상태에서 벗어나기 위해 열심히 노력해야 합니다. 처방받은 약도 잘 먹고, 식이조절과 운동까지 최선을 다해야 합니다. 그렇게 열심히 하다 보면, 신체가 점차 회복해 당뇨병에서 벗어나 어느새 '완치' 상태가 될 수도 있습니다.

닥터K의 꿀팁

당뇨 합병증은 누구에게나, 언젠가는 오기 마련입니다. 고혈당 상태가 길어질수록 합병증이 빨리 옵니다. 그러므로 고혈당 상태에서 벗어나기 위해 노력하면 당뇨병은 완치될 수도 있습니다.

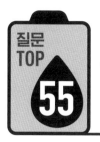

질문 TOP 55

당뇨병성 망막병증은 어떤 병이죠?
진짜 실명이 될 수도 있나요?

▶ **저자 직강 동영상 강의로 이해 쑥쑥**
QR코드를 스캔하셔서 동영상 강의를 보시고
이 칼럼을 읽으시면 훨씬 이해가 잘됩니다!

당뇨병성 망막병증은 실명의 가장 큰 원인입니다. 당뇨병환자는 비당뇨인에 비해 실명 위험이 25배나 높습니다. 일반적인 2형 당뇨병환자의 경우, 진단 시점에서 이미 당뇨가 시작된 지 5~10년이 지난 상태인 경우가 많습니다. 따라서 이 시점에는 이미 합병증이 진행된 경우도 흔히 발견됩니다.

실제 새롭게 당뇨병을 진단받은 환자의 20%에서 망막병증이 함께 진단됩니다. 그리고 당뇨병은 진행형 질환이기 때문에 시간이 지남에 따라 합병증은 발생할 수밖에 없고, 20년 후에는 50~80%의 환자에게 망막병증이 발생하게 됩니다. 결국 전체 당뇨병환자의 85% 이상에서 망막병증이 발생하는 것입니다. 10명 중 8~9명에서는 발생할 수밖에 없다는 것입니다. 이렇게 발생률이 높은데 자신에게 망막병증이 있는지 확실히 아는 당뇨병환자가 얼마나 될까요?

망막병증 여부를 판단하려면 우선 '안저 검사'를 받아야 합니다. 당뇨병을 처음 진단받을 때 검사를 받고, 이후 매년 정기적으로 검사를 받아야 합니다. 그런데 대부분 이런 검사의 필요성 자체를 모르고 있습니다. 우리나라 당뇨병환자 중 망막병증의 유병률은 약 10~15%로 알려져 있습니다. 그러나 많은 환자가 검사의 필요성을 모르고 검사를 받지 않기 때문에 이들은 통계에 포함되지 않은 수치라고 생각됩니다. 실제로는 더 많은 수의 환자가 있을 것으로 보입니다. 그렇기 때문에 지금까지 검사를 안 받으셨다면, 꼭 안과나 가까운 검진센터에 가서 안저 검사를 꼭 받아봐야 합니다.

그렇다면 이 망막병증은 어떻게 발생하는 것일까요? 망막은 우리 눈의 검은자 안쪽에 위치한 신경 조직으로, 물체의 상이 망막에 맺히면 시신경을 통해 정보가 뇌로 전달됩니다. 이 신경 조직이 제 기능을 다하고 유지하기 위해 망막에는 많은 혈관들이 발달되어 있습니다. 당뇨병은 혈관에 문제가 생기는 병이므로 당뇨가 악화될수록 눈 안쪽의 미세한 얇은 모세혈관부터 막히기 시작합니다. 혈관이 막히면 우리의 눈은 이 상태를 극복하기 위해 급히 새로운 혈관들을 만들어냅니다. 제대로 형성될 시간이 없이 급히 만들어지다 보니, 이러한 신생 혈관들은 완벽하게 형성되지 못해 약하고 잘 터져서 출혈이 발생하기도 쉽습니다.

이러한 일련의 과정을 단계별로 설명하면, 처음에는 비증식성(소수의 혈관이 막혀서 새로운 혈관까지는 형성되지 않는 상태)에서 증식성(이상 신생 혈관들의 증식이 시작되는 상태)으로 진행하게 되는 것이고, 그러다 증식된 혈관이 터지면 망막이 분리되어 시력을 잃는 실명 단계에 이르게 됩니다. 비증식성 단계에서는 혈당 조절을 통해 악화를 예방해야 하고, 증식성 단계가 되면 언제든 실명이 발생할 수 있기 때문에 즉각적으로 광범위한 안과치료가 필요합니다.

망막병증의 진행은 매우 작은 미세혈관에서부터 시작되기 때문에 초기에는 증상이 거의 없습니다. 병이 상당히 진행되고 나서도, 중심 시력을 담당하고 망막 중심에 위치한 1mm 크기의 황반이라는 곳을 침범하지 않으면 증상을 느끼지 못하는 경우가 많습니다. 망막은 아무리 상해도 피가 나거나 통증이 없기 때문에 오로지 안저 검사를 통해서만 확인이 가능합니다. 따라서 정기적인 안과 검진이 꼭 필요합니다.

닥터K의 꿀팁

당뇨병환자는 첫 진단 시에 안저 검사가 필수이고, 1년에 한 번은 안과 검진도 필수입니다. 증식성 단계에서는 실명이 언제든 발생할 수 있습니다. 초기 증상이 전혀 없으므로 조심 또 조심해야 합니다.

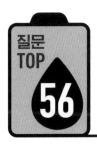

당뇨환자에게 망막병증 외에
눈에 생기는 병이 더 있나요?

당뇨병환자의 경우 망막병증 외에 눈에 생기는 질환들이 더 있습니다. 대표적인 것이 바로 백내장인데, 고령에서만 생기는 질환으로 알고 있는 사람들이 많습니다. 그러나 당뇨병환자는 40세 이하의 비교적 젊은 나이에서도 비당뇨인에 비해 백내장 발생률이 약 5배정도나 더 높습니다. 백내장이 고혈당에 의해 빠른 속도로 악화되기 때문입니다.

녹내장의 발생도 증가하는데, 당뇨병으로 인해 발생하는 녹내장은 일반 녹내장에 비해 예후가 좋지 않습니다. 시력 약화, 실명에 이르는 비율이 훨씬 높습니다.

고혈당 상태가 지속되어 시력과 관련된 뇌신경이나 시신경 자체에 장기간 영향을 미치는 경우도 많습니다. 이때는 사물이 2개로 보이는 복시, 사물이 계속 흐릿하게 보이는 현상, 양쪽 바깥쪽의 시야가 소실되는 마비 사시 등이 발생할 수 있습니다. 또한 각막에도 염증이 잘 생기고, 마비성 각막염이 생기기도 합니다.

그렇다면 당뇨병으로 인해 유발될 수 있는 안질환들을 예방하려면 어떻게 해야 할까요? 당뇨병성 안질환들은 치료가 힘든 경우가 많기 때문에 오직 '예방'이 답입니다. 철저한 혈당 및 혈압 조절이 필수입니다.

당뇨병성 망막병증은 당뇨병의 유병기간 및 혈당 조절 정도에 따라 악화 여부가 결정됩니다. 일부 위험인자가 있을 때는 망막병증의 위험성이 더 증가하는데, 고혈압이나 이상지질혈증이 동반되었거나 흡연하는 경우가 이에 해당됩니다. 그러므로 이런 위험인자가 있으면 혈당과 혈압을 좀 더 엄격하게 조절해야 합니다.

이때 철저하게 혈당 조절을 하면, 상대적으로 망막에 저혈당이 유발되어 6~12개월 정도 일시적으로 망막병증이 악화될 수 있습니다. 그러나 이후에는 망막병증의 전반적인 예후가 개선되므로 혈당 조절을 꾸준히 해야 합니다.

그렇지만 망막병증이 증식성 단계를 넘어서면 혈당·혈압 조절만으로는 망막병증이 호전되지 않기 때문에 꼭 안과적 치료가 병행되어야 합니다. 이 안과적 치료도 시기를 놓치면 되돌리기 힘들며, 실명까지 빠르게 진행되기 때문에 정기적으로 안과 검진을 예방 차원에서 받는 것이 정말 중요합니다. 안과적인 레이저 치료, 신생혈관 억제 주사 등 치료를 받은 후라고 방심하면 혈관은 언제든지 다시 막힐 위험이 있습니다.

결론적으로, 당뇨병성 안질환을 치료하고 예방하려면 혈당과 혈압을 철저히 관리하는 것이 가장 중요합니다. 또한 동시에 이상지질혈증과 같은 위험 요인을 잘 조절하고, 반드시 금연을 실천해야 합니다. 정기적인 안과 검진 역시 절대 잊지 말아야 합니다.

닥터K의 꿀팁

당뇨병환자는 당뇨병성 망막병증 외에도 백내장, 녹내장 등 여러 질환이 발생할 수 있습니다. 가장 중요한 치료는 예방입니다. 혈당 조절과 혈압 조절을 하고, 이상지질혈증을 관리하고, 반드시 금연합시다.

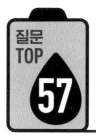

질문 TOP 57

당뇨병성 콩팥병증은 어떤 병이죠?
투석하게 되는 경우가 많은가요?

▶ 저자 직강 동영상 강의로 이해 쏙쏙

QR코드를 스캔하셔서 동영상 강의를 보시고
이 칼럼을 읽으시면 훨씬 이해가 잘됩니다!

　　당뇨병은 고혈압, 사구체 신염과 함께 말기 신부전의 가장 흔한 원인 중 하나입니다. 특히 최근 당뇨병환자의 큰 증가로 말기 신부전 환자의 50% 이상이 당뇨병으로 인해 발생하고 있다는 통계가 있었습니다. 말기 신부전뿐만 아니라 단백뇨, 사구체 여과율 저하 등 각종 만성 콩팥 질환의 44%가 당뇨병으로 인한 것이었고, 그 비율은 비당뇨인의 3배를 차지했습니다. 그리고 전체 당뇨병환자의 30%에서 미세 알부민뇨, 단백뇨, 사구체 여과율 저하 등 만성 콩팥 병증이 발생한 것으로 나타났습니다. 당뇨병환자의 장애 및 사망의 주요 원인도 바로 콩팥병증입니다.

　　우리의 콩팥은 약 10cm 크기로 좌우 하나씩 아래 허리 부분에 위치합니다. 콩팥은 아주 작은 모세혈관이 실타래처럼 엉켜 있는 '사구체' 100만 개씩으로 구성되어 있습니다. 사구체는 여러 나쁜 물질과 노폐물을 걸러주고, 꼭 필요한 것들은 재흡수하는 일을 합니다. 그런데 이 사구체를 구성하는 작고 얇은 모세혈관이 손상되기 시작하면서 당뇨병성 콩팥병증이 시작됩니다.

모세혈관이 손상되면 우리 몸에 꼭 필요한 단백질을 걸러내지 못하고, 배출해야 할 요소질소 같은 나쁜 유해 물질도 제대로 걸러내지 못하게 됩니다. 그렇게 노폐물은 점점 축적되고, 알부민 등 필수 단백질은 빠져나가게 되어 결국 생명이 위험한 수준까지 이르게 됩니다. 이 시점에는 투석을 해서 노폐물을 걸러 내주어야 신체 대사를 유지할 수 있습니다.

그렇다면 당뇨병성 콩팥병증은 어떤 경우에 더 잘 생길까요? 고혈압이거나 심한 고혈당 상태가 오랜 시간 지속된 것이 주된 이유입니다. 흡연자, 고령 및 과체중, 그리고 복부비만의 경우에도 당뇨 콩팥병증의 위험성이 증가합니다. 특히나 말기 콩팥 부전의 가장 큰 원인 3가지 중 2가지가 바로 당뇨병과 고혈압이므로, 이에 모두 해당되는 환자는 말기 콩팥병증을 예방하기 위해 더욱 열심히 노력해야 합니다.

사실 당뇨병성 콩팥병증은 말기에 이르기 전까지 거의 증상이 없기 때문에 1년에 한 번씩 소변 검사, 혈액 검사, 콩팥 초음파를 통한 정기 검진을 꼭 받아야 합니다. 소변 검사 중에서도 소변 속의 단백질을 확인하는 알부민뇨 검사(microalbuminuria, Albumin/Creatinine ratio)로 콩팥병증의 단계를 확인할 수 있습니다.

알부민뇨 검사 결과(ACR)가 30~299mg/g 사이라면, 벌써 3기 콩 팥병증이 발생한 것입니다. 2형 당뇨병은 '진단 전 장기간의 무증상 기간'이 선행되기 때문에 진단 당시 이미 3기 콩팥병증까지 진행되 어 있는 경우가 많습니다. 다행히도 3기 콩팥병증까지는 혈당과 혈 압을 열심히 조절하면 다시 1, 2 단계로 되돌릴 수 있습니다. 이때까 지는 회복될 수 있는 단계입니다.

그러나 3기를 넘어서서 알부민뇨 검사값이 300mg/g 이상이 되 면 4기가 됩니다. 4기부터는 이전으로 되돌릴 수 없는 단계가 되며, 콩팥 기능이 급격히 악화되어 심한 부종과 조절되지 않는 고혈압이 나타납니다. 결국 5기가 되면 말기 상태에 이르러 투석이 필요하게 됩니다.

이렇게 무서운 당뇨 콩팥병증을 예방하고 치료하려면 어떻게 해 야 할까요? 증상 발생 후 치료는 늦습니다. 왜냐하면 손발이 붓는 부 종, 조절되지 않는 고혈압 상태, 식욕부진이나 구토 같은 요독 증상 등이 발생했을 때는 이미 4~5기까지 진행한 상태이기 때문입니다. 1~3기까지는 증상이 거의 없습니다. 그러니 정기적인 예방적 검진 을 받아서 신장병증 1~3기에 해당되면 4기까지 가지 않도록 혈당 조절과 혈압 조절을 정말 열심히 해야 하고, 위험인자인 이상지질혈 증 관리와 금연도 필수입니다.

다시 한 번 강조하지만, 3기를 넘어서 4기가 되면 이전 단계로 되 돌릴 수도 없고, 악화되는 콩팥 기능 때문에 당뇨약을 많이 쓸 수도 없습니다. 그래서 합병증으로 콩팥병증이 나타난 환자의 경우는 당뇨약에서 인슐린으로 바꾸는 시기가 훨씬 더 빨라집니다. 인슐린을 맞지 않기 위해서라도, 일찍이 1~3기에서 콩팥병증 악화를 예방하는 것이 좋습니다.

가끔 '단백질을 많이 먹으면 더 많이 단백뇨가 나오는 것 아니냐'며 단백질 섭취를 심하게 줄여버리는 경우가 있습니다. 그러나 콩팥병증 환자가 단백질 섭취를 과도하게 제한하는 것은 오히려 콩팥 기능을 더 악화시키고 심혈관 질환에도 좋지 않다는 연구결과가 많아, 본인 몸무게 기준으로 0.8g/kg의 단백질은 필수적으로 섭취하도록 권유하고 있습니다. 콩팥병증이 없는 당뇨병환자는 권장량인 1.5g/kg보다는 줄여 섭취하되 반드시 0.8g/kg의 섭취는 유지해야 단백뇨의 악화, 콩팥 기능 저하, 말기 신부전 발생을 지연시킬 수 있습니다.

당뇨병성 콩팥병증과 망막병증은 매우 관련이 깊습니다. 이 2가지는 발병 시기가 비슷하기 때문에 합병되는 경우가 많아서, 둘 중 하나가 있다면 나머지 검사도 해봐야 합니다.

최근에는 당뇨약 중에서도 콩팥 보호 효과가 있는 약들도 있으며, 혈압약 중에 콩팥 기능을 최대한 보존해주면서 단백뇨도 줄여주는 약도 존재합니다. 또한 콩팥 기능이 안 좋은 환자는 진통제, 소염제, 항생제 등의 약을 복용할 때 용량과 종류를 조심해야 합니다. 그러므로 병원에서 '콩팥이 안 좋다'는 말을 들었다면, 혼자 건강보조식품을 사서 복용하거나 약을 자가 조절하는 행동은 매우 위험할 수 있습니다.

예를 들어 몸에 좋다고 알려진 한약, 고단백 보조제, 또는 비타민 제라도 콩팥에 부담을 줄 수 있기 때문에 주의가 필요합니다. 반드시 주치의와 상의해 정기적인 검사를 받아야 하고, 약물과 보조제 복용을 조심스럽게 조절해야 합니다.

닥터K의 꿀팁

당뇨병성 콩팥병증은 당뇨병환자의 30%에서 발생합니다. 치료는 오직 예방뿐입니다. 혈당·혈압·지질의 조절과 금연은 필수입니다. 1~3기에서는 회복될 수 있으나, 4기부터는 회복이 불가능하고 결국 투석을 하게 되니 미리 꾸준히 검사를 받아야 합니다.

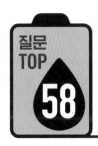

당뇨 때문인지 손발이 너무 저려요. 말초신경병증이 흔한가요?

우리가 흔히 생각하는 당뇨병의 합병증은 콩팥, 눈, 신경 합병증입니다. 이 중에서 가장 흔한 것이 당뇨병성 신경병증입니다. 대한당뇨병학회에서 조사한 바에 따르면, 전체 당뇨병환자의 30~50%의 유병률을 보였고, 다행히 점점 감소 추세를 보여 최근의 유병률은 20~27%로 조사되고 있습니다. 현재 당뇨병환자 3~4명 중 한 명은 신경병증을 앓고 있는 셈입니다.

신경병증은 초기 당뇨병에서 병발될 확률이 8%나 됩니다. 즉 12명 중 한 명은 당뇨병 진단 시부터 신경병증을 함께 진단받는 것입니다. 그리고 당뇨를 진단받은 지 25년 이후에는 50%에서 신경병증이 나타납니다. 즉 2명 중 한 명이라는 것인데, 조사된 유병률만 이 정도라면, 실제로는 본인이 신경병증인지 모르고 참고 지내는 경우가 많아 실제 유병률은 훨씬 더 높을 가능성이 큽니다.

그렇다면 내가 당뇨병성 신경병증인지 어떻게 알 수 있을까요? 말초신경병증은 전형적인 증상이 있습니다. 보통 저녁에 쉴 때 양쪽 발끝이 화끈거리거나 시리고, 저리거나 아픈 증상으로 나타납니다. 반대로 감각이 무뎌지고 둔감해지는 경우도 있는데, 이러한 증상의 발생은 공통적으로 발가락 끝부터 시작되어 점차 위로 진행합니다. 팔에서는 다리보다 이런 증상이 덜 발생하지만, 마찬가지로 손끝에서부터 시작됩니다. 전형적으로 사지 말단 끝에서부터 시작되기 때문에 스타킹이나 장갑을 낀 것 같다고 해서 '스타킹 장갑 형태(stocking-glove)의 감각 신경 둔화'라고 부릅니다.

말초신경병증은 고혈당으로 인해 신경으로 영양을 공급하던 혈관이 좁아지거나 손상되어 결국 신경 또한 망가지고, 점차 기능이 약화되면서 발생합니다. 혈관 손상이 심해질수록 혈류 이상, 혈류 감소가 악화되고, 이에 따라 신경 손상도 점점 더 심해지게 됩니다. 대부분 감각신경, 운동신경, 자율신경을 모두 침범하는데, 감각신경이 주로 많이 손상되기 때문에 감각 이상이 주된 증상으로 나타납니다.

그런데 의외로 말초신경병증은 무증상인 경우도 20~30% 있습니다. 실제로 말초신경이 당뇨병 때문에 많이 망가진 상태인데도 증상이 없는 것입니다. 이런 경우는 매우 위험한데, 본인의 말초신경 감각이 둔하다는 것을 인지하지 못하기 때문에 다쳤는지도 모르고 시간이 경과하는 경우가 많습니다. 그러다 보니 결국에는 상처가 점점 악화되어 궤양이 되거나 2차 감염까지 발생하기도 합니다. 그래서 당뇨병환자들은 증상과 관계없이 일찍이 감각신경 검사, 자율신경 검사, 발 검사 등의 합병증 검사를 1년에 한 번씩은 받아보는 것이 좋습니다.

이렇게 흔한 말초신경병증의 가장 큰 문제점은, 시도 때도 없이 증상이 발생하며, 특히 쉬는 중이나 밤에 나타나기 때문에 환자의 삶의 질이 몹시 떨어진다는 것입니다. 말초의 쑤시고 화끈거리고 저리고 둔감해지는 증상들 때문에 잠들기조차 힘들다고 호소하는 환자분들이 많습니다. 잠을 자지 못하면 일상생활에도 당연히 악영향을 끼칩니다. 또한 이 말초신경병증은 발끝과 손끝에서부터 시작되어 점점 위로 올라오기 때문에 환자는 점점 심한 증상을 호소하게 됩니다.

감각 과민과 감각 둔화가 공존하는 병이기 때문에, 무증상과 마찬가지로 상처 발견이 늦어져 궤양으로 악화되거나, 2~4주 내외로 빠르게 상처 악화가 진행되는 경우도 있습니다. 실제로 환자 중에 발톱을 너무 짧게 깎아서 생긴 상처를 모르고 방치했다가, 결국 악화되어 발을 절단하는 경우도 생각보다 많았습니다.

또한 발이 저린 증상을 도저히 견디지 못해서 전기장판이나 온수매트로 발을 둘둘 감고 자는 경우가 있는데, 이것은 말초신경병증 환자에게 금기 사항입니다. 당뇨병환자의 감각 둔화는 본인의 체감보다 훨씬 더 심합니다. 그래서 발에 화상이나 상처가 나고도 모르는 경우가 정말 많습니다. 족욕기에 뜨거운 물을 받아서 발을 담글 때는 반드시 손 전체를 넣어 물의 온도를 확인하고 넣어야 합니다.

이러한 말초신경병증의 문제점을 해결하기 위해 가장 중요한 것은 항상 발을 확인하는 습관입니다. 매일같이 발을 들여다보고 발톱 끝, 발가락 사이사이, 발 뒤꿈치, 발바닥까지 놓치지 않고 아침, 저녁으로 하루 두 번 살펴야 합니다.

또한 너무 꽉 끼는 양말을 신으면 안 되고, 적당히 헐렁한 양말을 신어야 합니다. 신발도 너무 딱딱한 구두나 너무 푹신한 신발보다는 중간 정도의 운동화가 좋고, 발이 많이 노출되는 슬리퍼보다는 발 전체를 보호할 수 있는 형태의 신발이 좋습니다.

당뇨병성 신경병증을 예방할 수 있는 가장 좋은 방법은 '엄격한 혈당 조절'뿐입니다. 신경병증의 무서운 점은 증상이 발생하면 이미 늦다는 것입니다. 혈당을 열심히 조절하면 신경병증이 악화되는 것을 막을 수는 있지만, 이미 발생한 신경병증을 완전히 되돌릴 수는 없습니다. 따라서 초기에 혈당을 관리하는 것만이 말초신경병증의 악화, 궤양의 발생, 당뇨발의 절단 등을 예방할 수 있는 유일한 방법입니다.

닥터K의 꿀팁

말초신경병증을 예방하는 방법은 혈당 조절밖에 없습니다. 만약 말초신경병증이 이미 발생했다면, 혈당 조절과 함께 매일 발을 두 번 확인하는 습관을 기르도록 합시다.

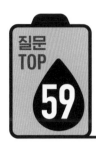

질문
TOP

59

당뇨 때문에 소화불량, 변비가 생길 수도 있나요?

외래에 오시는 당뇨병환자 중에 특히 변비를 호소하는 분들이 많습니다. 이것이 당뇨병 합병증인지 모르고 한약을 먹거나 민간요법을 쓰는 분들이 많은데, 당뇨인의 변비와 비당뇨인의 변비는 성격이 완전히 다릅니다. 양상도 차이가 있을 뿐 아니라, 치료방법도 달라집니다. 이는 당뇨병환자의 변비가 자율신경병증으로 인해 발생하기 때문입니다.

당뇨병환자의 변비는 신경병증의 일종입니다. 말초신경에 이상이 생겨 발생하는 것이 말초신경병증이라면, 위장관 신경에 이상이 생기는 것이 위장관 신경병증입니다.

위장관 신경은 자율신경계에 포함되는데, 자율신경계는 우리가 따로 노력하지 않아도 생명을 유지하기 위해서 몸 안 내장기관의 운동, 기능 조절을 자동으로 담당하는 신경계입니다. 이 신경계는 교감신경계와 부교감신경계로 나뉘며, 심장박동, 맥박, 호흡, 소화, 배뇨, 배변 같은 기능을 조절합니다. 자율신경계가 손상되면 위장관 자율신경병증, 심혈관 자율신경병증, 비뇨기계 자율신경병증 같은 문제가 발생하게 됩니다.

이 중에서 위장관 자율신경병증은 위장관 기능의 조절이 잘 되지 않아 변비를 앓다가 설사로 급변하거나, 밤중에 심한 물설사를 계속하다가 대변 실금을 하기도 하는 등 배변기능이 조절되지 않고 불규칙한 양상으로 나타납니다. 그래서 당뇨병에서의 변비는 무작정 강한 변비약을 쓰면 심한 야간 설사, 변 실금 등의 양상으로 바뀔 수도 있으므로, 적절한 장 운동 조절제를 잘 써야 하며, 계속 주치의와 상담해 처방받아야 합니다.

또한 당뇨병환자들 중 다른 사람들과 똑같이 금식 후에 위내시경을 받았는데, "음식물이 다 비워져 있지 않아서 제대로 관찰하지 못했습니다"라는 이야기를 듣는 분들이 꽤 있을 겁니다. 이런 경우는 10년 이상 오래된 당뇨병환자에게 발생하는 당뇨병 위 마비 때문입니다.

장에 작용하는 자율신경에 이상이 생겨서 변비나 설사가 생긴다면, 위에 작용하는 자율신경에 이상이 생겨서 소화불량, 구토, 구역, 포만감, 복부팽만 등이 생기는 것을 '당뇨병 위 마비'라고 합니다. 위 마비는 오래된 고혈당과 이로 인한 부교감신경 기능 이상, 위의 운동신경 집합체 소실로 인해 위에서 음식물을 배출하는 것이 지연되어 발생합니다. 위가 운동을 잘 못하다 보니, 들어온 음식물을 장으로 내려 보내질 못해서 조금만 먹어도 배가 부르고 가스가 차게 됩니다. 심한 경우는 울렁거림과 구토가 심해서 식욕부진과 탈수로 체중 감소까지 발생합니다.

위 마비가 있으면 음식물의 소화 속도가 느려지고 영양분의 흡수도 더디어져서, 식후혈당 상승이 일반 당뇨병환자와 달라질 수 있습니다. 그래서 변칙적인 식후 저혈당이 발생하기도 하므로 조금씩 자주 먹는 등 식이 습관의 섬세한 조절을 해야 합니다. 필요하면 당뇨약을 조절해야 할 수도 있습니다. 그러므로 만약 소화불량 증상이 심하다면 당뇨병의 위 마비를 의심하고, 주치의와 꼭 상의해야 합니다.

그렇다고 당뇨병환자의 모든 소화·설사·변비 문제가 다 위장관 자율신경병증인 것은 아닙니다. 단순히 위나 장에 일시적인 문제가 발생한 것일 수도 있으므로, 소화기계에 문제가 있다면 정밀 검사가 필요합니다. 내시경, 초음파, CT 등으로 다른 복부 질환을 감별한 후에야 위장관 자율신경병증으로 진단할 수 있습니다.

자율신경병증도 다른 합병증들과 마찬가지로 한번 발생 후에는 회복이 어렵기 때문에 예방이 가장 중요하고, 예방 방법은 혈당 조절밖에 없습니다. 그러나 이미 위장관 자율신경병증이 발생한 상태라면 증상에 따라 식이조절을 해야 합니다. 변비가 주된 증상일 경우 섬유소가 풍부한 음식을 섭취하는 것이 좋으며, 위 마비가 주된 증상이라면 저섬유·저지방 식단을 유지하면서 소량씩 나누어 자주 먹는 것이 바람직합니다. 또한 위장 운동을 활성화시키기 위해 충분한 수분을 섭취하고, 매일 규칙적으로 운동을 실천하는 것도 매우 중요합니다. 증상이 악화되지 않도록 본인의 상태를 면밀히 살피며 꾸준히 관리하는 것이 핵심입니다.

닥터K의 꿀팁

당뇨로 인한 소화불량, 설사, 변비는 위장관 자율신경병증 때문입니다. 특히 당뇨병 위 마비는 구역, 구토, 체중 감소까지 발생합니다. 증상에 따라 식이요법을 달리 해보길 권합니다.

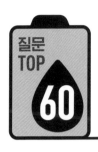

당뇨가 발생하면
발기부전, 요실금이 생기나요?

당뇨병이 위, 장 등에 신경병증을 일으키는 것이 위장관 자율신경
병증이라면, 방광, 요도, 요관 등에 문제를 일으키는 것이 비뇨기계
자율신경병증입니다.

소변은 콩팥에서 만들어진 후 요관을 통해 내려가서 방광에 모였
다가, 요도를 통해서 밖으로 배출됩니다. 소변이 방광에 일정량 모
인 후에 소변이 마려운 느낌이 들면 방광의 입구가 열리면서 방광이
수축되고 소변을 짜내어 요도를 통해 배출되는데, 이 모든 과정은
자율신경에 의해 조절됩니다.

비뇨기계 자율신경병증이 있으면 소변이 모이지도 않았는데 소변
이 마렵거나, 방광의 입구가 시도 때도 없이 열리거나, 방광의 수축
이 잘 안 되어서 제대로 소변을 짜내지 못할 수가 있습니다. 이렇게

방광의 감각이 둔감해지다 보니 방광의 용량 및 잔뇨가 증가하고, 배뇨 지연, 배뇨 횟수 감소, 요실금, 요로감염* 등이 발생하게 됩니다. 심한 경우는 소변이 마려운 느낌을 잘 못 느끼는 경우도 있는데, 이런 경우에는 본인도 모르게 방광에 소변이 1~2L까지 꽉 차 있어 위

요로감염

소변이 지나가는 길에 세균이 감염되어 염증이 생기는 질환으로, 잦은 배뇨 증상과 함께, 배뇨 시 통증을 느낌

험할 수도 있습니다. 따라서 주기적으로 도뇨관을 통해 소변을 빼내야 합니다. 이러한 비뇨기계 자율신경병증은 당뇨가 심하게 진행된 남녀 모두에서 발생할 수 있습니다.

또한 성별에 관계없이 성기능 장애를 호소하는 경우도 많습니다. 성욕을 느끼는 것 또한 자율신경의 영역이기 때문에 남성의 경우 지속적인 발기 부전이 발생하게 됩니다. 실제로 우리나라 남성에서 발기 부전의 가장 큰 원인 중 하나가 당뇨병이고, 전체 남성 당뇨병환자의 35~75% 정도로 큰 비율을 차지합니다.

발기는 혈관과 신경이 모두 관여하는데, 당뇨병은 이 2가지 모두를 손상시키는 질환이기 때문에 문제가 발생할 수 있습니다. 남성 당뇨병환자들은 발기부전이 당뇨병으로 인해 어쩔 수 없이 발생한 증상이라는 점을 인지하고, 병의 결과로 받아들여야 합니다. 부끄러워할 필요 없이 주치의와 상의해 적절한 성기능 개선제를 처방받는 것이 증상 관리와 삶의 질을 높이는 데 도움이 됩니다.

남성뿐만 아니라 여성도 성기능 장애가 발생하게 되는데, 여성들은 남성들과 다르게 잘 인지하지 못하는 경우가 많습니다. 여성 생

식기도 자율신경의 조절로 질분비물과 질내환경이 적절히 유지되는 데, 이 조절기능이 망가지면서 다양한 문제가 나타날 수 있습니다. 성교통이 발생하거나, 질 감염이 반복적으로 생길 수 있어 일상생활과 관계 만족도까지 영향을 미칠 수 있습니다. 따라서 이러한 증상이 나타나는 당뇨병환자는 단순한 문제가 아니라 당뇨 합병증일 가능성이 있다는 점을 인식해야 하며, 주저하지 말고 의사와 상담해 적절한 치료를 받는 것이 매우 중요합니다.

닥터K의 꿀팁

비뇨기계 자율신경병증 때문에 요실금, 빈뇨, 잔뇨, 요로감염이 발생할 수 있고, 여성과 남성 모두에서 성기능 장애도 발생할 수 있습니다. 부끄러워하지 말고 의사에게 상담받읍시다.

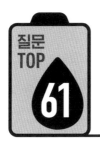

당뇨발이 대체 뭔가요?
정말 발을 절단하나요?

▶ **저자 직강 동영상 강의로 이해 쑥쑥**

QR코드를 스캔하셔서 동영상 강의를 보시고
이 칼럼을 읽으시면 훨씬 이해가 잘됩니다!

　　당뇨병성 족부병변이라고 불리는 당뇨발은 당뇨병성 말초신경병

증과 말초혈관 질환과 연관되어 발의 궤양, 감염, 심부조직 손상이

생기는 것을 뜻합니다. 당뇨병환자의 15~20%에서 족부병변이 발

생하고, 이 중 20%는 결국 절단까지 하게 됩니다.

　　발생 원인을 자세히 살펴보겠습니다. 신경병증으로 인해 자율신

경에도 이상이 발생해서 발의 표재혈류 이상*,

무한증(땀의 분비 능력이 결핍된 상태) 등으로 피부

의 건조 및 균열이 심해집니다. 이런 상태에서

고유감각신경에 이상이 생겨 신체 자세나 균

표재혈류 이상
피부 가까운 혈관의 혈액 순환이 원활하지 않은 상태

형 유지 및 움직임에 문제가 발생하며, 보행 시 체중을 지지하는 취

약한 부위에 굳은살이 생깁니다. 이후 그 부분이 지속적으로 자극을

받아 결국 궤양으로 진행될 수 있습니다. 말초신경의 보호감각에도 이상이 발생해 정상적인 방어 기전이 약화되고, 외상에도 쉽게 노출됩니다. 일단 외상이 생긴 후 이것을 인지하는 통증감각 또한 이상이 발생하기 때문에 상처의 발견이 늦어져서 궤양, 감염 등으로 악화된 후 알게 되는 경우가 잦습니다. 이런 감각신경뿐만 아니라 운동신경에도 이상이 발생해서 발 근육의 균형에 문제가 생겨 발의 모양이 변하게 됩니다.

■ 당뇨로 인한 발 모양의 변형

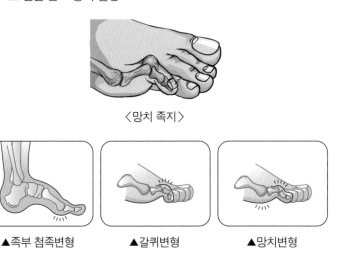

〈망치 족지〉

▲족부 첨족변형　　　▲갈퀴변형　　　▲망치변형

　위의 그림을 보면 망치 족지(hammer toe), 갈퀴 발가락 변형 (claw toe deformity) 등 여러 모양으로 변형되는 것을 볼 수 있습니다.

　상처가 치유되려면 혈관을 통해 산소, 영양분의 공급이 원활해야 합니다. 그런데 당뇨병환자는 말초혈관이 많이 망가져 있어서 혈류 공급이 원활하지 않아 상처 치유가 지연되고, 결국 상처가 점점 악화되면서 괴사까지 발생하게 됩니다. 또한 혈관을 통한 면역세포의 공급이 원활하지 않아서 상처의 2차 감염도 흔하게 발생합니다.

결과적으로 상처가 점점 악화되어 궤양 및 절단으로까지 이어지는 것입니다. 대학병원 정형외과에는 치유되지 않는 당뇨발 때문에, 한두 달은 예사이고 정말 오랫동안 입원치료를 받는 환자분들도 많습니다.

그중 기억에 남는 어떤 분은 발에 생긴 작은 상처가 악화되어 결국 발 전체로 감염이 퍼진 경우였습니다. 계속 매일같이 하루 두 번 상처 습윤 드레싱을 받고, 절대 걷지 않고 침상생활을 유지해야 했습니다. 하루 종일 하릴없이 누워 있을 수밖에 없는 시간을 한두 달간 버티고 있었습니다. 입원 이후에는 인슐린 투약으로 당 조절이 잘 되었음에도 불구하고, 입원 이전의 고혈당 시기가 너무 길었고, 그로 인해 혈관과 신경이 너무 많이 망가져 있는 상태였습니다. 매일 열심히 드레싱을 받고 항생제를 투약했음에도 불구하고, 환자의 상처는 점점 악화되었습니다. 발가락에서 시작된 상처는 발 전체로 퍼졌고, 발목을 지나 종아리까지 침범했습니다. 결국 어쩔 수 없이 발목까지 절단 수술을 받아야 했습니다.

그 이후 어떻게든 발목 상위 부분을 보존하기 위해서, 당시 정형외과 인턴을 하며 주치의의 드레싱을 도왔던 저, 주치의, 교수님, 환자 본인까지 모두 두세 달을 더 노력했으나, 상처는 호전되지 않고 그야말로 발은 계속 썩어 들어갔습니다. 결국 환자는 무릎 바로 아래까지 다시 한 번 절단 수술을 받을 수밖에 없었습니다. 이후 다시 또 대여섯 달을 노력했으나 도저히 좋아지지 않아서, 결국 무릎 윗부분까지 절단 수술을 받았고, 이렇게 총 1년이 넘는 시간 동안 계속 입원 치료를 받았습니다.

당뇨발의 치료 방법에는 6가지가 있습니다. 감압술(침상안정, 맞춤 신발), 죽은 조직 제거술, 감염에 대한 항생제 치료, 상처 소독(hydrocolloid dressing), 혈관 재관류, 부분 절단 수술인데, 이 환자는 6가지 모두를 활용해 적극적으로 치료했습니다. 그러나 안타깝게도 환자의 조절되지 않는 고혈당 시기가 너무 길었고, 혈관과 신경이 돌이킬 수 없이 망가져 있었기에 환자는 한 다리를 잃을 수밖에 없었습니다. 우리는 혈당이 조절되지 않는 모든 순간들이 모여 이러한 합병증을 유발시킨다는 것을 잊지 말아야 합니다.

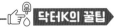

닥터K의 꿀팁

당뇨발은 당뇨병환자 10명 중 2명꼴로 발생하고, 그중 한 명은 결국에 절단까지 하게 됩니다. 당이 조절되지 않고 있는 모든 당뇨병환자는 당뇨발이 남의 일이 아님을 알아야 합니다.

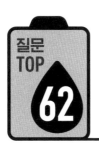

질문
TOP
62

당뇨발을 예방할 수 있는
방법이 있나요?

당뇨발은 앞서 이야기한 것처럼 당뇨병성 신경병증과 혈관병증
이 합쳐져 발생하는 것입니다. 이러한 당뇨병성 족부병변이 있는
환자들에서 족부 궤양, 절단까지 악화되도록 하는 8가지 위험인자
가 있습니다.

우선 남성이 여성보다 더 당뇨발 악화 가능성이 높습니다. 그리
고 당뇨병이 10년 이상 오래된 경우, 기저 말초신경병증이나 말초동
맥질환이 있는 경우, 콩팥병증이 있는 경우(특히 투석 환자), 발의 구조
적 이상(뼈 이상, 굳은살, 두꺼운 발톱), 이전의 족부 궤양이나 절단 과거력
이 있는 경우에 당뇨발 위험 가능성이 높은데, 이러한 위험인자들은
진단 당시 환자의 상태이므로 나중에 바꾸거나 조절할 수 있는 것은
아닙니다.

1	남성 > 여성
2	당뇨병 유병 기간 ≥ 10년
3	기저 말초신경병증, 말초동맥질환
4	만성콩팥병증
5	발의 구조적 이상(뼈 이상, 굳은살, 두꺼운 발톱)
6	이전의 족부 궤양, 절단 과거력
7	혈당 조절 불량
8	흡연

　그러나 가장 중요한 위험인자면서 우리가 조절할 수 있는 것이 있습니다. 바로 7번 항목인 혈당 조절 불량과 8번 항목인 흡연입니다. 모든 합병증이 혈당 조절 불량 때문에 발병되고 악화되기에 엄격한 혈당 조절은 정말 중요합니다. 그리고 흡연은 그 자체만으로도 말초혈관을 상하게 하기 때문에 금연은 필수입니다. 따라서 당뇨병이 10년 이상 경과된 남성 환자들은 꼭 금연을 하고 엄격하게 혈당 조절을 해야만 당뇨발을 예방하고, 진행을 막을 수 있습니다.

　모든 당뇨병환자는 평상시에도 발 관리 습관을 들이는 것이 중요합니다. 당뇨발은 특별한 노동이나 운동을 할 때보다 일상생활 속에서 발생하는 경우가 더 많기 때문에 일상생활에서 발을 깨끗하게 관리해야 합니다. 발이 깨끗하지 않으면 세균 생성이 활발해져 감염의 위험성을 높이기 때문입니다.

매일 발을 비누로 씻고, 비눗물을 깨끗이 여러 번 헹궈내야 합니다. 그리고 특히 발가락 사이사이에 무좀균 침투가 잘 되므로 꼼꼼이 신경 써서 말려야 합니다. 물기를 말릴 때는 드라이기의 뜨거운 바람으로 하면 화상을 입을 수 있기 때문에 드라이기의 찬바람을 이용하거나, 선풍기 바람으로 말려야 합니다. 발을 씻고 나서 하루 한 번은 꼭 작은 상처가 있나 매일 주의 깊게 살펴보고, 발의 혈액순환이 잘 되는지 발가락 끝의 색깔도 유심히 확인해야 합니다. 이렇게 관찰 후에는 발의 피부가 습하거나 건조하지 않도록 크림을 소량씩 잘 펴서 바른 후 다시 한 번 잘 말려야 합니다. 이렇게 매일 하루 한두 번은 발을 청결히 하고 살펴보는 습관을 가져야 합니다.

그리고 발톱을 깎을 때 너무 짧게 깎지 않도록 해야 하고, 가장자리를 제외하고 일직선으로 깎아야 합니다. 실수로 발톱깎이로 피부에 상처를 내지 않도록 조심해야 합니다. 만약 파고드는 발톱이 있다면 억지로 깎지 말고 손톱줄로 살살 갈아줘야 합니다. 가는 정도로 호전이 안 되는 내성발톱은 피부과 진료를 받아야 합니다. 또한 평상시에 양말을 꼭 신은 상태로 신발을 신어야 하고, 양말이나 스타킹 둘 다 통풍이 잘 되어야 하고, 너무 조이거나 압박이 되는 것은 피해야 합니다.

신발은 사이즈가 약간 크고 신축성이 있으면서 통기성이 좋은 소재를 고르고, 신발의 굽이 높으면 발 앞부분에 굳은살과 티눈 등이 생길 수 있으므로 굽은 2.5cm 이하가 좋고, 밑창은 너무 얇거나 딱딱하지 않고 1cm 이상 되는 것으로 골라야 합니다. 그리고 여름에도 맨발로 슬리퍼를 신으면 안 되고, 꼭 앞부분이 막힌 신발을 신어야 합니다. 집 안에서도 맨발을 피하고, 부드러운 면 소재의 양말을 신는 것이 좋습니다.

발의 각질이 심하다면, 발이 마른 상태에서 각질 크림을 살살 문질러 각질을 제거한 후에 발을 깨끗이 씻고 말려야 합니다. 그런 후에 꼼꼼히 크림을 발라주어야 합니다. 각질이 있다고 해서 손이나 발톱깎이로 뜯는 것은 지양해야 합니다. 굳은살이 심하거나 오래되어 각질크림으로도 제거되지 않는 부분은 피부과에 방문해서 관리받는 것이 안전하고, 발의 사마귀나 물집도 칼이나 발톱깎이로 도려내지 말고 꼭 피부과에서 전문 관리를 받아야 합니다.

이외에도, 너무 다리가 꽉 끼는 바지나 압박 스타킹은 피해야 합니다. 다리를 꼬는 자세는 하체의 혈액순환을 방해하므로 삼가는 것이 좋습니다. 여름철에 뾰족한 돌이 있는 냇가나 뜨거운 백사장이 있는 바닷가를 맨발로 걷는 것을 피해야 하며, 겨울철에는 고온의 찜질팩, 전기장판, 핫팩, 족욕기 등을 장시간 사용하면 화상의 위험이 있으므로 주의가 필요합니다.

'이렇게 발을 아끼려면 운동도 안 하는 게 낫지 않나?' 생각하실 수 있는데, 걷기 등 가벼운 유산소 운동은 발의 혈액순환을 도와주므로 가능한 한 매일 걷는 것이 좋습니다. 또한 발 스트레칭, 발 마사지를 일상생활 중에도 휴식시간마다 생활화하는 것이 좋습니다. 특히 발바닥을 자극하고 혈액순환을 도와주기 위해 마사지볼 등을 발바닥에 대고 5분씩 눌러주는 공굴리기 지압법이 좋습니다.

운동을 할 때는 발을 보호하기 위해 특히 주의해야 합니다. 헬스장에서 운동할 때 아령이나 원판을 발 위에 떨어뜨리지 않도록 조심해야 하고, 야외에서 운동을 한다면 지형물 등에 부딪히지 않도록 신경을 써야 합니다. 또한 기구 운동이나 자전거 운동을 할 때 발끝이 기구에 부딪히거나 끼지 않도록 잘 살펴야 합니다. 당뇨발 환자라면 이렇게 조심해서 운동을 해야 궁극적으로 혈액순환이 좋아질 수 있으므로 운동은 필수입니다.

닥터K의 꿀팁

당뇨발의 위험인자가 있는 환자는 더 엄격한 혈당 조절과 금연이 필수입니다. 매일 발을 하루에 두 번씩 소중히 돌보는 습관을 잘 기르도록 합시다.

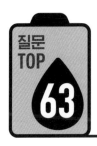

당뇨에 걸리면
심근경색, 뇌경색이 발생하나요?

우리가 가장 경각심을 가져야 하는 당뇨 합병증이 바로 대혈관 합병증에 해당되는 심혈관 합병증과 뇌혈관 합병증입니다. 심혈관 질환은 당뇨병환자의 가장 큰 사망 원인으로, 비당뇨인에 비해 남성은 2.1배, 여성은 4.9배나 더 위험합니다. 뇌혈관 질환의 사망률도 비당뇨인보다 3~5배 높아 심각한 위험성을 나타냅니다.

심혈관 질환은 주로 심근경색, 협심증의 형태로 발생하고, 뇌혈관 질환은 뇌출혈보다는 뇌경색의 형태로 발생합니다. 2가지 모두 당뇨병환자가 고혈압, 이상지질혈증, 비만, 운동부족, 흡연 등의 위험 인자들을 가지고 있을수록 발생 위험성이 올라갑니다. 당뇨병환자의 60% 이상에서 고혈압이, 75% 이상에서 이상지질혈증이 동반되므로 그만큼 대혈관 합병증의 발생 확률이 높을 수밖에 없습니다.

당뇨병의 대혈관 합병증은 동맥경화가 소혈관을 침범하다 못해 대혈관까지 침범하면서 발생하게 되는데, 당뇨병환자에서의 동맥경화는 초기부터 여러 개의 혈관을 동시에 침범하면서 빠르게 진행한다는 특징이 있습니다. 당뇨병, 고혈압, 이상지질혈증이 잘 조절될수록 이 속도는 느려지고, 조절이 안 될수록 속도는 급격히 빨라집니다.

그러므로 가장 중요한 것은 역시나 예방과 조기 진단입니다. 특히 50~60대에 첫 진단을 받은 당뇨환자는 동시에 뇌혈관, 심혈관, 말초혈관에 대한 정밀 검사를 받는 것이 좋습니다.

당뇨병환자에게 기본이 되는 엄격한 혈당 조절, 체중 감량, 운동을 열심히 해야 하는데, 이 중에서도 이상지질혈증, 고혈압이 동반된 경우에는 콜레스테롤과 혈압도 엄격히 조절해야 합니다. 심각한

■ 대혈관 합병증 발생 예방 기준

당화혈색소	<6.5%
LDL콜레스테롤	<100mg/dl
	<70mg/dl (위험인자가 있을 시)
중성지방	<150mg/dl
HDL콜레스테롤	≥40mg/dl (남성)
	≥50mg/dl (여성)
혈압	<140/85mmHg
	<130/80mmHg (위험인자가 있을 시)

*위험인자 : 고혈압, 이상지질혈증, 흡연, 비만, 운동 부족

심뇌혈관 질환이 발생하지 않기 위해서는, 당화혈색소는 6.5% 미만으로 유지해야 하고, LDL콜레스테롤 100mg/dl, 중성지방 150mg/dl 미만, HDL콜레스테롤은 남성 40mg/dl 이상, 여성 50mg/dl 이상을 유지해야 합니다. 만약 고혈압, 흡연, 비만 등 위험인자가 있다면 LDL콜레스테롤은 70mg/dl 미만이 되어야 합니다. 혈압은 140/85mmHg 미만으로 유지해야 하는데, 마찬가지로 이상지질혈증, 흡연, 비만 동반 시에는 130/80mmHg 미만이 되어야 합니다.

주기적인 혈액 검사를 통해 앞의 표 수치와 나의 상태를 비교해야 하고, 만약 결과가 좋지 않다면 개선 방법을 고민해야 합니다. 이상지질혈증이나 고혈압일 때는 적절한 약제의 사용으로 수치 조절이 가능합니다. 50세 이상 고위험군에서는 1차 예방으로 아스피린을 선택적으로 사용하기도 합니다. 그러나 근본적인 문제인 운동 부족과 비만, 흡연은 약제 사용으로 해결할 수가 없습니다. 그러므로 당뇨병환자들은 금연을 꼭 실천하고, 규칙적인 운동을 통해 비만을 이겨낼 수 있도록 노력해야 대혈관 합병증을 예방할 수 있습니다.

닥터K의 꿀팁

당뇨의 대혈관 합병증인 뇌경색, 심근경색은 비당뇨인에 비해 2~4배 이상 더 많이 발생합니다. 예방을 위해서 고혈압·이상지질혈증 약을 먹어야 하고, 금연은 필수입니다. 운동으로 비만도 해결해야 합니다.

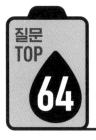

당뇨환자는 다른 사람들보다
염증이 더 잘 생긴다는데 맞나요?

당뇨병은 혈관이 상하는 병입니다. 원래 상처가 생기면 혈관을 통해 산소, 영양분이 잘 공급되어야 빨리 나을 수 있는데, 이 공급 통로인 '혈관'이 상해버리니까 상처의 치유가 지연될 수밖에 없습니다. 상처 발생 이후 방어막이 수복되지 않은 상태가 오래가므로 2차적인 세균 감염이 계속 발생합니다.

당뇨병환자에게는 접근성이 쉬운 피부뿐만 아니라 내부장기의 감염도 훨씬 흔합니다. 감염이 잘 생기는 이유는 고혈당으로 인해 다양한 미생물이 쉽게 늘어나기 때문인데, 특히 칸디다 등의 진균(곰팡이), 피부의 포도상구균이 늘어납니다. 혈관과 신경 이상으로 전 몸 전체의 혈관 구조가 손상된 상태에서, 고혈당으로 인해 최종 당산화물, 활성산소, 각종 염증세포 등도 과도하게 활성화됩니다. 이로 인해 세포

면역 기능까지 약화되어 외부에서 침입한 세균을 효과적으로 제거하기 어려운 상태가 됩니다.

피부, 연조직의 감염 외에 폐 감염, 요로감염 등도 흔히 나타납니다. 폐 감염의 원인은 일반적인 세균 외에도, 비당뇨인에서는 드문 포도상구균이나 결핵균 같은 감염까지도 포함될 수 있습니다. 요로감염의 경우, 일반적인 대장균이 가장 흔한 원인이지만 칸디다 같은 흔치 않은 진균(곰팡이) 감염도 자주 나타납니다. 면역력이 약화되어 평소에는 감염되지 않을 균들에도 쉽게 감염되기 때문입니다.

결국 당뇨병환자는 비당뇨인보다 면역이 떨어지고, 감염으로 인한 염증반응이 더 쉽게 일어난다는 것을 알 수 있습니다. 이를 예방하기 위해서는 고혈당으로 인해 미생물이 쉽게 증식하지 않도록 억제해야 하고, 염증세포의 과도한 활성화와 세포 면역 기능 저하를 줄여야 합니다.

감염은 이미 한 번 발생하면 늦습니다. 더구나 고령의 당뇨병환자에서의 감염은 치명적인 결과를 초래할 수 있습니다. 이를 위한 가장 좋은 방법은 엄격한 혈당 조절뿐입니다.

닥터K의 꿀팁

당뇨병환자는 비당뇨인보다 피부·연조직 감염, 폐렴, 요로감염 등이 더 흔하고 심하게 발생합니다. 고혈당과 세포면역 이상이 원인이며, 이를 예방할 방법은 엄격한 혈당 조절뿐입니다.

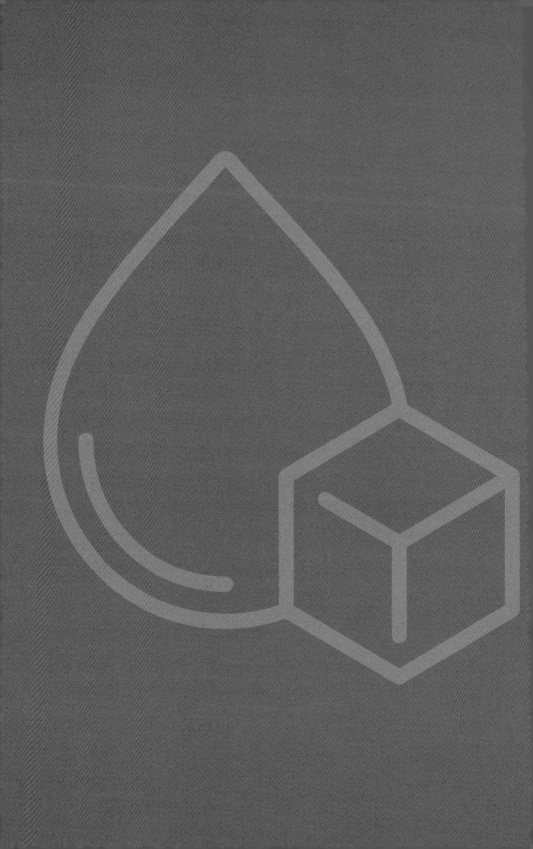

CHAPTER 8

당뇨환자가 가장 궁금해하는 당뇨약의 모든 것

당뇨약이 처방되었다면 꼭 먹어야 합니다. 혈당수치 관리는 물론 미래에 생길 수밖에 없는 합병증 예방을 위해서입니다. 천연식품은 절대 약을 대신할 수 없으니 현재 환자분 상태에 맞게 처방된 당뇨약이나 인슐린을 '제대로 된 방법으로' 사용해 주세요. 최신 과학기술의 발달로 살 빠지는 당뇨신약, 인슐린펌프, 연속혈당측정기가 개발 및 사용되고 있습니다. 현재 혈당 관리가 어렵다면 최신기술의 도움을 받아보길 권해봅니다.

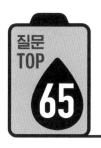

당뇨 판정 시 약은 필수인가요? 평생 먹어야 하나요?

당뇨병을 진단받은 많은 환자분들이 가장 궁금해하는 것은 약을 꼭 먹어야 하는지, 평생 먹어야 하는지 여부입니다. 당뇨병을 진단받았을 때, 어떤 환자는 아직 약을 처방받지 않고 식이조절과 규칙적 운동을 통한 체중 감소 등의 생활습관 교정부터 하는 경우도 있고, 또 다른 환자들은 생활습관 교정과 함께 약이나 인슐린까지 처방받기도 합니다.

당뇨병을 진단받을 때는 이미 발병한 지 5~10년 지난 경우가 대부분으로, 진단받을 당시에 발생하는 것이 아니기 때문에 이미 내 몸이 그 병을 앓은 지 오랜 시간이 지난 상태입니다. 나쁜 습관이 오랫동안 유지된 몸은 생각보다 쉽게 변하지 않습니다. 그러므로 많은 노력을 통한 교정이 필요합니다.

그래서 주치의는 환자의 진단 당시 공복혈당·당화혈색소·이상지질혈증·고혈압 등 다른 질환의 동반 여부, 비만 정도, 생활환경, 약에 대한 순응도, 앞으로 예상되는 결과, 환자의 의지 등 모든 것을 고려해 생활습관 교정, 약 복용, 인슐린 공급 여부를 결정하게 됩니다.

당화혈색소 6.6%, 공복혈당 110mg/dl으로 최근 6개월간 휴직하고 폭식이 잦아지면서 체중이 10kg 증가했고 이후 당뇨병을 갓 진단받은 상태인 30대 환자의 경우를 예로 들어보겠습니다. 이 환자와 대화해보았을 때 현재 상태에 대한 경각심이 있고, 식이조절과 운동을 할 수 있는 상황이었으며, 의지 또한 충만했습니다. 이런 경우 저는 환자분에게 열심히 관리하도록 격려하고, 3개월 후 혈액 검사를 추적관찰합니다. 그러면 정말로 많이 좋아져서 당뇨 전단계로 돌아가거나, 당뇨 전단계보다도 호전되기도 합니다.

그런데 다른 60대 환자의 경우 똑같이 당화혈색소 6.6%, 공복혈당 110mg/dl인데, 키 170cm 몸무게 78kg으로 최근에 갑작스런 체중 증가는 없었습니다. 계속 이 몸 상태를 유지하고 있었고, 회사에서 점심이 제공되는 직장인이고, 퇴근이 불규칙해 운동할 시간을 내기 힘든 상태입니다. 이런 경우는 임상 경험상 투약을 바로 시작하지 않으면 당뇨병이 점점 악화되는 경우가 많고, 약 없이 호전되는 경우는 거의 없었습니다. 그래서 바로 투약을 시작합니다.

물론 이런 실제 처방은 의사들마다 약간씩은 의견이 다를 수 있습니다. 하지만 여러분이 만나는 대부분의 주치의들은 여러 임상경험과 환자의 상태를 충분히 고려하여 처방을 하기 때문에 약을 처방받으면 반드시 복용해야 합니다.

환자분들이 걱정하는 것은 "약을 먹기 시작하면 평생 먹어야 하는 것 아닌가요" 하는 것인데, 그럴 때마다 저는 환자분들에게 "걱정하시는 핵심이 잘못되었습니다"라고 말씀드리곤 합니다. 약을 평생 먹을 것을 걱정할 게 아니라, 약을 안 먹어서 지속된 고혈당으로 인한 당뇨 합병증에 평생 시달릴 것을 걱정해야 한다는 것입니다.

당뇨병의 가장 무서운 점은, 지금 눈에 보이지 않는 '만성 합병증의 발생'입니다. 시력 이상, 실명, 콩팥기능 이상, 투석, 말초신경병증, 당뇨발, 하지 절단, 심근경색, 뇌경색 등으로 나타나는 만성합병증은 혈당 조절이 잘 되면 평생 안 생길 수도 있고, 고혈당이 지속되면 5년 안에 모두 발생할 수도 있습니다. 당뇨 합병증들이 발생한 후에는 후회해도 되돌릴 수 없는 경우가 많습니다.

혈당이 높은데도 약을 먹지 않고 병원을 피하면, 결국에는 처음보다 훨씬 더 많은 양의 약을 먹게 되는 경우가 많습니다. 또한 고혈당 시기가 길어지면 당뇨병의 악화와 합병증 발생이 앞당겨지면서 인슐린 투약 시기도 앞당기게 됩니다. 약을 피하려다가 주사를 맞아야 하는 상황이 오는 것입니다.

그리고 당뇨병환자들 중 드물지만 약을 끊게 되는 경우도 있습니다. 당뇨병의 치료 목적은 어떤 방법을 쓰든 '고혈당' 상태를 낮추는 것입니다. 그리고 그 방법은 약뿐만 아니라 식이제한, 규칙적인 운동, 비만의 해결을 통해서도 가능합니다. 실제로 30~50대 당뇨환자들의 경우 엄격한 식이제한, 규칙적인 운동을 통해 표준체중 이하로 체중 감량을 한 후에 6개월 이상 잘 유지해서 당화혈색소와 이상지질혈증, 혈압까지 다 좋아져 어느새 모든 약을 끊고도 수치 조절이 잘 되는 사람들이 있습니다. 다만 단약하기까지 이 모든 과정은 주치의와 계속 추적관찰해야 하며 조심스럽게 이루어져야 합니다.

그러므로 약을 끊고 싶다면, 식이조절과 운동을 정말 열심히 해서 몸의 상태를 약이 필요 없는 상태로 만들면 됩니다. 그런데 몸 상태는 변화시키지도 않고서 '당뇨약은 평생 먹어야 되니까 안 먹겠다'는 생각으로 피하면, 이는 '고혈당' 상태를 방치하고 있는 것이어서 결국 이로 인해 나의 혈관이 지금 실시간으로 망가지고 있다는 것을 기억해야 합니다.

─⟨🖐닥터K의 꿀팁⟩─────────────

당뇨약을 처방받으면 반드시 먹어야 합니다. 평생 약을 먹는 것을 걱정하지 말고, 고혈당을 방치해서 합병증이 생기는 것을 걱정해야 합니다. 정말 열심히 노력하면 먹던 약도 끊을 수 있습니다.

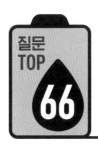

질문
TOP
66

당뇨약을 먹는 대신
천연식품을 먹는 건 어떤가요?

당뇨병을 진단받은 사람들 중에 약을 거부하고 천연식품으로 당을 조절하겠다고 하는 환자들이 종종 있고, 약을 복용중이면서 천연식품을 추가로 먹는 경우도 많습니다. 그리고 어떤 환자들은 주치의와 상의 없이 임의로 약을 줄이곤 천연식품을 추가로 먹기도 합니다.

물론 천연식품 중에 실제로 혈당을 조절하는 데 도움을 주는 것들도 있습니다. 그렇지만 그 효과와 안정성, 부작용은 충분히 연구되지 않은 것들이 대부분입니다. 심지어 사람에 따라 전혀 효과 없이 부작용만 있는 경우도 있습니다.

확실한 점은 '약을 대신할 수 있는 천연식품은 아무것도 없다'는 것입니다. 왜냐하면 당뇨약을 대신할 만큼 효과가 좋은 건강보조식품이라면 이미 다 약으로 개발되었을 것이기 때문입니다. 실제로 우리가 현재 처방받는 당뇨약들도 천연식품에서 효능이 인정되어 약으로 개발된 것들이 많습니다. 따라서 현재 약으로 개발되지 않고 보조식품에 머무르고 있는 것들은 약으로 쓰일 만큼의 효과와 효능을 기대하기가 어렵습니다.

보통 가장 처음 처방받는 당뇨약 중 '메트포르민'이라는 성분이 있습니다. 거의 모든 환자들이 이 성분이 포함된 약을 처방받는다고 해도 과언이 아닌데, 이것은 프렌치 라일락에서 추출한 '정량'이라는 성분을 이용해 만든 약입니다.

사과나무 뿌리에서 추출한 플로리진 성분을 이용한 약도 있습니다. 이 플로리진은 비교적 최근에 '살 빠지는 당뇨약'이라고 유명해진 SGLT2억제제 계열 약들의 재료로 쓰이며, 혈당 조절뿐만 아니라 콩팥과 심장을 보호하고, 심부전을 완화시키며, 혈압 조절에도 효과가 있습니다. 처음에 플로리진 성분이 혈당을 떨어뜨린다는 것이 알려진 후 실제로 '사과나무 뿌리'가 당을 낮추는 천연식품이라고 팔리곤 했었습니다. 그리고 거듭된 연구와 임상실험을 통해 플로리진의 효과가 매우 탁월하다는 것이 밝혀졌고, 이후 제약회사에서 플로리진의 안정성을 높이고, 설사 등 부작용을 줄이고, 독성을 줄여 당뇨약으로 개발해낸 것입니다. 만약 플로리진의 효과가 탁월하지 않았다면 약으로 개발되지 않고 아직도 천연식품으로 팔리고 있었을 것입니다.

그러므로 '모든 천연식품은 약이 되지 못해 천연식품 단계에 머무르고 있다'고 생각하면 됩니다. 전 세계의 수많은 제약회사들은 신약을 개발해야 돈을 잘 벌 수 있기 때문에 정말 눈에 불을 켜고 신약이 될 만한 성분들을 연구하고 있으며, 찾고 있습니다. 그리고 우리가 시중에서 살 수 있는 모든 천연식품들은 이미 그 검증에서 탈락된 것들입니다. 약으로 쓰기에는 효과와 안정성이 떨어진다는 것입니다. 특히 검증되지 않은 식품을 다량 장기 복용을 했을 때의 안정성은 아무도 장담할 수가 없습니다.

만약 어떤 사람이 당뇨 전단계인데, 식이조절, 규칙적 운동, 정상 체중 유지 모두 실천하고 있으나 당뇨병 가족력이 있어서 다소 걱정되는 상태일 때 여주나 노니 등을 한 통 선물받았다면, 그 정도는 먹어도 된다고 저는 말씀드립니다. 그렇지만 천연식품을 약 대신 복용하거나, 약과 함께 복용하는 경우 등은 안정성이 증명되지 않았습니다. 그러므로 우리의 건강을 위해서는 천연식품만 너무 고집하지는 말고, 엄격한 검증을 통해 효과와 안정성이 증명된 '당뇨약'을 먹는 것이 더 바람직할 것입니다.

닥터K의 꿀팁

효과가 좋은 천연식품들은 이미 다 약으로 개발되어 쓰이고 있습니다. 효과와 안정성이 떨어지는 천연식품보다 효과와 안정성을 증명받은 당뇨약을 복용합시다.

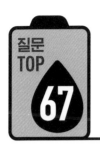

복용 당뇨약이 자꾸 늘어나는데,
처음엔 조금만 써도 될까요?

　당뇨병의 치료 목적은 '고혈당의 호전'인데, 이는 궁극적으로 합병증을 예방하기 위한 것입니다. 환자가 약을 적게 먹고도 혈당 조절이 잘되면 좋겠지만, 그렇지 않다면 혈당이 잘 조절될 수 있도록 약을 늘려야 합니다.

　과거에는 혈당이 올라가면, 그 이후에 조금씩 약의 용량을 늘리거나 약을 추가하는 식으로 혈당 조절을 하기도 했습니다. 그렇지만 여러 임상 연구 결과상, 이렇게 혈당이 오른 후 뒤늦게 당을 조절하는 것보다 예상되는 혈당에 맞추어서 선제적으로 약을 증량하는 것이 장기적으로 약을 덜 늘리고 혈당을 잘 조절할 수 있었다는 결과가 있습니다. 일찍 예상해 약을 늘리면 결과적으로 쓰이는 약의 총량도 오히려 적었습니다. 게다가 이렇게 선제적으로 약을 늘려서 엄격한 혈당 조절을 하면 고혈당인 순간들이 줄어들기 때문에 합병증의 유발도 더 늦출 수 있습니다.

외래에서 약을 늘리자고 이야기하면, 이에 큰 거부감을 느끼는 환자들이 많습니다. 저는 외래 환자분들에게 "약을 늘리고 싶지 않으시면, 3개월 후 다음 외래까지 적어도 3kg 감량해오도록 하십시오. 그러지 못하시면 무조건 약을 늘려야 합니다"라고 말씀드립니다. 만약 처방받는 약의 개수가 더 이상 늘지 않길 바란다면, 철저한 식이 조절과 꾸준한 운동으로 혈당을 낮추고 체중을 감량해야 합니다. 그렇게 실천하지 못하면서 그저 약에 대한 거부감으로 피하면, 당이 조절되지 않는 상태로 혈관과 신경이 계속 망가질 뿐입니다.

그리고 환자들에게 약 증량보다 더 거부감이 큰 것이 바로 인슐린 투약입니다. 인슐린 투약은 정말 끝이 온 것이라고 생각해 강력하게 거부하는 환자분들도 많습니다.

물론 약을 최대한 쓰다가 안 되면 인슐린으로 바꾸는 경우도 있으나, 어떤 경우는 당뇨병 진단 당시에 당화혈색소가 매우 높아 바로 인슐린이 필요한 경우도 있습니다. 이때 고혈당 때문에 혹사당하고 있었던 췌장이 휴식할 수 있게 되면서 어느 정도 염증에서 회복될 수 있습니다. 이렇게 '췌장의 휴식기'가 있어야 합병증이 오는 시기도 늦출 수 있습니다. 반면에 제때 인슐린 투약을 하지 않아 췌장이 적절히 쉬지 못하면, 염증 상태 그대로 만성 염증과 섬유화까지 진행되어 회복의 기회를 아예 놓치게 됩니다.

당뇨병은 평생 함께하는 병입니다. 만약 진단 후 건강하게 운동과 식이조절로 10kg 이상 감량해 표준체중으로 만들고 이후 처방받던 당뇨약을 다 끊을 수 있게 되더라도, 한 번 당뇨병을 진단받았던 사람은 방심하면 언제든 다시 재발할 수 있습니다. 그러므로 당뇨는 평생 관리하면서 안고 가야 하는 병입니다. 특히나 진단 초기에 혈당이 얼마나 잘 조절되는지에 따라 장기적인 합병증 발생을 예측할 수 있습니다.

혈당 조절이 잘 되지 않는다면, 약을 더 쓰는 것에 대해서 걱정할 것이 아니라 고혈당으로 인해 실시간으로 망가지고 있는 몸 상태를 걱정해야 합니다. 그리고 적극적인 혈당 조절이 되도록 약, 식이, 운동 모든 면에서 노력해야 합니다. 그래야 앞으로 평생 먹어야 하는 약의 양이 줄고, 인슐린 투약을 시작해야 하는 시기도 늦출 수 있으며, 궁극적으로 합병증의 발생 시기도 늦출 수 있습니다.

닥터K의 꿀팁

지금 약을 덜 먹으려다가 나중에는 더 많은 양을 먹게 됩니다. 당이 오른 후에야 뒤늦게 조절하려 들지 말고, 당이 많이 오르기 전에 더 열심히 엄격하게 당 조절을 합시다.

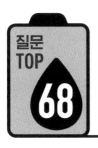

당뇨약은 어떤 원리로
당을 낮추는 건가요?

당뇨약은 기전에 따라 나눌 수 있습니다. 음식물 섭취부터 단계를 살펴보겠습니다.

우리가 섭취한 음식물이 소장으로 내려오면, 소화효소(alpha glucosidase)에 의해 탄수화물이 당으로 분해되어 흡수됩니다. 이때 소화효소를 억제해 탄수화물의 소화와 흡수 자체를 더디게 할 수 있도록 만든 것이 알파 글루코시다제 억제제(alpha glucosidase inhibitor)계열 약입니다. 이것이 첫 번째 단계입니다.

이후 소화된 당의 흡수 후 혈당 상승이 일어나면, 장에서 GLP-1 (glucagon like peptide-1)이라는 호르몬이 분비되어 인슐린의 분비를 촉진시킵니다. 이 GLP-1유사체가 두 번째 단계입니다.

그리고 이때 분비된 인슐린의 작용으로 혈당이 적절히 떨어지고

난 후 분비된 GLP-1을 DPP-4라는 효소가 분해하게 됩니다. 이때 DPP-4의 작용을 방해하면 GLP-1은 계속 남아서 인슐린 분비의 증가를 유도할 수 있게 됩니다. 이렇게 DPP-4의 역할을 방해하는 것이 세 번째인 DPP-4억제제(DPP-4 inhibitor)입니다.

그리고 인슐린의 분비 자체를 촉진시키는 분비촉진제가 네 번째 단계입니다. 분비된 인슐린의 작용을 도와주는 것이 다섯 번째인 인슐린 작용증진제입니다.

이 5가지는 모두 음식의 섭취에 따른 췌장에서의 인슐린 분비와 관계가 있는 약인데, 관계없는 새로운 기전으로 나온 약이 바로 여섯 번째인 SGLT2억제제입니다.

■ GLP-1이 하는 역할

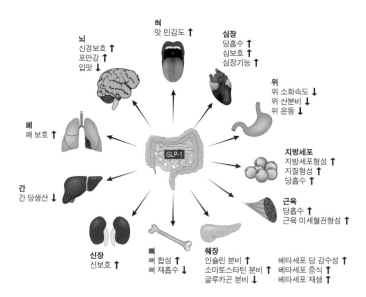

첫 번째인 알파 글루코시다제 억제제부터 자세히 살펴보겠습니다. 종류로는 아카보스(상품명: 글루코바이), 보글리보스가 있고, 장에서 당의 소화·흡수를 직접적으로 억제하기 때문에 식후 고혈당이 심한 환자에게 쓰입니다. 장에서 직접 작용하고 혈액으로 흡수되지 않기 때문에 공복혈당을 낮추는 효과는 크지 않으며, 당화혈색소 감소 효과가 0.5~0.8%로 약 중에 가장 약한 편입니다.

음식물 섭취 이후에 작용을 하기 때문에 저혈당 발생은 거의 없으나, 음식물 흡수장애로 인한 복부팽만감, 복통, 설사 등이 나타날 수 있고, 매번 식사 때마다 섭취해야 한다는 단점이 있습니다. 하루 세 번 복용하는 것이 쉽지 않고, 약한 약효 때문에 요즘은 거의 잘 쓰이지 않는 약제입니다.

두 번째인 GLP-1유사체는 GLP-1의 기능이 '혈당 상승'에 의한 인슐린 분비촉진이다 보니 혈당이 높을 때만 작용합니다. 그래서 특히 식후혈당을 낮추는 데 효과적이고, 저혈당 발생이 거의 없으며, 당화혈색소를 0.5~1.9%까지 낮춥니다. 비교적 최근에 나온 것으로 둘라글루타이드(상품명: 트루리시티), 리라글루타이드 등의 종류가 있고, 주사제로만 개발된 상태입니다.

GLP-1의 유사체이다 보니 GLP-1의 순기능인 공복감 감소, 포만감 유도, 위 배출 지연으로 인한 체중 감소 효과가 있어 비만인 당뇨병환자에서 주로 쓰이고 있습니다. 부작용도 구역, 구토, 설사 등의 약한 소화기계 반응 정도입니다. 이러한 장점들로, 이 계열의 약들은 당뇨치료제뿐만 아니라 삭센다, 위고비 등 비만주사로의 개발도 활발하게 이루어지고 있습니다. 보통 1주일에 한 번 맞으면 되는데, 최근에는 한 달에 한 번 맞는 주사제, 붙이는 패치형 등 여러 가지가 개발되고 있습니다.

세 번째인 DPP-4억제제는 혈당 상승에 의해 GLP-1이 상승된 후 이것을 분해하는 DPP-4를 억제하는 것으로, 혈당과 비례해 작용하는 데다가 저혈당 발생이 거의 없다는 큰 장점이 있습니다. 당화혈색소를 낮추는 효과는 0.5~0.8%로 작은 편이지만, 특별히 체중 증가 등 변화가 없고, 콩팥을 보호해주는 효과가 있으며, 직접적으로 췌장에 작용하는 약제가 아니어서 췌장에 부담이 덜하기 때문에 요즘 가장 많이 쓰이고 있는 약제 중 하나입니다. 이 계열 약제들도 비교적 최근에 나온 것으로, 시타글립틴(상품명: 자누비아, 시타), 빌다글립틴(상품명: 가브스, 빌다글), 리나글립틴(상품명: 트라젠타) 등이 있습니다.

네 번째인 인슐린 분비촉진제는 췌장의 베타세포에 직접적으로 작용해 인슐린의 분비를 증가시킵니다. 직접적으로 인슐린을 짜내다 보니 당화혈색소 감소 효과가 1.5~2.0%으로 매우 크고, 공복·식후혈당을 모두 다 낮추어주나 저혈당 발생 위험이 크고, 체중도 증가시킬 수 있습니다. 또한 인슐린 분비 능력이 남아 있는 발병 5년이내의 당뇨병환자에게는 효과적이나, 발병한 지 10년이 지나서 췌장의 기능이 떨어지는 당뇨병환자에게는 효과가 떨어집니다. 약의 종류에는 글리메피리드(상품명: 아마릴, 글리멜), 글리클라지드(상품명: 디아미크롱) 등이 있습니다.

다섯 번째는 인슐린 작용 증진제인데, 이것은 메트포르민과 글리타존 계열로 나뉩니다. 메트포르민은 당뇨약 중 가장 유명하고 많이 쓰이는 1차 선택 약제입니다. 실제로 당뇨병환자 중 콩팥 기능이 많이 안 좋거나, 소화기계 부작용이 매우 극심한 경우처럼 드문 경우를 제외하고는 거의 모든 당뇨병환자가 이 성분이 포함된 약을 쓰고 있습니다.

메트포르민은 인슐린 분비와 관계없이 간, 말초조직, 위장관에 작용해 인슐린의 감수성을 증가시켜줍니다. 췌장에 직접 작용하는 것이 아닌데도 당화혈색소 감소 효과가 1.0~2.0%로 크며, 체중 감소 및 심혈관 질환 예방 효과도 있습니다. 당뇨병의 진행을 예방해주기 때문에 당뇨 전단계 환자에서도 쓰입니다.

글리타존 계열도 인슐린 작용 증진제로, 말초에서의 인슐린 감수성을 증가시켜주고, 당화혈색소 감소 효과는 0.5~1.4% 정도입니다. 다만 체중을 증가시키고, 부종을 유발하는 부작용이 있고, 가끔 심부전을 일으킬 수 있어서 정말 조심해서 써야 하는 약입니다.

지금까지 설명드린 5가지 계열의 약들은 음식물의 소화·흡수와 이후 따라오는 췌장에서의 인슐린 분비와 작용 과정에 조금씩 관련성이 있는 것들입니다. 그러나 여섯 번째인 SGLT2억제제는 이와 전혀 다른 계열의 약입니다. 이 약의 기전은 콩팥에서 당의 재흡수를 억제해서 혈당을 감소시키는 것입니다. 당화혈색소를 0.5~1.0% 정도 낮추어주며, 다른 약들보다 체중 감소의 효과가 큽니다. 콩팥 보호와 심혈관 질환의 예방에도 효과가 있습니다. 단점은 소변으로 당이 빠져나가게 하기 때문에 비뇨기계 감염, 생식기 감염 등이 생길 수 있고, 고령에서는 탈수와 저혈압을 유발할 수 있다는 것입니다. 그러나 장점들이 워낙 많아서 최근에 정말 많이 쓰이고 있습니다.

지금까지 당뇨약을 크게 6가지 부류로 나누어 간단한 장단점과 효과를 살펴보았습니다. 이를 참고해 현재 복용중인 약이 무엇인지 한 번쯤 살펴보면 좋겠습니다.

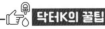 **닥터K의 꿀팁**

당뇨약은 기전에 따라 크게 6가지 계열이 있습니다. 각각의 장단점과 효과가 다르니, 나는 지금 어떤 당뇨약을 복용중인지 반드시 살펴보기 바랍니다.

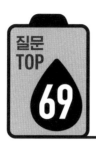

당뇨약의 처방 원칙이
따로 있나요?

당뇨병은 끊임없이 신약이 연구되고 있는 질병이기 때문에 대한 당뇨병학회에서는 매년 치료지침을 보완해서 발표합니다. 그리고 대부분의 의사들은 해당 지침과 의사 본인의 임상 경험을 바탕으로 환자에 따라 맞춤 처방을 하게 됩니다.

당뇨병 치료의 큰 목표는 고혈당과 관련된 증상을 호전시키고, 합병증의 발생을 예방하고 지연시키며, 고혈압·이상지질혈증 등 동반 질환의 발생 예방 및 관리를 하면서 환자가 정상적인 사회생활을 할 수 있게 하는 것입니다.

당뇨병을 첫 진단받았을 때 당화혈색소가 6.5% 이상 7.5% 미만이라면, 생활습관 개선과 함께 원칙적으로 1차 약제인 메트포르민 복용을 시작합니다. 단순히 생활습관 개선만으로는 혈당 목표 달성과 유지가 어렵기 때문에 약 복용과 함께 시작합니다. 이때 첫 번째 선택지로 주로 쓰이는 메트포르민은 혈당 강하 효과가 뛰어나면서 체중 감소 및 지질 개선 효과도 있습니다.

진단 당시 당화혈색소가 7.5% 이상이라면, 처음부터 메트포르민을 포함한 2종의 약으로 시작합니다. 당화혈색소가 9.0% 이상이라면 경구 약제와 GLP-1유사체 중 3가지 종류를 선택해서 쓰거나, 곧바로 인슐린 투여를 시작하게 됩니다.

이때 경구 약제만 3종을 쓰면 인슐린이나 GLP-1유사체 단독 투약보다 효과가 떨어지고, 비용도 더 듭니다. 그래서 보통 인슐린 투약을 하자고 권유를 받게 되는데, 대부분의 환자분들이 첫 진단받자마자 인슐린을 맞는 것에 대해 거부감이 큰 경우가 많습니다. 그렇지만 오랜 기간 조절되지 않았던 고혈당을 최대한 빠르게 호전시켜줄 수 있는 방법이 인슐린입니다. 빠른 인슐린 투약을 통해 고혈당이 우리 신체에 미치고 있던 악영향이 빠르게 해소될 뿐만 아니라, 췌장이 인슐린을 과잉 생산·분비하면서 혹사당하고 있었던 부분이 해소되면서 췌장 세포들을 회복시킬 수 있습니다.

그리하여 첫 약제를 시작한 지 3개월이 경과된 후 당화혈색소를 다시 측정하게 됩니다. 이때 당화혈색소는 6.5% 미만이 목표치인데, 만약 메트포르민만 투약하던 환자가 목표치에 도달하지 못했다면 2차 약제를 추가하게 됩니다. 이때 2차 약제의 선택은 환자의 개별 상태와 우선순위에 따라 결정하게 됩니다. 환자의 혈당을 빨리 떨어뜨릴 필요가 있다면 인슐린, GLP-1유사체, 인슐린 분비촉진제를 선

GLP-1유사체

인슐린의 분비를 촉진하는 장호르몬인 GLP-1과 유사하게 만든 약

DPP-4억제제

GLP-1을 분해하는 DPP-4의 기능을 억제시켜주는 약

SGLT2억제제

콩팥에서 나트륨과 포도당을 재흡수하는 SGLT2라는 수송채널의 기능을 억제하는 약

택할 수 있고, 저혈당의 위험성이 크다면 DPP-4억제제나 SGLT2억제제 등 저혈당이 거의 오지 않는 약제를 선택하게 됩니다.

비만 여부에 따라 치료 방향을 달리하는 것이 중요합니다. 체중 감소가 필요하다면, SGLT2억제제나 GLP-1유사체를 선택하여 비만개선을 돕는 것이 좋습니다. 동시에 체중 증가를 유발할 수 있는 인슐린 분비촉진제는 피해야 합니다. 또한, 심혈관계 질환의 위험인자와 신장질환 동반 여부를 면밀히 살펴야 합니다. 이 두 가지 위험성이 모두 높다면 SGLT2억제제를 사용하는 것이 더 적합한 선택이 될 수 있습니다.

만약 환자가 모든 걸 떠나서 경제적 문제 때문에 복약 유지가 힘들다면, 최대한 저렴한 약제 조합을 선택해 투약을 포기하지 않도록 도움을 줄 수 있습니다. 2차 약제를 환자의 상황에 맞추어서 잘 선택해야 하고, 3개월간 복약을 잘 유지한 후 다시 한 번 추적 검사를 해야 합니다. 이때 여전히 혈당 조절이 안 된다면 당화혈색소가 9% 이

상일 때와 마찬가지로 경구약제 3가지 병합 요법을 쓰거나 인슐린, GLP-1유사체 투약을 선택해야 합니다.

이렇게 당뇨약제와 인슐린 투약은 의사의 마음대로 아무렇게 이루어지는 것이 아니라, 대한당뇨병학회에서 정한 엄격한 기준이 있으며, 그 기준 안에서 개인의 특성에 따라 약을 선택해 의사가 맞춤 처방하는 것입니다. 그러므로 주치의를 믿고, 처방받은 약을 매일매일 열심히 복용하는 것이 좋습니다.

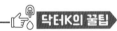
닥터K의 꿀팁

첫 진단 시의 당화혈색소에 따라 약 개수와 인슐린 투약이 결정되며, 3개월마다 추적해 약의 증량 여부를 결정합니다. 이때 대한당뇨병학회가 정한 엄격한 기준 안에서 개인의 특성에 맞추어 처방하니, 처방받은 약을 안심하고 복용하도록 합시다.

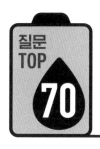

당뇨약 중에서 메트포르민이 정말 중요하다는데 왜 그런가요?

당뇨약제 중 1차 선택약인 메트포르민은 당뇨병환자에게 정말 중요한 약입니다. 가장 오래되고 많이 사용되었고, 그만큼 안정성이 높으며 많이 연구된 약입니다. 기본적으로 2형 당뇨병환자에게서 가장 문제가 되는 것은 전신의 인슐린 저항성인데, 이 약은 이것을 호전시켜주는 인슐린 감수성 개선제입니다.

메트포르민은 지방조직·근육·간에서 인슐린 감수성을 개선시켜 말초 조직에서 당의 흡수를 촉진하는 역할을 합니다. 동시에 간에서 인슐린의 길항 호르몬인 글루카곤이 새로운 당을 생성하여 고혈당을 유발하는 과정을 억제합니다. 추가로 위장관에서 당의 흡수를 감소시켜 혈당 조절에 도움을 줍니다. 췌장에 직접적으로 작용해 인슐린 분비에 관여하는 것이 아니고 인슐린의 저항성을 호전시켜주므로 오히려 체내 인슐린 농도가 감소하는 효과가 있습니다. 식욕을 감소시키면서 1~3kg 정도의 체중을 감소시키며, 이상지질혈증까지 개선시켜주는 효과가 있습니다. 인슐린이 직접적으로 분비되진 않기 때문에 저혈당은 발생하지 않으면서도 혈당 강하 효과는 인슐린 분비 자극제만큼 뛰어납니다. 단독으로 투여했을 때 공복혈당을 60~70mg/dl 내려주고, 당화혈색소는 1~2% 내려줍니다.

최근 여러 연구에서는 메트포르민이 암을 예방하는 효과가 있다고 알려지고 있으며, 심혈관 질환의 발생도 예방해줍니다. 장기간의 연구 결과 메트포르민은 유일하게 당뇨병의 진행을 늦추어주는 '당뇨병 예방' 효과를 인정받았습니다. 그래서 당뇨 전단계에서도 당뇨 예방을 위해 쓰도록 강력하게 권유하고 있으며, 모든 상태의 당뇨병에서 병의 진행으로 인한 합병증 발생을 늦추기 위해 메트포르민을 쓰는 것이 권유되고 있습니다.

메트포르민은 당뇨병환자라면 꼭 먹어야 하는 약이지만, 간혹 부작용이 있습니다. 10명 중 1~2명은 복통, 설사, 구역, 복부 팽만감 등의 위장관계 부작용을 호소합니다. 하지만 증상이 가벼울 때는 점점 호전되는 데다가 복약을 포기하기에는 너무 많은 장점을 가진 약이기 때문에 경미한 소화기 문제라면 약 복용을 계속 유지하게 됩니다. 저 역시 어느 정도의 부작용까지는 장 운동 조절제를 같이 쓰면서 경과를 지켜봅니다. 그러면 대부분의 환자가 조금씩 좋아져서 장 운동 조절제는 끊어도 될 정도가 됩니다.

그런데 정말 드물게 멈추지 않는 설사와 복부 팽만감으로 일상생활이 힘들 정도의 부작용을 호소하는 경우가 있습니다. 이럴 때는 메트포르민의 용량이 높아서 그런 것일 수 있기 때문에 약의 용량을 최소로 줄이고 다른 약을 병행했다가, 환자의 상태를 보면서 조금씩 용량을 늘리는 것이 좋습니다.

만약 최소량(250mg)을 썼는데도 환자가 너무 힘들어한다면, 증상을 호전시킬 수 있는 장 운동 조절 약제들을 충분히 써보고, 그래도 정말 안 되겠다 싶으면 그때 메트포르민을 끊고 다른 약을 쓰게 됩니다. 장점이 너무 크기 때문에 끝까지 시도해보는 것이 바로 메트포르민입니다.

가끔 '당뇨약을 먹었더니 속이 너무 불편해서 약을 끊었다'는 환자분들이 있습니다. 이러한 위장 장애 부작용이 있다고 무조건 약을 끊으면 절대 안 됩니다. 메트포르민의 용량을 조절하는 방법, 다른 약과 병행하는 방법, 위장 조절 약제를 쓰는 방법 등 여러 가지 방안을 시도해 유지하도록 노력해야 하는 '정말 중요한 약'이라는 것을 기억하고, 다시 한 번 주치의와 상의해봅시다.

닥터K의 꿀팁

메트포르민은 빠른 혈당 조절, 인슐린 저항성 호전, 심혈관 질환 예방, 체중 감량, 암 예방까지 해주는 '희대의 명약'입니다. 즉 메트포르민은 당뇨병환자라면 반드시 써야 하는 약입니다.

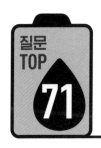

질문
TOP
71

살이 빠진다는 당뇨 신약은 어떤 약인가요?

▶ **저자 직강 동영상 강의로 이해 쏙쏙**
QR코드를 스캔하셔서 동영상 강의를 보시고
이 칼럼을 읽으시면 훨씬 이해가 잘됩니다!

살 빠지는
당뇨약 1편

살 빠지는
당뇨약 2편

비교적 최근에 당뇨약으로 개발된 성분들 중 체중 감량에 효과가 좋은 약과 주사제들이 있습니다. 어떤 약은 효과가 뛰어나서 비만 치료제로 쓰이고 있는 것도 있습니다.

첫 번째는 SGLT2억제제인 글로피진 계열의 약제로 다파글리플로진(상품명: 포시가), 엠파글리플로진(상품명: 자디앙), 이프라글리플로진(상품명: 슈글렛)이 있습니다. 두 번째는 GLP-1유사체인 글루타이드 같은 주사제로 둘라글루타이드(상품명: 트루리시티), 리라글루타이드(상품명: 삭센다) 같은 주사제입니다. 당뇨병이 비만과 직결되는 문제이다 보니, 이 약들은 나오자마자 굉장히 각광받았습니다.

첫 번째로 SGLT2억제제에 대해 자세히 살펴보겠습니다. 이는 기존의 당뇨약제들이 기전에 있어서 음식물 소화와 흡수에 따른 췌장의 인슐린 분비와 작용에 조금씩 연관되어 있던 것과는 달리 전혀 다른 기전의 새로운 약제입니다. 췌장, 소화기계와 전혀 관계없이 우리 몸속의 노폐물과 찌꺼기를 걸러주는 '콩팥'에 작용합니다.

콩팥은 네프론이라는 기본 단위들이 모인 것인데, 이것 하나하나가 거름망 역할을 합니다. 네프론은 크게 사구체(A), 보먼주머니(B), 세뇨관(C)으로 구성되어 있는데, 혈액이 콩팥동맥을 지나면서 사구체(A)에서 걸러지고, 이때 포도당은 입자가 작아서 요소 등의 노폐물과 함께 보먼주머니(B)로 여과(1)됩니다.

이렇게 빠져나간 것들이 세뇨관이라는 긴 관(C)을 지나면서 유용한 성분만 재흡수(2)하는데, 그중 포도당을 재흡수하는 문이 SGLT2(sodium glucose transporter)입니다. 이름을 보면, Sodium(Na, 나트륨 성분)과 Glucose(포도당)를 Transporter(이송)하는 것인데, 대부분 사구체 바로 밑의 세뇨관(C)에 위치해 있으며, 빠져나온 당의 90%

■ 콩팥 단위(네프론)

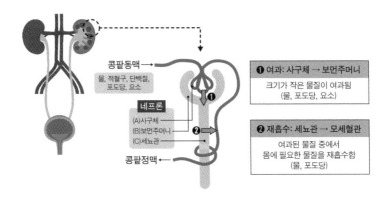

콩팥동맥 →
물, 적혈구, 단백질,
포도당, 요소

네프론
(A)사구체
(B)보먼주머니
(C)세뇨관

콩팥정맥 ←

❶ 여과: 사구체 → 보먼주머니
크기가 작은 물질이 여과됨
(물, 포도당, 요소)

❷ 재흡수: 세뇨관 → 모세혈관
여과된 물질 중에서
몸에 필요한 물질을 재흡수함
(물, 포도당)

이상을 바로 재흡수합니다. 그리고 나머지 10%도 세뇨관(C) 전체를 지나면서 조금씩 흡수되어 소변으로 배출될 때는 당이 거의 없어집니다.

당은 뇌와 신체의 활동에 바로 사용할 수 있는 최상의 에너지원이기 때문에 놓치지 않고 거의 대부분을 재흡수하는데, 이때 이 문(SGLT2)을 막으면 당이 재흡수되지 못하고 소변으로 다 빠져나가게 됩니다. 이 문을 막는 것이 SGLT2억제제입니다. 원래 우리 몸에서 소변으로 하루 총 1g 정도의 당이 빠져나가는데, 이 약을 쓰면 하루 70g이 나가게 됩니다. 칼로리로 따지면 280kcal 정도가 빠져나가므로, 평상시와 똑같이 식사해도 280kcal만큼 마이너스가 되는 것입니다.

임상연구 결과를 보면 이 약제를 시작한 후 첫 3개월간 체중이 가장 많이 빠졌고 이후로는 유지되는 경향이 있었는데, 평균 1.7~3kg 정도가 빠졌으며 많게는 10kg까지 빠진 경우도 있었습니다. 이때 빠지는 체중은 주로 지방조직에서 빠졌는데, 당이 소변으로 배출되다 보니 에너지원이 부족해서 지방조직을 태워서 에너지로 만들어 쓰기 때문입니다. 이렇게 체중이 빠지면서 심지어 지방 위주로 빠지는 효과로 인해 크게 각광받고 있는 약입니다.

그리고 이 약은 당이 재흡수되지 못할 때 나트륨의 재흡수도 억제가 되어, 이뇨효과로 인해 수축기 혈압이 3~6mmHg 감소해 고혈압을 호전시키는 효과도 있습니다. 또한 심혈관 질환의 예방 효과도 있는데, 당뇨병의 호전 및 체중 감량으로 인해 이상지질혈증, 고혈압 같은 동반 질환이 좋아져서 심장혈관, 뇌혈관 합병증을 감소시킬 뿐만 아니라 당뇨병이 없는 심부전, 심한 심장병의 치료제로도 허가를 받은 상태입니다. 콩팥 보호 효과도 입증되었는데, 특히 이미 콩팥병증이 있는 환자에서 진행의 예방, 알부민뇨 악화 방지, 투석·콩팥이식·콩팥 질환으로 인한 사망 감소 효과까지 있습니다.

다만 이 약도 부작용은 있습니다. 소변으로 당이 빠지는 것이므로 요로·생식기 감염이 생길 수 있고, 당과 함께 수분도 같이 빠지기 때문에 다뇨가 발생해 고령에서는 탈수·저혈압이 생길 수 있으므로 주의해서 사용해야 합니다.

두 번째로 GLP-1(glucagon like peptide)유사체에 대해 자세히 살펴보겠습니다. 우리가 식사를 통해 당을 섭취하면 장의 점막에서 인크레틴(incretin)이라는 호르몬이 분비되는데 그 대표적인 것이 GLP-1이라는 물질입니다. 이 호르몬은 인슐린을 분비시키고, 간·근육·지방세포 등 말초조직에서 인슐린과 비슷한 작용을 합니다. 그리고 위에 작용해 음식의 배출과 소화작용을 느리게 하고, 뇌의 포만중추를 만족시켜서 입맛이 떨어지게 합니다. 그래서 만약 이 GLP-1이 계속 분비된다면, 입맛이 떨어지고 배가 부른 느낌이 지속되어서 식욕이 떨어지고 덜 먹게 될 것입니다. 그러나 이 GLP-1은 음식물 섭취 후 잠깐 작용하고 바로 분해되어서 없어져버립니다.

그래서 이때 빨리 분해되지 않고 길게 작용할 수 있도록, 살짝 구조를 틀어서 만든 것이 GLP-1유사체이고, 그 대표가 둘라글루타이드(트루리시티)입니다. 이 계열의 약제들은 평균적으로 2.6~3.0kg 정도의 체중을 감량시키고, 심혈관계질환의 예방, 콩팥 보호 효과가 증명되었습니다. 그리고 체중을 감량시키는 효과를 증폭시켜서 비만치료제로 만든 것이 리라글루타이드(삭센다)입니다. 이러한 GLP-1 유사체는 체중 감소, 혈당 호전의 효과가 있고, 인슐린 저항성의 호전 및 콜레스테롤도 개선시켜주었습니다. 다만 고가이고, 주사제라서 하루 한 번 혹은 일주일에 한 번 맞아야 한다는 단점이 있고, 구역질, 구토, 두통 등의 부작용이 있습니다.

이외에도 이 GLP-1과 관계된 비만 치료제로 세마글루타이드(상품명: 위고비), 터제파타이드(상품명: 마운자로)가 현재 개발되어 전 세계적으로 각광받고 있습니다.

이러한 신약들은 현재도 당뇨병환자뿐만 아니라 단순 비만 환자에게도 효과적으로 쓰이고 있습니다. 신약들은 계속 개발중에 있으며, 당뇨병 치료의 새로운 지평이 열리고 있습니다.

 닥터K의 꿀팁

체중 감량에 효과적인, 이른바 살 빼는 당뇨약은 2가지로, SGLT2억제제와 GLP-1유사체입니다. 둘 다 체중 감소뿐만 아니라 콩팥보호, 심혈관 질환 예방의 효과가 있습니다.

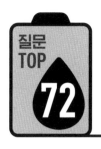

당뇨약을 투여하면
내성이나 부작용이 생기나요?

▶ 저자 직강 동영상 강의로 이해 쑥쑥
QR코드를 스캔하셔서 동영상 강의를 보시고
이 칼럼을 읽으시면 훨씬 이해가 잘됩니다!

    당뇨약은 오래 쓴다고 해서 내성이 생기지는 않습니다. 물론 약 중에 인슐린 분비촉진제 계열약은 3~5년 이상 썼을 때 약에 대한 반응도가 떨어지는 경우가 발생하나, 그 외의 약들은 장기간 투약한다고 해서 약효가 떨어지지는 않습니다.

    다만 장기간 당뇨약을 투약하면 당뇨병의 유병 기간이 길어진다는 뜻이고, 그에 따라 말초의 인슐린 저항성이 심해지고, 췌장의 인슐린 분비능이 떨어지면서 당뇨약에 대한 신체의 반응은 떨어질 수 있습니다. 그러므로 당뇨약에 내성이 생기는 것이 아니라, 당뇨병이 시간이 지남에 따라 악화되어 약효가 떨어지는 것으로 느끼는 것입니다.

    당뇨병의 악화는 고혈당 상태가 길어질수록 심해지기 때문에 처방받은 약을 열심히 매일같이 먹어야 고혈당 상태에서 벗어나서 당뇨병 악화를 늦출 수 있습니다. 약효가 떨어지는 것을 방지하기 위해 약을 최대한 적게 먹거나 안 먹겠다는 환자들이 있는데, 그럴수록 당뇨병만 악화될 뿐입니다.

당뇨약은 종류에 따라 여러 가지 부작용이 있을 수 있습니다. 가장 많이 사용하는 메트포르민에 대해 살펴보면, 10명 중 한 명꼴로 흔하게 소화기계 부작용이 발생합니다. 소화불량, 복부팽만감, 복통, 설사 등으로 나타나는데, 대부분의 증상은 일시적이며, 용량을 처음부터 많이 쓰지 않고 서서히 늘리면 부작용을 줄일 수 있습니다. 그리고 이 약을 장기간 복용했을 때 비타민 B12 결핍이 유발되는 경우가 있기 때문에 복약 시에 간, 어육, 계란 등을 잘 먹고, 비타민 B12가 포함된 비타민 B군 영양제를 복용하는 것도 도움이 됩니다. 메트포르민은 매우 드물게 젖산산혈증이 발생하는 경우가 있습니다. 이것은 우리 몸에서 대사하기 힘든 젖산 종류가 증가하면서 독성이 발생하는 것인데, 확률은 적지만 발생하면 치명적인 결과를 낳을 수 있습니다. 콩팥 기능이 떨어져 있거나 간질환이 있는 경우, 그리고 알코올 남용이 심한 환자에게 발생할 수 있습니다. 그러므로 메트포르민을 복약할 때는 술을 끊고, 주치의와 상의해 용량을 잘 조절해야 합니다.

당뇨약 중에는 저혈당을 발생시키는 경우도 있습니다. 모든 당뇨약이 당을 떨어뜨린다고 해서 저혈당을 발생시키는 것은 아닙니다. 그중에서 유난히 저혈당이 잘 발생하는 종류 2가지가 있는데, 그것은 바로 인슐린 분비촉진제와 인슐린 주사입니다. 다른 약들은 단독으로는 저혈당을 발생시키지 않습니다. 그렇지만 인슐린 분비촉진제와 다른 약을 같이 쓰는 경우이거나, 금식 시간이 너무 오래된 경우에는 저혈당이 발생할 수 있습니다. 그러므로 인슐린 분비촉진제인 글리메피리드(상품명: 글리멜, 아마릴), 글리클라자이드(상품명: 디아미크롱) 등의 이름을 기억해서 내가 이 약을 복용중이라면 저혈당 발생 위험에 대해 꼭 인지하고 있는 것이 좋습니다.

인슐린 분비촉진제들은 저혈당뿐만 아니라 체중을 늘리는 부작용도 있습니다. 췌장을 직접적으로 자극하다 보니 저장 호르몬인 인슐린의 분비가 늘어나서 영양분들의 저장을 촉진시키기 때문에 체중이 증가하게 됩니다. 인슐린 주사제도 마찬가지입니다. 인슐린 작용증진제 중 하나인 글리타존(상품명: 피오글리타존, 그리타존, 듀비에) 계열도 체중을 증가시키고, 붓기를 발생시킬 수 있습니다.

앞에서 소개한 것처럼 체중을 감소시켜주는 약들도 있습니다. 메트포르민과 함께, 비교적 최근에 나온 SGLT2억제제, GLP-1유사체(주사제)도 체중을 감소시켜주는 좋은 부작용이 있습니다. 그러나 가끔 마른 고령의 환자가 SGLT2억제제를 복용했을 때 탈수 및 체중 감소가 심해서 기력이 저하되는 경우가 있습니다. 이럴 때는 체중과 관련이 없는 DPP-4억제제로 바꾸어보는 것이 도움이 될 수 있습니다.

이외에 감염과 관련된 부작용이 발생할 수도 있습니다. SGLT2억제제는 소변으로 당을 빠져나가게 해 체중 감량을 시켜준다는 좋은 부작용이 있으나, 이로 인해 요로·생식기 감염이 호발합니다. 소변에 당이 많다는 것은 세균 입장에서는 먹을 것이 많다는 말과 다름이 없기 때문에 세균감염이 흔할 수밖에 없습니다. 그러므로 약 복용 시작 후에는 평상시보다 물을 하루 0.5~1L 정도 더 마시고, 배뇨시에 참았다가 화장실을 가지 말고 바로바로 화장실을 가야 이러한 부작용을 예방할 수 있습니다.

가끔 "이렇게 소변에 염증이 호발하면 내 콩팥에 악영향을 끼치는 것 아니냐" 걱정하는 분들이 있는데, SGLT2억제제는 오히려 콩팥병증의 진행을 예방하는 효과로 콩팥 보호가 증명된 약입니다. 그러므로 적절한 수분 섭취로 부작용의 발생을 예방해보고, 그런데도 잦은 요로감염이 발생한다면 주치의와 상의해 다른 약제로의 변경을 고려해야 합니다.

현재 사용되고 있는 당뇨병 치료제는 지속적인 발전을 통해 부작용을 최소화하고 효과를 극대화하는 방향으로 개선되고 있습니다. GLP-1유사체(주사제)의 부작용은 구역, 구토, 설사 등의 소화기계 부작용만 생길 정도로 미미하고, 최근 신약 중 하나인 DPP-4억제제는 부작용이 거의 없기로 유명합니다. 치명적인 부작용이 있는 것들은 퇴출되었으며, 요즘 쓰이는 약제들은 다 보완이 된 것들입니다.

앞서 소개해드린 다양한 약제들은 각각의 장점과 단점을 가지고 있습니다. 따라서 환자의 상태와 상황에 따른 가장 적합한 약제를 선택하는 것이 무엇보다 가장 중요합니다. 당뇨는 항상 진행중인 병으로 나의 생활습관에 따라 악화될 수도 호전될 수도 있습니다. 따라서 지금의 나에게 맞는 약이 미래에는 부작용을 가져올 수도 있습니다. 나의 상태를 항상 주시하고, 복약중인 당뇨약이 나와 맞지 않다고 판단되면 주치의와 상담하여 필요시 약제를 조정해볼 수 있습니다. 사소한 약물 치료 부작용에 대한 과도한 걱정으로 약 복용을 소홀히 하면, 오히려 고혈당으로 인해 당뇨병이 악화되고 합병증 위험이 증가할 수 있습니다. 부작용에 대한 막연한 걱정보다는 정확한 정보를 바탕으로 올바르게 약물을 사용하여 고혈당을 호전시키는 것을 목표로 하는 것이 좋겠습니다.

닥터K의 꿀팁

저혈당을 일으키는 인슐린 분비촉진제, 인슐린 주사제는 체중을 증가시킬 수 있습니다. 신약들은 체중을 감소시켜주며, 가장 많이 쓰이는 메트포르민도 체중을 감소시켜줍니다. 치명적인 부작용이 있는 약들은 이미 퇴출되었으니, 안심하고 열심히 복약합시다.

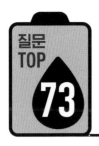
인슐린 주사제를 처방받았으면
당뇨가 심각한 건가요?

당뇨병환자분들에게 가장 힘들었던 순간들 중 하나를 꼽으라면, 인슐린 주사를 처방받았을 때를 말하는 분들이 많습니다. 인슐린을 처방받으면 당뇨병이 거의 말기에 도달했다고 생각하고, '거의 내 인생이 끝났다'고 표현할 정도로 환자들은 인슐린에 대한 거부감이 매우 큽니다. 처방하는 의사들도 이것을 충분히 알고 있습니다. 그럼에도 불구하고 인슐린은 어떤 순간에는 꼭 투약해야만 합니다.

인슐린은 대사 호르몬으로 췌장의 베타세포에서 생성되어 분비됩니다. 혈액 내 포도당을 체내 세포 속으로 흡수해 에너지원으로 사용하고, 남은 것은 저장할 수 있게 합니다. 간, 지방, 근육 등 각 장기에 맞춰 필요한 만큼 혈당을 흡수시켜 혈액 내 당을 일정한 수치로 유지시켜주는 역할을 합니다. 1형 당뇨병은 이러한 인슐린을 생성하는 베타세포가 자가면역 기전으로 파괴되어 인슐린 자체의 분비가 안 되기 때문에 진단 즉시 인슐린 주사를 시작해야 하고, 평생 투약해야 합니다. 임신성 당뇨병환자의 경우 안정성이 증명된 경구약제가 거의 없기 때문에 인슐린 주사 투약이 필요합니다.

그렇다면 2형 당뇨병환자에게 인슐린이 꼭 필요한 경우는 어떤 경우일까요?

첫 번째로 진단 당시 당화혈색소가 9% 이상으로 높거나, 수치가 그 정도까지는 아니어도 다뇨, 다음, 체중 감소 등 고혈당 증상이 심할 때는 곧바로 인슐린을 투약해야 합니다. 둘 다 보통 오랜 시간 방치되어 이렇게 악화된 것이므로 공복혈당은 250mg/dl 이상으로 높고, 소변에서도 케톤이 다량 검출되는 경우가 많습니다. 방치된 기간 동안 심한 고혈당이 지속되면서 췌장이 끊임없이 다량의 인슐린을 분비했을 것입니다. 따라서 외부에서 인슐린을 투여하여 췌장에 부담을 덜고 충분히 휴식할 수 있도록 도와주어야 합니다. 이런 경우는 인슐린을 평생 쓰지 않기 때문에 너무 겁먹을 필요가 없습니다.

대부분의 환자들은 처음에 인슐린을 3~6개월 쓴 후 경구약제로 변경하게 됩니다. 이렇게 3~6개월간의 췌장 휴식기가 있는 경우, 주사제를 안 쓰고 경구약제만 쓴 경우보다 당뇨병의 예후에 긍정적인 효과가 있다는 것이 밝혀졌습니다. 그러므로 이때 인슐린의 일시적 사용은, 오히려 나중에 당뇨병의 악화로 경구약제가 듣지 않아서 인슐린을 꼭 써야 하는 시기를 늦추기 위한 것입니다. 그러므로 첫 진단에서 당화혈색소 수치가 너무 높거나 고혈당의 증상이 심하다면,

꼭 초기 인슐린 주사 투약으로 췌장 휴식기를 주어야 한다는 것을 명심해야 합니다.

두 번째로 당뇨병의 악화로 경구 혈당강하제를 3~4가지를 써서 최고용량으로 복용해도 더 이상 당 조절이 안 될 때 곧바로 인슐린을 투약해야 합니다. 이런 경우는 췌장의 기능이 거의 다 소모되었다고 판단되고, 인슐린을 거의 평생 써야 합니다. 당뇨병의 유병 기간이 20~30년 정도로 길어지면서 시간의 경과에 따라 췌장이 점점 기능을 다 하게 된 경우가 많습니다.

이외에 특이한 경우가 LADA(latent autoimmune diabetes in adult)입니다. 흔히 1.5형 당뇨라고 알고 있는 것입니다. 대부분 30~50세 사이에 진단을 받기 때문에 청소년기 전에 진단을 받는 1형 당뇨병과는 달라서 2형 당뇨병으로 생각하고 치료를 시작하게 됩니다. 초기에는 경구약으로 조절이 잘되지만 별다른 이유 없이 점점 조절이 되지 않고, 결국 발병한 지 5년 이내에 인슐린 주사를 시작하게 됩니다. LADA는 2형 당뇨 같은 1형 당뇨라고 생각하면 되는데, 자가면역 항체인 Anti GAD Ab검사가 양성인 경우가 많습니다. 이는 1형 당뇨병에서 검출되는 것인데, 몸속에 췌장을 파괴하는 항체가 존재하는 것이므로 종국에는 췌장이 모두 파괴되어 인슐린이 분비되지 않아 주사 투약을 피할 수 없습니다.

마지막으로 세 번째는 경구 혈당강하제를 투여할 수 없는 경우입니다. 보통 간이나 콩팥이 안 좋은 경우가 이에 해당됩니다. 당뇨병성 콩팥병증, 고혈압, 여러 가지 콩팥 질환 등 다양한 이유로 콩팥이 망가진 경우, 바이러스 간염, 알코올성 간염, 간경화 등으로 간이 망가진 경우에 경구약 대신 인슐린을 투약하게 됩니다.

인슐린은 한번 투약을 시작했다고 해서 무조건 평생 투약해야 하는 것은 아닙니다. 경우에 따라 끊고 경구약제로 바꾸게 되는 경우도 많습니다. 결국 핵심은 인슐린을 맞아야 하는 순간에는 투약을 시작해야 한다는 겁니다. 그래야 고혈당을 막아 당뇨 합병증의 발생을 예방할 수 있습니다.

닥터K의 꿀팁

인슐린은 첫 진단 때 당화혈색소가 9% 이상이거나 고혈당 증상이 심한 경우에 투약합니다. 당뇨병의 악화로 췌장이 기능을 다 해서 경구약으로 조절이 안 되는 경우, 콩팥이나 간이 안 좋은 경우에 시작하게 됩니다. 췌장 건강을 위해서 처방받으면 무조건 투약합시다.

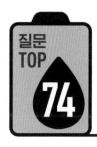

인슐린은 어디에 맞는 게 좋고,
어떻게 맞는 건가요?

질문
TOP
74

▶ **저자 직강 동영상 강의로 이해 쑥쑥**
QR코드를 스캔하셔서 동영상 강의를 보시고
이 칼럼을 읽으시면 훨씬 이해가 잘됩니다!

　인슐린 주사를 맞을 때는 신경이나 혈관이 적고, 관절 부위가 아닌 곳에 맞아야 합니다. 주로 복부, 팔 바깥쪽, 넓적다리 바깥쪽 부위에 주사할 수 있습니다. 이 중에서 복부가 가장 선호되는데, 혼자 주사 맞기에 가장 편리한 위치이고, 피하지방이 많아서 인슐린 흡수율이 높기 때문입니다.

　복부에 주사를 맞을 때 배꼽 반경 5cm 이내는 맞으면 안 되고, 한 달 이내에는 동일 부위에 맞지 않는 것이 좋습니다. 인슐린을 한 부위에만 계속 맞으면, 지방 비대증이 생겨서 지방층이 부풀어 오르게 됩니다. 그러면 보기에 안 좋을 뿐만 아니라, 해당 부위의 인슐린 흡수율이 떨어집니다. 그러므로 매일 주사한 부위를 기억하거나 표시해두고, 1~2cm 정도 간격으로 이동하면서 주사를 맞는 것이 좋습니다.

■ 복부 주사 부위

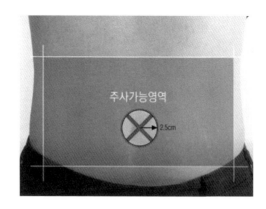

　그렇지만 주사 바늘이 너무 얇기 때문에, 맞았던 흔적이 남아 있지 않아서 어디에 맞았는지 알 수 없는 경우가 많습니다. 그래서 '인슐린 주사 부위표'라는 것이 있는데, 보통 구멍이 28개 뚫려 있습니다. 이 구멍에 순서대로 28일간 맞으면 됩니다. 부위표를 구하기 힘들다면, 이와 비슷하게 두꺼운 종이에 구멍을 28개 뚫은 후 활용해 볼 수도 있습니다.

　대부분 이렇게 복부에 맞는 것이 편리하지만, 만삭 임산부, 복막투석중인 환자, 복부 수술 후 상처가 너무 심한 환자들은 팔이나 다리에 맞을 수밖에 없습니다. 팔이나 다리는 복부보다 면적이 좁기 때문에 겹치지 않도록 양팔, 양다리를 번갈아 주사해야 합니다.

　지금부터 인슐린 주사를 맞는 과정 및 주의할 점에 대해 구체적으로 살펴보겠습니다. 우선 투약 전 인슐린 주사를 만지기 전에 손을 비누로 깨끗이 씻고 물기를 잘 닦아야 합니다. 그리고 내가 맞는 주사기의 종류가 2가지라면 해당 주사가 맞는지 이름을 확인하고, 인슐린 펜을 열어서 인슐린의 양이 충분한지 확인하고, 부유물이 있거나 액체 색깔의 변화가 있는지, 눈에 띄게 큰 공기방울 같은 것은 없는지 확인합니다.

대부분의 인슐린은 무색 투명해서 흔들거나 혼합할 필요가 없습니다. 그러나 혼합형 펜 중 우윳빛 색깔인 것들은 균질하도록 액체를 혼합시켜줘야 합니다. 양 손바닥 사이에 끼워 넣고 10회 반복해서 굴려주거나 펜을 잡고 위아래로 10회 정도 부드럽게 흔들어서 잘 섞어줍니다. 잘 혼합된 것을 확인한 후, 알코올 솜으로 펜의 고무마개 부분을 소독 후 잘 말리고, 주사침을 펜과 일직선이 되도록 똑바로 눌러서 단단하게 돌려 끼워줍니다.

이후 인슐린을 맞기 전에 인슐린 흐름을 확인해야 합니다. 다이얼을 1~2단위 돌린 후 주입 버튼을 살짝 눌러서 바늘 끝에 약물이 맺히는지 확인하고, 내가 맞을 용량으로 다이얼을 돌려놓으면 펜 준비는 완료되었습니다.

이렇게 준비된 펜을 옆에 놓고, 오늘 맞을 주사 부위를 결정해 알코올 솜으로 소독해 잘 말린 후, 배의 피부를 한 손으로 살짝 집어 올리곤 다른 손으로 주사기를 피부와 90도가 되도록 부드럽게 찔러주면 됩니다. 이때 마른 사람과 어린이는 피하지방층이 얇으므로 45도 각도 정도가 적합합니다.

이후 주입 버튼을 쭉 끝까지 천천히 눌러서 주사 용량이 완전히 투여될 수 있도록 10초 정도 기다린 후에 주사침을 빼면 됩니다. 주

■ 인슐린 주사 방법

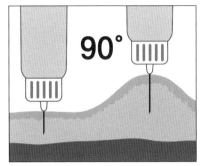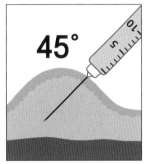

| 일반적으로
90도 각도로 주사 | 마른 사람이나 어린이는
45도 각도로 주사 |

사침을 뺄 때는 찔렀을 때와 동일한 각도로 부드럽게 빼주고, 알코올 솜으로 주사 부위를 문지르지 말고 가볍게 눌러주면 됩니다.

이 과정에서 만약 바늘 끝에 약물이 맺히지 않는 경우, 혹은 인슐린 펜 안에 큰 공기방울이 있는 경우에는 안전검사를 해야 합니다. 안전검사는 용량 설정 다이얼을 돌려서 2단위에 가도록 놓고, 펜을 세워서 주사침이 위쪽으로 향하게 펜을 잡습니다. 그리고 손가락으로 인슐린액이 있는 부위를 탁탁 치면 공기방울이 위로 올라갑니다. 그때 그대로 주입 버튼을 길게 쭉 누르면 공기방울이 빠져나가게 됩니다. 인슐린 펜이 제대로 작동하지 않을 때뿐만 아니라 새로 인슐린 펜을 개봉했을 때도 꼭 이 안전검사를 시행한 후에 맞아야 합니다.

그리고 주사 후에는 사용했던 주사침을 매번 빼서 버려야 합니다. 주사침을 빼지 않고 그냥 두면 내부 약이 밖으로 흘러나오거나, 공기방울이 안으로 들어가기도 하고, 펜 안에 빈 공간이 생겨서 고장의 원인이 될 수 있습니다. 또한 쓴 주사침을 그대로 또 쓰면 피부감염도 생길 수 있기 때문에 꼭 한 번만 쓰고 버려야 합니다. 다 쓴 주사침을 집에서 처리할 때는 페트병이나 주스병 등에 모아서 밀봉한 후 종량제 봉투에 넣어서 버려야 합니다.

닥터K의 꿀팁

인슐린은 복부, 허벅지, 팔 뒷부분에 주사할 수 있습니다. 복부가 제일 용이하고, 맞을 때 여러 군데 돌려가면서 찔러야 합니다. 한 군데만 찌르면 안 됩니다. 그리고 주사침은 한 번만 사용해야 합니다.

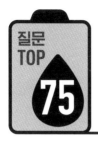

인슐린 맞을 때 너무 아픈데,
어느 부위에 어떻게 맞는 건가요?

인슐린을 맞을 때마다 통증이 심해서 스트레스를 받는 환자들이 많습니다. 통증을 줄일 수 있는 방법은 없는지 자세히 살펴보겠습니다.

우선, 인슐린을 주의해서 보관해야 합니다. 인슐린은 개봉 전에는 냉장(2~8도)에서 보관해야 하고, 개봉 후에는 '30도 이하 실온, 냉장' 모두 보관이 가능합니다. 다만 한여름에는 30도가 넘어가므로 실온보다 냉장이 선호됩니다. 개봉 후에는 종류에 따라 조금씩 다르지만 평균적으로 4~8주 사용이 가능하고, 날짜 확인을 위해 꼭 처음 개봉한 날짜를 기록해놓는 것이 좋습니다. 외출 시 휴대해야 할 때는 인슐린 펜을 보온병에 넣어서 보관하면 적절한 온도 유지에 도움이 됩니다. 인슐린이 변질되거나, 펜 속에 공기방울이나 이물질이 있으면 주사 시에 통증이 심할 수 있습니다. 그러므로 항상 인슐린 펜을 잘 보관하고 주사하기 전 펜 안에 공기방울이 없는지 확인해, 공기방울이 있다면 앞에서 소개한 안전검사를 통해 제거해야 합니다.

안전하게 보관된 인슐린도 온도 차이에 따라 통증이 생길 수 있습니다. 냉장 보관된 차가운 인슐린이 상온 보관된 미지근한 것보다 통증이 훨씬 심하기 때문에 냉장 보관해놓았더라도, 맞기 10분 전에 미리 상온에 꺼내어놓았다가 투약하는 것이 좋습니다.

주사침은 짧고 가는 4mm로 선택하는 것이 좋습니다. 굵은 바늘은 찌를 때 아플 뿐만 아니라 많은 용량이 빠르게 투입되기 때문에 통증이 심할 수 있습니다.

주사기의 관리뿐만 아니라 맞는 과정에서도 통증이 악화될 수 있는 요소들이 있습니다. 간혹 주사 부위를 소독한 후 알코올이 마르기 전에 급하게 맞는 경우가 있습니다. 그런데 이렇게 투약하게 되면, 묻어 있던 알코올도 함께 일부 투입될 수 있어서 통증이 발생할 수 있습니다. 그러므로 알코올 솜으로 소독 후 완전히 마른 후에 주사해야 합니다.

주사침을 찌를 때 바늘이 들어가는 속도가 너무 빠르거나, 반대로 너무 느려도 아프기 때문에 적당한 속도로 부드럽게 찔러야 합니다. 그리고 이후 투입 버튼을 최대한 천천히 눌러주어서 소량씩 인슐린이 들어가도록 해야 통증이 덜합니다. 침을 뺄 때는 주사침이 들어간 각도인 90도 그대로 펜을 제거해야 합니다. 주사침이 들어간 상태에서 펜을 눕히거나 세워서 각도가 변하게 되면 통증이 발생할 수 있습니다.

마지막으로, 주사침을 재사용해서는 안 됩니다. 주사침을 자꾸 재사용하면 바늘의 윤활제 코팅이 벗겨지고, 바늘 끝이 손상되어 통증이 발생할 수 있고, 피부 감염 가능성도 증가하게 됩니다. 그러므로 주사침은 꼭 한 번만 사용해야 합니다.

지금까지 설명한 내용들은 사소해 보일 수 있지만 결코 사소한 것이 아닙니다. 이를 습관화한다면 인슐린을 맞을 때 통증이 훨씬 덜해져서 인슐린에 대한 거부감이 줄고, 당뇨 관리 또한 한결 수월해질 것입니다.

닥터K의 꿀팁

인슐린 펜에 이물질이나 공기방울이 안 들어가게 잘 보관해야 합니다. 주사 시 10분 정도 실온에 둔 것을 사용해야 하고, 알코올 소독 후 다 마르면 주사해야 합니다.

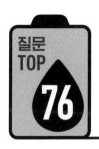

인슐린도 종류가
여러 가지가 있나요?

　인슐린은 종류에 따라 5가지 정도로 나눌 수 있습니다. 작용 시간
에 따라 분류하는데 초속효성, 속효성, 중간형, 지속형과 이 중 2가
지를 섞은 혼합형이 있습니다.

　지속형은 기저 인슐린이라고도 불립니다. 우리 췌장의 베타세포
에서는 인슐린이 하루 종일 쉬지 않고 분비되며 심지어 자는 동안
에도 분비되는데, 이렇게 지속 분비되는 인슐린의 역할을 하는 것이
기저 인슐린입니다.

　다음에 나오는 그림처럼 혈당 수준을 A에서 B로 조절해주는 것이
기저 인슐린의 작용입니다. 이렇게 지속형인 기저 인슐린만 투약하
면 기저혈당은 낮추어지나 식후혈당은 여전히 높은 것을 그림을 통
해 볼 수 있습니다.

■ 기저 인슐린의 작용

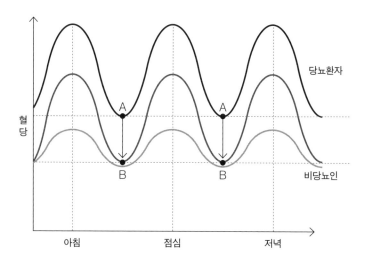

이 지속형은 투약 1시간 30분에서 2시간 사이에 작용을 시작하고, 18~42시간 동안 최고작용점(peak) 없이 일정한 농도로 유지됩니다. 하루에 한 번 같은 시간에 맞는 것이 좋은데, 최근에 나온 데글루덱(상품명: 트레시바) 같은 주사제는 작용 시간이 42시간으로 매우 길기 때문에 꼭 같은 시간에 못 맞더라도 3~6시간 정도의 여유가 있습니다. 종류로는 글라진(상품명: 란투스), 디터머(상품명: 레버미어), 데글루덱(상품명: 트레시바) 등이 있고, 각각 기존 인슐린 구조의 말단부에 어떤 종류의 아미노산 단백질을 붙이는지에 따라 조금씩 작용 시간과 지속 시간이 달라지게 됩니다.

그리고 앞서 이야기한 것처럼 이 기저 인슐린은 하루 한 번의 주사로 하루 동안 혈당의 기저 수치 전체를 끌어내려주는데, 이것만으로 식후혈당이 크게 호전되지는 않습니다. 그렇지만 기저 인슐린을 투여하면 평상시에 기저혈당을 낮추기 위해 지속적으로 인슐린을 분비하던 췌장에 어느 정도의 휴식을 줄 수 있습니다. 그러므로 인슐린 분비능이 약간 남아 있는 사람인 경우에는 췌장의 기능이 조금은 나아집니다. 실제로 연구 결과에서 기저 인슐린을 2개월 동안 꾸준히 투약했더니 췌장의 인슐린 분비능력이 개선되어서 식후 인슐린 분비가 좋아지고, 이로 인해 식후혈당도 자연스럽게 더 호전되었다는 보고가 있었습니다.

이과 같은 원리로 당뇨병 첫 진단 시 당화혈색소가 9% 이상으로 매우 높은 환자에게 인슐린을 투여해 췌장 기능의 회복을 기대해볼 수 있습니다. 이때 최대한 빠르게 인슐린을 써야 지속적인 과부하로 사멸되고 있던 췌장의 베타세포들이 좋아질 가능성이 높아집니다. 췌장의 기능이 호전되어야 인슐린 치료를 중단하고 경구약으로 바꾸게 될 가능성도 높아집니다.

두 번째로, 초속효성은 주사 후 작용시작이 5~15분으로 짧고, 최고작용점(peak)에 도달하는 시간이 40~80분으로 짧으며, 지속 시간도 2~4시간으로 가장 짧습니다. 그래서 주로 식사 직전이나 식후, 매 식사 시마다 맞아서 식후혈당 조절을 할 수 있습니다. 또한 정상적인 식후 췌장의 인슐린 반응과 유사하게 빠르고 짧게 작용하기 때문에 식후에 치솟는 혈당 최고점(spike)의 조절에 용이하고, 저혈당의 유발도 덜합니다.

다음에 나오는 그림을 보면, 식후혈당 곡선을 C에서 D로 내려주

■ 초속효성 인슐린의 작용

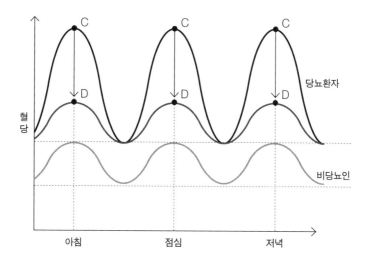

는 것이 속효성 인슐린의 작용입니다. 초속효성은 인슐린 중에서 작용 시작은 가장 빠르지만 정상 췌장의 인슐린 분비보다는 조금 느리기 때문에 주사를 식사 바로 직전보다는 식사 시작 10분 전에 맞는 것이 좋습니다. 다만 아스파트(상품명: 피아스프)라는 주사제는 작용 시간이 매우 빨라서 식사 직전에 맞아도 충분합니다. 종류는 아스파트(상품명: 피아스프), 글루리신(상품명: 에피드라), 리스프로(상품명: 휴마로그) 등이 있습니다.

　다음으로 속효성과 중간형은 RI(Regular Insulin), NPH(neutral protamine hage dorn) 등으로 요즘은 거의 쓰지 않습니다. 작용 시작과 최고 작용, 지속 시간이 초속효성과 지속형 사이 정도의 수준으로 애매해서 저혈당 유발이 많기 때문입니다.

■ 초속효성＋기저 인슐린의 작용

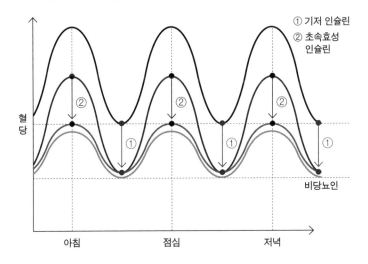

인슐린 주사를 맞는 방법으로는 하루 1~4번까지 여러 가지 방법이 있습니다. 기본적으로 췌장의 생리적 기능에 맞추어 생각했을 때 위의 그림에서 ①기저 인슐린 1회를 맞아서 기저혈당을 조절하고, ②매 식전 인슐린을 맞아서 식후혈당까지 조절해야 혈당곡선이 비당뇨인 곡선처럼 조절됩니다.

그러나 인슐린을 맞는 횟수가 늘수록 환자의 고통과 불편감이 증가될 수밖에 없습니다. 그래서 환자의 편의를 위해 나온 것이 여러 형태의 혼합형 인슐린입니다. 혼합형은 속효성과 중간형 인슐린을 합쳐놓은 것과 지속형과 초속효성을 섞어 놓은 종류가 있고, 보통 많이 먹는 식사와 함께 하루 2회 맞게 됩니다. 그리고 최근에는 인슐린 패치(인슐린 펌프의 패치형)도 개발된 상태입니다.

현재도 환자들이 조금이라도 더 편리하게 인슐린을 사용할 수 있도록 다양한 종류의 인슐린이 꾸준히 개발되고 사용되고 있습니다. 저도 인슐린을 처방하는 의사로서 환자분들이 아픈 주사를 얼마나 꺼려하는지 알고 있습니다. 그렇지만 인슐린에 대한 거부감으로 주사를 맞지 않고 버티는 시간 동안 고혈당이 나의 신체에 얼마나 치명적인지를 깨닫고, 지금이라도 인슐린을 맞아서 혈당을 조절해야 합니다.

닥터K의 꿀팁

요즘 주로 쓰이는 인슐린은 초속효성, 지속성, 혼합형입니다. 초속효성은 식후를 조절하고, 지속성은 기저혈당을 조절합니다. 나에게 맞는 인슐린으로 열심히 혈당을 조절합시다.

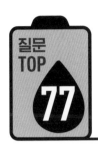

인슐린은 하루 중 언제,
몇 번 맞아야 하나요?

　인슐린을 맞는 방법은 전통적인 인슐린 요법과 집중 인슐린 요법으로 나눌 수 있습니다. 일반적으로 전통적인 인슐린 요법 중 하나로 선택해서 시작하고, 조절이 안 되면 점차 횟수가 늘어나면서 집중 인슐린 요법으로 바꾸게 됩니다.

　전통적인 인슐린 요법은 기저 인슐린 요법과 1일 2회 인슐린 요법으로 나눌 수 있습니다.

　기저 인슐린 요법은 처음 인슐린을 시작하는 2형 당뇨병환자에게 사용되고, 아침 식전이나 취침 전에 지속형 인슐린을 1회 맞는 방법입니다. 0.2~0.4U/kg/day로 시작하게 되는데, 보통 70kg의 성인 기준 14~20U 정도 용량입니다. 이렇게 시작해, 매일 인슐린 맞기 직전 자가혈당을 측정해서 결과에 따라 2U(10%) 정도씩 용량을 조절하게 됩니다. 혈당수치가 80~130mg/dl 사이로 나오면 용량을 유지하고, 130mg/dl 이상이면 2U을 높이고, 80mg/dl 미만이면 2U을 낮추어 맞으면 됩니다.

그런데 이렇게 하루에 한 번만 인슐린을 맞으면, 식후혈당 조절이 잘 되지 않는 경우도 빈번히 발생합니다. 그래서 이 방법은 환자에게 어느 정도 췌장의 인슐린 분비 기능이 남아 있을 때 쓸 수 있는 방법이고, 일반적으로는 경구약을 함께 복용합니다.

1일 2회 인슐린요법은 식후 고혈당이 심하거나, 기저 인슐린요법으로 혈당 조절이 안 될 때 시작하게 됩니다. 2가지 방법이 있는데, 첫 번째는 기저 인슐린은 유지하면서 식사 인슐린을 1회 추가하는 것입니다. 식사량이 가장 많을 때 초속효성 인슐린을 추가하는데, 4~10U 정도의 용량을 투여합니다. 보통 저녁 식사량이 많기 때문에 아침 식전에 기저 인슐린을 맞고, 저녁 식전에 초속효성 인슐린을 맞게 됩니다. 이렇게 시작해, 단계적으로 식사 인슐린의 주사 횟수를 늘리면서 다회 인슐린 요법을 향해 가게 됩니다. 두 번째는 혼합형 인슐린을 두 번 맞는 것으로, 혼합형 인슐린은 중간형 : 초속효성이 7 : 3~5 : 5의 비율로 혼합되어 있거나, 지속형 : 초속효성이 7 : 3의 고정비율로 혼합된 인슐린 펜입니다. 이것을 아침 식전, 저녁 식전으로 나누어 맞으면 되는데, 총 용량을 2 : 1 혹은 1 : 1 비율로 나누어 투여하면 됩니다. 특히 아침과 저녁을 많이 먹고 점심을 적게 먹는 경우나, 규칙적인 생활을 잘 지키는 2형 당뇨병환자에서 사용됩니다.

이렇게 1일 2회 요법까지 시행했는데도 당 조절이 잘 되지 않으면, 집중 인슐린 요법으로 넘어가게 됩니다. 췌장의 인슐린 분비 기능이 얼마나 남아 있는지에 따라 결정되는데, 분비 기능이 거의 소실된 1형 당뇨병에서는 처음부터 집중 인슐린 요법으로 시작할 수밖에 없습니다. 집중 인슐린 요법은 정상인의 생리적인 인슐린 분비와 유사하게 인슐린을 주입하는 방법으로, 다회 인슐린 요법(MDI, multiple daily injection)과 연속 피하 인슐린 주사 요법(CSII, continuous subcutaneous insulin injection, 인슐린 펌프)으로 나뉩니다.

다회 인슐린 요법은 하루 한 번 지속형을 맞고, 매 식전 한 번씩 초속효성을 맞아서 총 3~4회를 맞는 것입니다. 총 0.3~1.0U/kg의 용량 중 50%를 기저 인슐린 1회로 맞고, 나머지 50%를 식전 인슐린 2~3회로 나누어 맞아야 합니다. 예를 들어 70kg의 성인이 맞아야 하는 총 용량이 21~70U 사이로, 그중 시작 용량은 21~30U 정도입니다. 보통 점차 용량을 올리게 되어 총 40U은 기본적으로 쓰게 되는데, 20U을 기저 인슐린으로 맞고, '6U 아침 식전, 6U 점심 식전, 8U 저녁 식전' 정도로 분배해서 맞게 됩니다. 이후로 당 조절이 덜 되면 총 인슐린 용량이 조금씩 더 올라갑니다. 그러다 어느 정도 안정이 되면 기저 인슐린 용량은 고정이 되지만, 식전 인슐린은 매 식사에 따라 조금씩 달라집니다.

본인의 매 식사 양과 질에 따라 스스로 식전 인슐린을 조절해서 맞는 법을 알아야 합니다. 탄수화물 10~15g당 인슐린 1U를 맞는다고 생각하면 되는데, 예를 들어 햇반(210g)에 탄수화물이 70g 들어 있으므로 인슐린 5U을 맞으면 되고, 반찬이나 국도 같이 먹게 되니 한 끼 식사에 인슐린 6~8U 정도, 이보다 적게 먹을 때는 4U, 많이 먹을 때는 10~12U까지 맞으면 됩니다.

인슐린을 얼만큼 맞아야 하는지 좀 더 정확히 하고 싶다면, 식사 시작 시간으로부터 2시간 지났을 때의 혈당을 재보면 됩니다. 만약 식전에 6U 인슐린을 맞았고 식후 2시간 혈당이 220mg/dl가 나왔다면, 목표치인 180mg/dl보다 낮게 떨어뜨리기 위해서는 40mg/dl를 더 낮추어야 합니다. 혈당 20~50mg/dl를 낮추기 위해 인슐린 1U이 필요하므로, 다음에 이번 식사와 비슷한 양과 질의 식사를 한다면 6U이 아니라 8U으로 높여 맞아야 합니다.

그런데 다회 인슐린 요법을 계속 유지하면 하루에 주사를 4번이나 맞아야 하는 통증, 매번 인슐린 용량을 조절해야 하는 스트레스 등 여러 가지 고통이 있을 수 있습니다. 그래서 나온 것이 바로 연속 피하 인슐린 주사 요법, 즉 인슐린 펌프입니다. 인슐린 펌프에 대해서는 이어지는 내용에서 자세히 설명하도록 하겠습니다.

닥터K의 꿀팁

인슐린을 맞는 방법은 1일 1회, 1일 2회, 1일 3~4회, 인슐린 펌프, 이렇게 나뉘어져 있습니다. 당뇨병의 진행 정도와 조절 여부에 따라 맞는 횟수가 달라집니다.

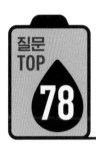

인슐린 펌프가 뭔가요?
인공 췌장의 장단점은 뭔가요?

연속 피하 인슐린 주사(CSII, continuous insulin injection)는 인슐린을 가장 집중적으로 맞는 방법으로, '인슐린 펌프'라고 불립니다. 주로 복부 피하 지방층에 펌프를 위치시키고, 펌프가 자동으로 인슐린을 주입시킬 수 있게 유지합니다. 총 인슐린 용량의 50%는 기저 인슐린으로 지속 주입되고, 나머지 50%는 식전 3회로 나누어서 한 번씩 주입됩니다. 1형 당뇨병, 임신성 당뇨병, 신장 이식을 받은 당뇨병환자에게 매우 효과적입니다.

인슐린 펌프는 생리적인 췌장의 작용과 거의 흡사하게 작용합니다. 따라서 혈당 조절이 제일 잘되고, 환자의 몸 상태가 빠르게 좋아지는 느낌을 받을 수 있습니다. 그리고 식사량, 식사 시간의 변화, 운동을 하는지에 따라 인슐린 주입량을 조절할 수 있어서 혈당 변화에 따른 적절한 대처가 가능합니다. 또한 격한 운동을 오래 한다면, 기저 인슐린이 들어가는 속도를 좀 더 느리게 조절할 수 있어서 한 번 맞는 인슐린보다 저혈당을 더 세심하게 피할 수 있습니다. 만약 당뇨병성 위 마비가 있는 환자라면 소화 과정이 느리므로 혈당 최고점이 식후 2시간이 아니라 식후 3~5시간으로 늦어질 수 있습니다. 그리고 고단백·고지방식을 하는 경우, 탄수화물 위주식보다 늦게 혈당이 상승할 수 있습니다. 이럴 때 인슐린 펌프를 활용합니다. 전에는 식전 인슐린을 한 번 맞았다면 인슐린 펌프는 '식사 직전과 식후 1시간 후'처럼 나누어서 맞는 것으로, 단순 주사 요법보다 혈당의 변화에 더 정확히 대응할 수 있습니다.

그렇지만 인슐린 펌프에도 단점이 있습니다. 우선 금액이 비쌉니다. 그리고 환자의 이해와 협조가 있어야만 사용할 수 있고, 전문 의료진의 철저한 관리하에 환자의 교육이 이루어져야만 합니다. 게다가 투여 부위의 염증과 감염이 발생할 수 있다는 문제점이 있고, 갑자기 장비가 막히거나 고장이 나면 심한 고혈당과 당뇨병성 케톤산증 같은 급성 합병증이 발생할 수 있습니다.

기본적으로 인슐린 펌프에 쓰이는 인슐린은 초속효성이기 때문에 작용시간과 반감기가 매우 짧아서 펌프가 고장 나면 4~6시간 이후 인슐린의 작용을 기대할 수 없습니다. 따라서 펌프 고장 시 급격히 혈당이 올라갈 수 있다는 문제점이 있습니다. 장비의 꾸준한 관리가 필요하고, 인슐린 펌프 주입 용량과 속도 조절을 위해서 혈당 확인을 계속 요하기 때문에 이로 인한 스트레스와 통증이 있을 수 있습니다.

잦은 혈당 검사와 기계 관리를 해야 하기 때문에 시각에 문제가 있거나 당뇨병성 망막병증이 심한 환자에게는 부적합하고, 고령이거나 기타 전신질환으로 여명이 짧은 경우에도 유용하지 못합니다.

최근에는 인슐린 펌프를 한 단계 더 발전시켜서, 센서와 프로그램을 통해 인슐린 주입을 자동으로 조절하는 인공 췌장이라는 기계도 사용되고 있습니다. 1형 당뇨병환자를 대상으로 실제로 췌장 이식이나 줄기세포를 통한 췌장 세포 배양에 대한 연구가 이루어졌으나, 크게 효과를 보지 못했던 바가 있습니다. 그리하여 나온 인공 췌장은 연속 혈당 측정기, 인슐린 펌프, 인공지능 알고리즘으로 구성되어 있으며, 환자의 개입 없이 자동으로 조절된다는 엄청난 장점이 있습니다.

무작위 교차설계 연구 결과, 2형 당뇨병환자에서 완전 자동화 인공 췌장을 사용한 기간에 목표 혈당 범위에 머무는 평균 시간 비율이 표준 인슐린 요법을 한 환자의 경우보다 더 길었습니다. 한마디로 기존 인슐린 요법보다 혈당 조절이 잘 되었다는 의미입니다.

또한 저혈당을 감지하면 인슐린 분비가 자동으로 중단되도록 설정할 수 있어 저혈당 사고의 발생이 극히 드물었습니다. 게다가 최근에는 저혈당의 발생을 예측해 미리 인슐린 중단이 가능하도록 기계가 발전되었습니다.

인슐린 펌프를 쓸 때는 혈당을 여러 번 측정하고, 탄수화물 섭취량 등을 환자가 직접 계산해 인슐린 투여량을 입력해야 했습니다. 그런데 인공 췌장은 이 '환자의 계산과 투여 결정' 부분을 인공지능 알고리즘이 담당합니다. 연속 혈당측정기가 혈중 포도당 농도를 지속적으로 측정해 인공지능으로 보냅니다. 그러면 인공지능 알고리즘에서 주입할 인슐린 농도를 자동으로 계산해, 이 정보를 인슐린 펌프로 전송해서 주입하는 속도와 양을 조절하게 됩니다.

최근에는 인슐린 펌프에 인슐린뿐만 아니라 대항 호르몬인 글루카곤도 포함시켜서 혈당을 좀 더 정밀하게 조절할 수 있는 '듀얼 호르몬' 기기도 개발중에 있습니다. 이 인공 췌장은 7세 이상의 1형 당뇨병환자에서 사용이 승인되었는데, 2형 당뇨병의 악화 및 인슐린 사용 환자가 점점 늘어나면서 이에 대한 활용은 계속 연구중입니다.

닥터K의 꿀팁

인슐린 펌프는 불편감, 고가, 환자의 교육 및 이해도가 필수라는 단점이 있으나, 실제 췌장의 분비능과 유사해 환자의 상태 호전에 좋은 영향을 줍니다. 인공 췌장은 연속 혈당 측정기, 인슐린 펌프, 인공지능 알고리즘의 결합체로 미래에 잘 쓰일 것으로 사료되며, 계속 연구중입니다.

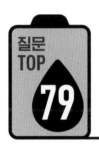

인슐린을 투여하면
저혈당이 생기나요?

저혈당은 당뇨병 치료 중에 가장 흔하게 발생하는 부작용 중의 하나입니다. 당뇨병 치료의 궁극적인 목표는 '고혈당 상태'의 호전으로 당뇨 합병증의 발생을 늦추는 것인데, 그 치료 과정에서 고혈당을 막는 것보다 더 중요한 것은 '심각한 저혈당'을 피하는 것입니다. 저혈당은 생명을 위협할 수 있는 즉각적인 결과를 초래하기 때문입니다.

저혈당은 2형 당뇨병보다 1형 당뇨병에서 더 흔하고, 2~4%의 환자는 저혈당 때문에 사망에까지 이릅니다. 2형 당뇨병에서는 인슐린 주사제 혹은 인슐린 분비촉진제 계열의 당뇨약을 쓸 때 주로 저혈당이 발생할 수 있습니다.

당뇨병환자의 저혈당을 유난히 잘 발생시키는 위험인자들이 있습니다. 우선 인슐린이나 경구 혈당약제가 개인에게 맞지 않게 들어갈 때, 즉 용량이 과하거나 투여 시간이 부적절할 때 발생할 수 있습니다. 그리고 평상시와 달리 갑자기 식사를 거르거나 밤을 새고 금식을 하는 경우, 평상시에 운동을 안 하던 사람이 갑자기 운동을 하거나 운동량이나 강도를 급작스럽게 올리는 경우에도 저혈당의 위험에 노출될 수 있습니다.

꾸준한 운동과 체중 감소로 인슐린 저항성이 조금씩 호전되는 경우, 기존과 같게 투약을 하더라도, 인슐린 감수성이 좋아져서 저혈당에 빠질 수 있습니다. 음주나 콩팥 기능 저하 시에도 저혈당의 위험이 증가합니다.

이러한 직접적인 원인들은 위험인자를 교정하면 저혈당이 호전될 수 있습니다. 그러므로 저혈당이 자꾸 발생한다면, 금주를 해야 하고, 운동과 식사량을 잘 점검해야 하고, 현재 복약중인 약이나 인슐린 용량도 확인해봐야 합니다.

그런데 이러한 위험인자가 없는데도 정상적인 방어 기전이 망가져서 저혈당이 발생하는 경우가 있습니다. 저혈당이 발생하면, 먼저 우리 몸이 이를 감지해야 합니다. 이후 인슐린의 길항 호르몬인 글루카곤과 교감 신경 호르몬이 분비되며, 이 과정에서 간에서 당 생산이 촉진되고, 동시에 지방과 근육세포 등에서 당의 사용을 줄여 혈액 속 혈당의 농도를 높여주어야 합니다. 이렇게 정상적인 몸의 방어 기전이 작동되어야 저혈당이 호전되는데, 오래된 당뇨병환자는 이러한 정상 기전이 망가지는 경우가 있습니다. 첫 번째는 저혈당의 감지 자체가 힘든 저혈당 불감증(무감지증)이고, 두 번째로는 길 항작용 부전이 있습니다.

우선, 저혈당 불감증(무감지증)은 만성적인 저혈당에 몸이 적응해서 발생하는 상태입니다. 우리의 뇌는 당을 에너지원으로 쓰기 때문에, 당이 떨어지면 뇌로의 당 공급이 떨어져서 빠르게 감지할 수 있습니다. 그런데 저혈당이 계속 반복되면 뇌척수막*을 통한 당의 투과도가 증가합니다. 그래서 적은 양의 당도 모두 뇌로 전달될 수 있게 몸이 적응하고, 혈당이 매

> **뇌척수막**
> 뇌와 척수를 감싸 보호하는 막으로, 뇌척수액의 흐름을 유지하고 영양을 공급함

우 낮아져도 뇌에서 인지할 수 없게 됩니다. 결국 저혈당에 대한 경고 신호인 신경학적 증상 발생과 길항 호르몬 반응이 없어져서, 이를 교정할 수 있는 순간을 놓치게 되어 심각한 혼수 상태에 빠질 수 있습니다.

저혈당 불감증 환자에게 나타나는 첫 증상은 일반적인 손 떨림, 허기짐, 어지러움 등의 증상이 아니라, 시야 이상, 말의 느려짐, 혼수, 경련 등의 심각한 신경학적 증상인 경우가 많습니다. 이 시점에서는 환자가 스스로 대처하기 어려우며, 심각한 저혈당 증상이 발생할 위험이 일반 당뇨병 환자보다 6배나 높아집니다.

이러한 저혈당 불감증은 인슐린 주사나 약으로 인해 발생한 저혈당을 교정하지 않고 방치한 경우에 발생할 수 있습니다. 또한 당뇨병성 신경병증의 악화로 자율신경병증이 심해진 경우에도 이러한 저혈당 불감증이 발생할 수 있습니다.

두 번째는 길항작용 부전입니다. 이는 1형 당뇨병환자, 인슐린이 결핍된 2형 당뇨병환자에게 발생할 수 있습니다. 혈당 수치가 떨어질 때 인슐린 수치도 같이 떨어지지 않아서 발생하며, 외부에서 인위적인 인슐린 투약을 하기 때문에 나타나는 현상입니다. 신체의 혈당 변화와 관계없이 혈중 인슐린 수치가 높다 보니, 췌장 베타세포에서의 체내 인슐린 합성이 소실되면서 알파세포의 글루카곤 합성도 감소하게 됩니다. 또한 이때 체내 인슐린 농도가 높아 저혈당이 반복적으로 일어나고, 그로 인해 에피네프린 등 교감호르몬이 인슐린에 대한 길항 호르몬으로 작용하기 위한 혈당 기준 값이 낮아지게 됩니다.

원래라면 저혈당 상태가 되자마자 에피네프린 분비가 시작되어야 하는데, 신체가 계속 저혈당 상태를 반복하면서 이에 대한 반응이 둔감해져서 혈당이 더 낮아야 분비가 시작되는 것입니다. 결국 이렇게 글루카곤과 에피네프린이 모두 분비가 제대로 되지 못해 심한 저혈당에 빠져서 회복되기 힘든 상태가 됩니다.

이렇듯 저혈당 불감증과 길항작용 부전은 서로 연관이 깊고, 적절치 못한 인슐린·경구약제 용량으로 인해 반복되는 저혈당 상태에서 몸이 정상적인 반응을 못하는 일이 잦아지면서 발생하게 됩니다. 그럼에도 다행인 것은 이는 인슐린 용량을 줄여서 2~4주 동안 저혈당 발생을 엄격히 예방하면 정상으로 회복될 수 있다는 것입니다.

저혈당은 고혈당을 해결하는 일보다 더 중요한 문제입니다. 그러므로 한 번이라도 저혈당에 빠진 적이 있다면 작은 사탕과 간식류를 꼭 챙겨 다녀야 하고, 반복적으로 저혈당에 빠진다면 주치의와 상의해 현재 경구약·인슐린의 용량을 조절해야 합니다. 인슐린 투약을 시작했다면 저혈당에 대한 경각심을 갖고, 언제든 이를 예방할 수 있도록 해야 하며, 주위에 본인뿐만 아니라 본인을 지켜볼 수 있는 동반인을 항상 두는 것이 좋습니다.

닥터K의 꿀팁

인슐린 투약과 함께 발생할 수 있는 것이 바로 저혈당입니다. 저혈당은 고혈당보다 더 위험합니다. 특히 반복적인 저혈당으로 인한 저혈당 불감증과 길항작용 부전에 유의해야 합니다.

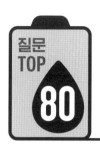

인슐린 투여 후에는
어떤 부작용이 있나요?

인슐린 투여 시에 저혈당과 함께 발생할 수 있는 가장 흔한 부작용이 체중 증가입니다. 인슐린을 맞으면 거의 대부분의 환자가 체중 증가를 겪는데, 특히 기저혈당이 높거나, 철저한 혈당 조절이 필요해 집중 인슐린 요법을 할 때 자주 발생합니다.

따라서 인슐린 주사를 시작할 때는 체중 증가를 예방하기 위해 열량 섭취를 조절하고 운동량을 늘려야 합니다. 체중이 는다고 인슐린을 적게 맞는 것은 오히려 추후에 조절되지 않는 고혈당으로 인한 인슐린 저항성을 증가시켜 인슐린의 요구량이 더 늘어나는 결과를 초래할 수 있으므로, 임의로 인슐린 용량을 조절해서는 안 됩니다.

인슐린 주사 시에는 시간이 지날수록 주사 맞은 부위가 단단해지는 경우가 있습니다. 이것을 '지방 비대증(lipohypertrophy)'이라고 합니다. 이는 주사 부위의 피하조직에 지방조직이 쌓여서 고무 같은 느낌의 멍울이 생기는 것으로, 같은 부위에 반복적으로 주사할 때 잘 생깁니다.

지방 비대증이 생기면 외형적으로 보기에 안 좋고, 인슐린 흡수도 잘 안 되며, 인슐린이 흡수되더라도 불규칙하게 작용하게 되어 고혈당과 저혈당이 반복적으로 나타나게 됩니다. 이렇게 조절되지 않는 혈당 때문에 결국 하루 평균 인슐린 사용량이 증가하게 됩니다. 이를 예방하려면 주사 부위를 매일같이 순환시켜야 하고, 주사한 부위를 항상 잘 소독하고 지혈해줘야 하며, 주사침은 절대 재사용하지 않아야 합니다.

그리고 '인슐린 붓기'라는 부작용도 있습니다. 장기간 고혈당 상태에서는 소변으로 당과 나트륨이 과도하게 배출되고, 삼투압 효과로 인해 수분도 함께 빠져나가게 됩니다. 이때 저장 호르몬인 인슐린을 투약하면, 이전과는 다르게 배출되던 혈당과 나트륨이 체내에 저장되면서 수분도 함께 저류됩니다. 갑작스럽게 수분이 몸에 머무르게 되면서 균형이 깨져 신체 곳곳에 붓기가 생길 수 있습니다. 일반적으로 얼굴과 손발에 집중적으로 나타나지만 전신에 발생할 수도 있고, 심장이 붓는 심부전까지도 생길 수 있습니다. 대부분 심한 고혈당 때문에 갑자기 많은 인슐린을 투약했을 때 발생하는 증상으로, 이런 경우에 인슐린을 감량하면 수일 내에 호전됩니다.

인슐린 알레르기나 면역학적으로 인슐린 저항성이 있는 경우도 있습니다. 최근에는 고순도의 인슐린을 주로 사용하기 때문에 드물지만, 예전에는 소와 돼지에서 추출한 인슐린을 썼기 때문에 이에 대한 알레르기 반응이 일어난 경우가 있었습니다. 가끔 면역학적인 인슐린 저항성이 있거나, 몸에 인슐린을 방해하는 항체가 발생해 인슐린 필요량이 증가하는 경우도 있었는데, 이 또한 최근에는 매우 드문 현상입니다.

 닥터K의 꿀팁

인슐린을 맞으면 저혈당, 체중 증가의 부작용이 가장 흔하게 발행합니다. 또한 피부의 지방 비대증, 인슐린 붓기, 인슐린 알레르기 등이 발생할 수 있습니다.

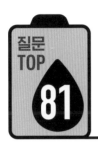

질문
TOP
81

소모기현상과 새벽현상은
인슐린과 관련이 있나요?

당뇨병환자라면 한 번쯤은 소모기현상과 새벽현상이라는 것을 들어보았을 것입니다. 소모기현상과 새벽현상은 인슐린 투약 환자뿐만 아니라 경구약을 먹는 당뇨병환자에게서도 발생할 수 있는 현상입니다.

소모기현상은 새벽 2~3시경 갑작스럽게 발생하는 저혈당으로 인해 길항 호르몬의 분비가 촉진되어 아침에 반동성 고혈당이 발생하는 것입니다. 보통 새벽에 갑작스러운 허기짐과 식은땀 등의 증상으로 잠에서 깨서 발견되는 경우도 있고, 체중 감량 등으로 몸 상태는 좋아졌는데 오히려 아침에 고혈당이 악화되어서 원인을 찾다가 알게 되는 경우도 있습니다.

소모기현상은 저녁에 투여한 인슐린이나 경구약의 과다로 혈당이 빠르게 떨어져서 새벽 2~3시경에 가장 낮은 수준에 도달하며 발생하는 것으로, 2형 당뇨병보다는 1형 당뇨병에서 더 흔하고, 성인보다 소아에게 더 많이 발생합니다. 해결 방법은 저녁에 먹는 저혈당 유발 약제를 끊고 지속형 약으로 바꾸거나, 저녁 식전 인슐린 용량을 줄여볼 수 있으며, 약간의 야식을 섭취해볼 수도 있습니다.

새벽현상은 야간에 상승하는 성장 호르몬으로 인해서 인슐린에 대한 길항 효과가 발생하기 때문에 아침에 고혈당이 발생하는 것입니다. 모든 사람은 취침 중 야간 시간에 성장 호르몬이 분비되기 때문에 새벽현상은 매우 흔하게 발생합니다. 해결 방법은 저녁에 먹는 당뇨약의 용량을 늘리거나, 저녁 식전 인슐린의 용량을 늘려볼 수 있고, 저녁 식전에 맞던 인슐린을 취침 전으로 변경하거나 분할 투약해볼 수 있습니다.

소모기현상과 새벽현상 모두 '아침 고혈당'이 특징입니다. 그렇지만 소모기현상은 인슐린 용량이 너무 과해서 발생하는 것이고, 새벽현상은 인슐린 용량이 적어서 발생하는 것입니다. 그래서 소모기현상과 새벽현상을 감별하려면 새벽 3시에 혈당을 재보면 됩니다. 소모기현상일 때는 인슐린 용량이 너무 많아 새벽 3시에 저혈당이 발생하고, 새벽현상일 때는 인슐린 용량이 적어서 새벽 3시에 혈당이 살짝 높은 경향을 보입니다.

만약 2가지 현상의 이런 차이점을 잘 모르고서 아침 혈당이 너무 높은데도 '저녁 약(인슐린) 용량이 부족해서 그런가보다'라고 단순하게 생각해서 저녁 약(인슐린)의 용량을 늘린다면, 오히려 소모기현상

■ 혈당 수치의 변화

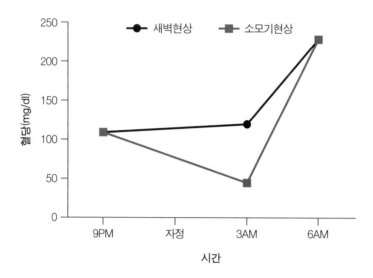

이 더 악화되면서 새벽 저혈당이 심해져 결국 위험한 상황이 될 수 있습니다. 나의 아침혈당이 너무 높다면 꼭 새벽 3시 혈당을 확인해 보고, 이때 혈당이 정상이거나 약간 높다면 저녁 약(인슐린)의 용량을 높이면 됩니다. 반면에 새벽 3시 혈당이 70mg/dl 아래로 낮다면 이 땐 소모기현상일 가능성이 높으므로 오히려 저녁 약(인슐린)의 용량을 줄여야 합니다.

위 혈당 예시표를 보면서 설명드리겠습니다. 일반적으로 저녁 식사를 마치고 소화가 다 된 9시경에는 혈당이 90~110mg/dl 정도일 것입니다. 이후 인슐린 과다인 소모기현상 때는 새벽 3시까지 혈당이 가파르게 떨어져서 40~50mg/dl까지 내려가고, 이후 반동효과로 아침 6시까지 혈당이 200mg/dl이상 치솟게 됩니다.

반면 새벽현상 때는 인슐린 부족으로 혈당이 110~130mg/dl로 점점 상승해 아침 6시에 200mg/dl까지 이르는 점진적인 상승 곡선을 그리게 됩니다. 두 현상은 아침 고혈당이라는 결과는 같지만 근본적인 원인이 다릅니다. 따라서 이를 정확히 파악하고 각기 다른 해결방법을 잘 선택해야 할 것입니다.

> **닥터K의 꿀팁**
>
> 소모기현상과 새벽현상의 공통점은 '아침 고혈당'이라는 점입니다. 소모기현상과 새벽현상의 차이점은 '소모기현상은 인슐린 과다로 새벽 3시에 저혈당이 발생하지만, 새벽현상은 인슐린 부족으로 새벽 3시에 혈당이 높아진다'는 것입니다. 이 2가지를 감별하려면 새벽 3시에 혈당을 재보면 됩니다.

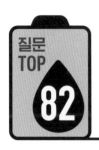
질문
TOP
82

연속 혈당측청기는 무엇이고, 누구나 사용 가능한가요?

연속 혈당측정기는 작은 동전 크기의 센서를 팔뚝에 부착해 혈당을 연속적으로 측정하는 기기입니다. 센서 부착 시 잘 때 눌리는 부위 등 압력이 가해지는 부위는 피하는 것이 좋습니다. 연속 혈당측정기의 가장 큰 장점은 매번 손끝을 찌르지 않고도 연속적인 혈당을 측정할 수 있어서 하루의 혈당 변화를 자세히 알 수 있고, 개인의 생활 패턴에 따른 혈당 분석이 가능하다는 것입니다.

연속 혈당측정기기의 센서는 혈관 내의 혈당을 측정하는 것이 아니라 세포 간질액의 포도당을 측정하는 것이어서 실제 혈당값보다 5~15분 정도 지연되어 결과가 나타날 수 있습니다. 이 결과들은 스마트폰을 이용해 바로 확인할 수도 있어서, 식후혈당의 변화 등을 파악하는 데 큰 도움을 줍니다. 하루 동안 혈당의 변동 상황을 파악할 수 있을 뿐만 아니라 하루 중 적정 혈당이 유지되는 비율을 파악하는 데 있어서 가장 좋은 방법으로, 1형 당뇨병환자뿐 아니라 2형 당뇨병환자에게도 효과적인 관리를 위해 사용할 수 있습니다.

연속 혈당측정기의 장점을 크게 2가지로 정리해보면 다음과 같습니다.

첫째, 본인의 혈당을 직관적으로 확인할 수 있습니다. 식사나 간식을 섭취한 후 휴대폰을 통해 실시간 올라가는 혈당을 파악할 수 있습니다. 실제로 혈당이 올라가는 것을 직접 보고 어떤 음식이 혈당을 많이 올리는지 확인할 수 있어서 더 경각심을 갖고 음식을 조절할 수 있습니다. 예를 들어 믹스커피를 한 잔 마신 직후 혈당은 150mg/dl에서 250mg/dl까지도 오릅니다. 이 현상을 한 번 확인하면 그 이후로는 믹스커피에 손을 대기가 쉽지 않을 것입니다. 이렇게 내 눈으로 직접 혈당의 변화를 자주 확인할 수 있어 식사를 조절하는 데 큰 도움이 됩니다.

둘째, 혈당 변동성과 적정 혈당이 유지되는 비율의 확인이 가능합니다. 공복혈당과 식후혈당을 아무리 열심히 확인하더라도, 전체적인 혈당의 변동과 그로 인한 적정 혈당이 유지되는 비율의 변화는 알 수가 없습니다. 물론 식후 2시간이 혈당이 가장 높게 상승하는 혈당 최고점이라는 것은 알고 있으나, 그 전후로 얼마나 긴 시간 동안 혈당이 고혈당의 범위에 속해 있는지는 정확히 알 수가 없습니다. 이것을 알아야 향후 고혈당으로 인한 당뇨병의 악화와 합병증의 발생을 예방할 수가 있습니다. 고혈당인 순간순간이 모아져서 결국 합병증을 발생시키기 때문에 이를 최대한 줄여야 합니다. 연속 혈당측정기를 사용하면 전체적인 혈당의 변동과 고혈당의 비율 변화를 확인할 수 있습니다. 뿐만 아니라 어떤 식사를 하면 고혈당이 되는지, 식후에 운동을 하면 고혈당이 얼마나 호전이 되는지 등을 실시간 확인할 수 있으므로 이에 대한 관찰을 통해 하루 중 적정 혈당이 유지되는 비율을 점점 늘릴 수 있습니다.

다만 연속 혈당측정기는 비교적 고가이고, 1~2주마다 새롭게 부착해야 한다는 번거로움이 있습니다. 그렇지만 익숙해진다면, 그 무엇보다도 나의 혈당 조절에 큰 도움이 될 것입니다.

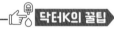
닥터K의 꿀팁

연속 혈당측정기는 혈당을 직관적으로 확인할 수 있고, 혈당 변동성과 적정 혈당 유지 비율의 확인이 가능한 최고의 수단입니다. 경제적 여유가 된다면 써보도록 합시다.

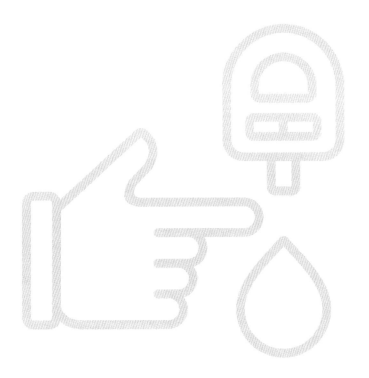

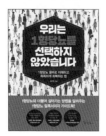

1형당뇨 올바로 이해하고 똑똑하게 회복하는 법

우리는 1형당뇨를 선택하지 않았습니다

김미영 지음 | 값 19,000원

이 책은 일반인의 눈높이에서 저술한 '1형당뇨병 종합 안내서'다. 저자는 '1형당뇨병을 어떻게 다스리고, 어떤 마음가짐으로 임해야 하는지' 등 그 노하우를 각 장마다 '1분 꿀팁' 형식으로 수록해 환우와 가족들에게 실질적인 도움을 주고 있다. 혈당 관리, 기기 사용법, 관련 제도에 이르기까지, 실제 1형당뇨 환우의 가족으로서 경험한 모든 것을 한 권에 담은 이 책은 1형당뇨인은 물론이고, 그들을 편견 없이 이해하고자 하는 사람들에게 유용한 책이 될 것이다.

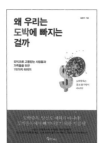

도박중독은 결코 불치병이 아니다!

왜 우리는 도박에 빠지는 걸까

김한우 지음 | 값 16,000원

이 책은 도박중독이라는 늪에 빠져 헤어나지 못하는 도박중독자와 그의 가족들에게 소중한 지침서가 될 것이다. 저자는 도박중독에 대한 사람들의 오해와 편견을 깨뜨리고 도박중독자를 치유의 길로 들어설 수 있도록 해결 방안을 제시한다. 도박중독에서 벗어나고 싶지만 마음먹은 대로 되지 않거나 혹은 가족 중 누군가가 도박중독으로 힘들어하고 있다면 이 책을 통해 많은 도움을 얻을 수 있을 것이다.

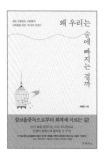

술로 고통받는 사람들과 가족들을 위한 70가지 이야기

왜 우리는 술에 빠지는 걸까

하종은 지음 | 값 16,000원

알코올중독에 대한 이해부터 치료 방법, 극복 방법, 극복 과정에 이르기까지 알코올중독에 관한 모든 것을 정리한 지침서다. 알코올중독은 무엇인지, 알코올중독에서 회복하려면 어떤 과정을 거쳐야 하는지, 알코올중독과 다른 정신과적 질병과의 관계는 어떠한지, 알코올중독도 유전이 되는지 등 전문가에게 의뢰하지 않고는 쉽사리 알기 어려웠던 알코올중독의 원인부터 대안까지 상세히 다룬다.

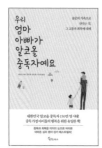

술꾼의 가족으로 산다는 것, 그 고통과 회복에 대해

우리 엄마 아빠가 알코올 중독자예요

제리 모 지음 | 김만희·정민철·구도연 옮김 | 값 15,000원

대한민국 알코올 중독자 150만 명 시대, 중독가정의 아이들에게 한줄기 빛이 되어줄 책이다. 우리는 왜 중독 가정 아이들에게 관심을 기울여야 할까? 중독 가정에서 자란 아이는 유전적으로 미래에 중독자가 될 확률이 매우 높기 때문이다. 특히 중독자의 아이들은 고통을 혼자 감내하면서 자라나는 경우가 많다. 지금까지는 성인의 중독 치료와 회복에 관심이 집중되어 있었다면 이제는 중독 가정 아이들의 고통을 인식하고, 치유하는 것에 관심을 기울여야 할 때다.

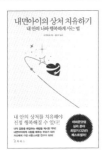

내 안의 나와 행복하게 사는 법

내면아이의 상처 치유하기

마거릿 폴 지음 | 값 19,800원

이 책은 자신을 사랑하고 치유하며 성장하고 싶은 사람을 위해 쓴 것으로, 주변 사람들과의 관계와 인생을 풍요롭게 해줄 수 있는 소중한 지혜와 전략이 가득하다. 이 책에서 제시하는 내면적인 유대감 형성 5단계 과정을 따라 해보는 것만으로도 곧 치유의 과정이 되어 상처받은 내면아이를 보듬고 사랑이 넘치는 삶을 살 수 있을 것이다. 이 책을 통해 더 이상 혼자가 아니라는 기쁨을 느껴보자!

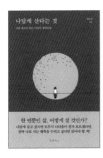

나를 찾고자 하는 이들을 위한 철학수업

나답게 산다는 것

박은미 지음 | 값 19,000원

철학커뮤니케이터이자 철학박사인 저자는 인생에 던지는 철학적인 물음들과 '진짜 나'를 찾는 방법을 따뜻하게 전한다. 나에게 가족이 미친 영향, 주로 의존하는 방어기제, 나의 원점서 등을 찾아 그동안 해결하기 어려웠던 마음의 문제를 해소하고 진정한 나다움을 찾을 수 있도록 돕는다. 이 책을 통해 '가짜인 나'의 모습으로 사는 것이 왜 불행한지, '진짜인 나'의 모습으로 사는 것이 왜 행복한지를 사유하게 됨으로써 '진짜 나'의 모습으로 사는 행복을 누릴 수 있을 것이다.

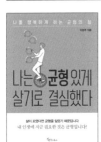

나를 행복하게 하는 균형의 힘

나는 균형 있게 살기로 결심했다

이현주 지음 | 값 15,000원

이 책은 저자가 20년간 만나온 수많은 내담자들의 사례를 바탕으로, 삶에서 균형의 재조정이 필요한 시점에 대해 다룬 책이다. 번아웃이 찾아온 직장인, 인간관계에서 어려움을 겪고 있는 사람, 마음이 심란하고 '과연 나는 제대로 살고 있는 걸까' 의문이 드는 이라면 이 책을 통해 지금 내 마음의 균형은 잘 잡혀 있는지 확인해보자. 균형을 찾아가는 과정 속에서 우리의 내면은 좀 더 확장되고 성장할 수 있을 것이다.

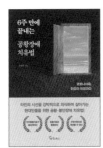

코로나시대, 마음이 위험하다

6주 만에 끝내는 공황장애 치유법

김영화 지음 | 값 15,000원

불안을 느끼며 살아가는 현대인은 남녀노소 모두 공황장애에 노출되기 쉽다. 이 책에서는 지나친 스트레스 반응으로 생긴 불안을 호흡으로 스스로 조절하는 방법에 대해 자세히 다루고 있다. 특히 횡격막호흡 훈련은 스트레스에 반응하는 교감신경의 긴장을 억제해 불안 수준을 낮추고 마음의 평안을 찾는 데도 도움이 된다. 미래가 불안하고 공황과 불안증세가 증폭될 수 있는 이 시대에 이 책이 치유책이 될 수 있을 것이다.

■ 독자 여러분의 소중한 원고를 기다립니다 ─────────

초록북스는 독자 여러분의 소중한 원고를 기다리고 있습니다. 집필을 끝냈거나 집필중인 원고가 있으신 분은 khg0109@hanmail.net으로 원고의 간단한 기획의도와 개요, 연락처 등과 함께 보내주시면 최대한 빨리 검토한 후에 연락드리겠습니다. 머뭇거리지 마시고 언제라도 초록북스의 문을 두드리시면 반갑게 맞이하겠습니다.

■ 메이트북스 SNS는 보물창고입니다 ─────────

메이트북스 홈페이지 www.matebooks.co.kr

책에 대한 칼럼 및 신간정보, 베스트셀러 및 스테디셀러 정보뿐만 아니라 저자의 인터뷰 및 책 소개 동영상을 보실 수 있습니다.

메이트북스 유튜브 bit.ly/2qXrcUb

활발하게 업로드되는 저자의 인터뷰, 책 소개 동영상을 통해 책에서는 접할 수 없었던 입체적인 정보들을 경험하실 수 있습니다.

초록북스 블로그 blog.naver.com/chorokbooks

화제의 책, 화제의 동영상 등 독자 여러분을 위해 다양한 콘텐츠를 매일 올리고 있습니다.

메이트북스 네이버 포스트 post.naver.com/1n1media

도서 내용을 재구성해 만든 블로그형, 카드뉴스형 포스트를 통해 유익하고 통찰력 있는 정보들을 경험하실 수 있습니다.

STEP 1. 네이버 검색창 옆의 카메라 모양 아이콘을 누르세요. STEP 2. 스마트렌즈를 통해 각 QR코드를 스캔하시면 됩니다. STEP 3. 팝업창을 누르시면 메이트북스의 SNS가 나옵니다.